Haug

# Autorenvorstellung

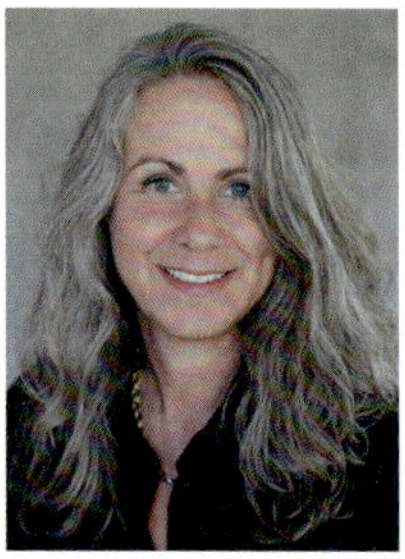

**Simone Huss** ist seit 1985 Physiotherapeutin, seit 2000 selbstständig in eigener Praxis in Ettlingen und seit 2007 in dieser als Osteopathin und Heilpraktikerin tätig.

Neben vielen physiotherapeutischen Weiterbildungen absolvierte sie die Ausbildung zur Osteopathin und Heilpraktikerin sowie eine pädagogische Ausbildung zur Lehrkraft für therapeutische Berufe, eine psychologische Ausbildung zur Gestalttherapeutin und eine Instruktorenausbildung für Angewandte Kinesiologie.

Ihre Lehrtätigkeit übt sie seit 1986 aus, zuerst an der Physiotherapieschule des Klinikums Karlsbad-Langensteinbach und seit 2008 als Dozentin am Institut für angewandte Osteopathie (IFAO) in den Bereichen kraniale und viszerale Osteopathie.

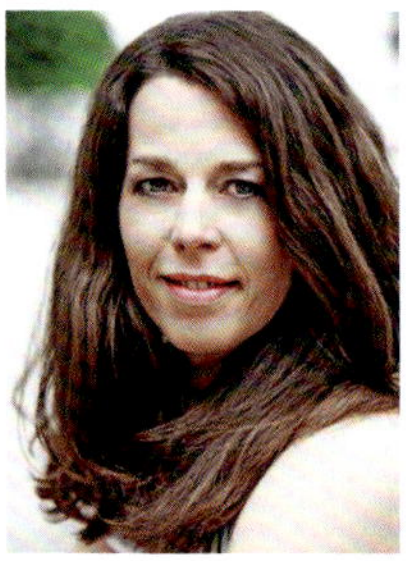

**Dr. Bettina Wentzel** leitet seit 2004 das Yogahaus Ettlingen. Sie ist in verschiedenen Traditionen des Yoga ausgebildet und bietet als E-RYT (500) seit 2010 nationale und internationale Ausbildungen an. Sie leitet eine von der American Yoga Allliance zertifizierte Yogaschule, unterrichtet in Gruppen- und in Einzelstunden sowohl im Studio als auch in Unternehmen.

Eine Lehrtätigkeit übt die promovierte Volkswirtin seit 2002 in der Hochschule in Pforzheim aus, integriert dabei ökonomische und yogaphilosophische Zusammenhänge und forscht über Gesundheit als volkswirtschaftlichen Produktionsfaktor.

# Diaphragmen und die Zirkulation

## Fasziale Aspekte und Anwendung in Osteopathie und Yoga

Simone Huss, Bettina Wentzel

185 Abbildungen

Karl F. Haug Verlag · Stuttgart

**Anschriften**
Simone Huss
Gesundheitszentrum Impulse
Neuer Markt 9-11
76275 Ettlingen

Dr. Bettina Wentzel
Yogahaus Ettlingen
Kronenstr. 11
76275 Ettlingen

*Bibliografische Information der Deutschen Nationalbibliothek*
Die Deutsche Nationalbibliothek verzeichnet diese Publikation in der Deutschen Nationalbibliografie; detaillierte bibliografische Daten sind im Internet über http://dnb.d-nb.de abrufbar.

Ihre Meinung ist uns wichtig! Bitte schreiben Sie uns unter:
www.thieme.de/service/feedback.html


MVS Medizinverlage Stuttgart GmbH & Co. KG
Oswald-Hesse-Str. 50
70469 Stuttgart

www.haug-verlag.de

Zeichnungen aus Prometheus. LernAtlas der Anatomie. Stuttgart: Thieme: Markus Voll, München; Karl Wesker, Berlin. Sonstige Zeichnungen: Christiane von Solodkoff, Neckargemünd
Fotos: Thomas Möller, Ludwigsburg
Umschlaggestaltung: Thieme Verlagsgruppe
Umschlagfoto: Thomas Möller, Ludwigsburg
Satz: Druckhaus Götz GmbH, Ludwigsburg
Druck: Grafisches Centrum Cuno GmbH & Co. KG, 39240 Calbe

ISBN 978-3-8304-7878-2 1 2 3 4 5 6

Auch erhältlich als E-Book:
eISBN (PDF) 978-3-8304-7879-9
eISBN (epub) 978-3-8304-7880-5

# Geleitwort

## Der Atem und seine spirituelle Dimension

Der Atem verbindet uns mit dem Leben. Gott selbst hat ihn uns mit seinem Odem eingehaucht, heißt es in der Bibel.

In den östlichen Traditionen ist vom großen Atman die Rede, der im Ausatem und dem anschließenden Einatem sogar ein universelles Zeitalter umfasst.

Im Hinduismus zum Beispiel bedeutet Mahatma „große Seele" und „großer Atem". Diese Religion geht davon aus, dass die Menschen, die einen bewussten, tiefen und vollen Atem entwickeln, auch zu einem tiefen seelischen Bewusstsein gelangen werden. Mahatma Gandhi dürfte eine beispielhafte Inkarnation dieser Erkenntnis sein.

Auf der körperlichen Ebene ist der Atem unsere elementarste Lebensfunktion und Energiequelle.

Während wir, besonders auch in Anlehnung an alte Traditionen und Religionen, mehrere Wochen, wie z. B. beim Fasten, auf feste Nahrung verzichten und sogar Tage ohne Wasser auskommen können, wäre ohne die Atemenergie unser irdisches Leben innerhalb weniger Minuten erloschen.

Ohne Atem kein Leben.

Doch der durch uns hindurchströmende Atem birgt eben auch das Potenzial in sich, eine weitaus bedeutendere Rolle einnehmen zu können, als unseren Körper und all seine Zellen mit dem lebensnotwendigen Sauerstoff zu versorgen.

Er steht seit jeher für die alles entscheidende Verbindung zwischen unserer körperlichen Existenz und dem, was wir unter dem universellen, göttlichen Bewusstsein verstehen.

In diesem Sinne verschaffen wir uns mit der Inspiration (wörtlich „Einatmung") nicht nur Zugang zu höheren Einsichten, sondern können uns mit jedem bewussten Atemzug auch gezielt mit dieser spirituellen Energie verbinden. Bewusst wahrgenommen, führt uns der Atem zurück zur Einheit oder Vollkommenheit, aus der wir nach allen Religionen kommen.

In unserem christlich geprägten Kulturkreis treten wir in der symbolischen Nachfolge der „Urmenschen" Adam und Eva mit unserer Geburt aus dieser Einheit oder Vollkommenheit in die Welt der Polarität und Gegensätze ein. In ihr ist alles auf seinen Gegenpol angewiesen und hängt von ihm ab. Hell kann nicht ohne dunkel, klein nicht ohne groß, das „Gute" nicht ohne das „Böse" existieren, der Einatem nicht ohne den Ausatem und umgekehrt. In der biblischen Geschichte wird dieser Weg in die Polarität symbolisch auch als Vertreibung aus dem Paradies beschrieben, in das wir allerdings auch wieder zurückkehren können und werden.

Beginnt also das selbstständige Leben nach der Geburt mit dem ersten intensiven Einatemzug, so endet es unausweichlich mit dem letzten Ausatmenzug. Zwischen diesen beiden Momenten beschreiten wir unseren Weg in der Welt der Gegensätze im Kreismuster des Lebens. Zuerst führt uns der Weg aus der Mitte hinaus zur Peripherie, dem äußeren Kreis des Lebensmandalas. Unheil, Leid und Krankheit auf körperlicher, emotionaler und geistiger Ebene begleiten uns dabei, solange uns zur verlorenen Einheit die bewusste Integration des Gegenpols fehlt. Nach dem Hinweg im Kreismuster des Lebens zeigt die Lebensmitte den Wendepunkt am äußeren Rand des Kreises und den Zenit des Lebensmandalas an. Der Weg führt nun wieder zurück in die Mitte. Der Atem ermöglicht uns dabei, diesen Weg bewusst zu gehen.

Da auf jedes Einatmen unweigerlich das Ausatmen folgt, bilden die gegensätzlichen Pole des Atems gemeinsam nicht nur das Ganze ab, sondern auch den Rhythmus unseres Lebens, das große Hintergrundrauschen unseres unentwegt fließenden Lebensstroms. Der Atem kann uns die Erkenntnis verdeutlichen, dass wir uns von der unbewussten Vollkommenheit wieder zur bewussten Vollkommenheit hin entwickeln können. Anders ausgedrückt: Im Atem, der beide Pole in einem Atemzug vereint, spiegelt sich die äußere, makrokosmische Welt der Gegensätze. Bewusst wahrgenommen vermag er deshalb die trennende Polarität in uns aufzuheben und Heilung im Sinne von Bewusstwerdung in uns geschehen zu lassen. Darauf verweist bereits die bekannte Aussage von Paracelsus, dem Universalgelehrten des Mittelalters: „Alle Heilung geht durch den Atem."

Auf der Suche nach ganzheitlicher Heilung fühlen sich Menschen seit jeher zu Heilkundigen und spirituell Gelehrten wie ihm hingezogen. Energetische Atemmeditationen, deren Wurzeln in vorbuddhistischer Zeit liegen und deren verschiedene Formen zunehmend wieder an Bedeutung gewinnen, zielen auf solche transzendentalen Erfahrungen der Einheit ab. In den Momenten der Meditation, wenn die Grenzen von Raum und Zeit verschwinden und reines bewusstes Sein erlebt werden kann, kommt der Atem zum Stillstand – zur Einheit, ohne dass eine lebensbedrohliche Situation eintritt. Der bewusst wahrgenommene Atem führt uns so in die Welt jenseits aller vertrauten Gesetzmäßigkeiten und vermittelt uns Erfahrungen der Einheit und Allverbundenheit. Der Atem vermag das Tor zu einem höheren Bewusstsein in uns weit zu öffnen!

Eine der wesentlichen Aufgaben unserer Zeit wird es sein, dieses verloren gegangene Paradies, die Einheit, die Heilung in und durch uns selbst wiederzufinden.

Ärzte und Therapeuten mögen gute Begleiter auf diesem heilbringenden Weg sein.

Augsburg, im Sommer 2015
**Gebhard Gediga**

# Vorwort

Eine alte Zen-Weisheit besagt: Das Leben geschieht nur im Hier und Jetzt. Der Atem ist unser Schlüssel dazu.

Jeder Mensch hat seinen ureigenen Atemrhythmus, von dem er sich leiten lässt. Er spiegelt zu jeder Zeit unsere seelische Verfassung wider. Körperhaltung und Atmung bedingen sich gegenseitig und sind aufs Engste miteinander verbunden.

Wir alle kennen ihn gut, diesen Moment des „Atem-Anhaltens“. Sei es ein Moment der Angst oder der Vorsicht, ein Moment der Achtsamkeit oder der Unachtsamkeit, ein Moment höchster Konzentration oder ein Moment größter Anstrengung. All diesen Momenten fehlt die Kraft des fließenden Atems, der Sauerstoff und somit Energie bis in die kleinste unserer Zellen trägt.

Und wir kennen den Moment des „Aufatmens“. Laut hörbares Ausatmen, wenn uns ein Stein vom Herzen fällt, wenn wir eine Arbeit erfolgreich abgeschlossen haben oder wenn wir uns zufrieden zurücklehnen. Oder wenn Harry, mein Australian Shepherd, nach unzähligem Kreiseln um den geplanten Liegeplatz die richtige Stelle endlich gefunden hat, sich tief seufzend ausatmend niederlässt, die Augen schließt und einschläft.

Oder gar ein tiefes Einatmen, um Kraft zu sammeln, um den nächsten Schritt zu tun. Mit dem Fokus auf die folgende Aktion und der gebündelten Energie wartend auf die Gelegenheit, sich zu entfalten.

*Die Luft webt das All, der Atem webt den Menschen.* (Atharva Veda)

Wie schon Gebhard Gediga in seinem Geleitwort auf den Atem als wesentliches, demnach das Wesen stärkende Element aufmerksam macht, ist auch das Wesentliche dieses Buches der Atem.

Philosophie, Glaube, Herangehensweise und das gemeinsame Ziel, den Menschen mit seinem Atem, seiner Atmung, und somit mit seinem Dasein auf dieser Welt zu synchronisieren, vereinen sich in den Grundprinzipien von Osteopathie und Yoga. Aus diesem Grund freue ich mich, dass das Kapitel 8 „Yoga“ von Bettina Wentzel die von mir verfassten sieben osteopathischen Kapitel des vorliegenden Buches ergänzt.

Der Atem und die damit verbundene Zirkulation der Flüssigkeiten, wie sie in der Lage sind, allem Lebendigen (Selbst-)Heilung zu bringen.

Mein Dank gilt all diesem Lebendigen und dem Atem aller Lernenden und Lehrenden unserer Welt.

Ettlingen, August 2015
**Simone Huss**

# Inhaltsverzeichnis

# Anhang

# 1 Einleitung



Das sind wir Menschen mit all dem, was zu uns gehört.

Innerhalb – was uns bewegt,
an uns – was uns berührt,
um uns herum – was sich bewegt.

Jede Nacht und jeden Tag sind wir innerhalb von uns selbst in Bewegung und außerhalb von uns bewegen sich Alle und Alles um uns herum. An uns treffen sich Bewegungsimpulse, berühren sich und verwandeln sich in Impulse für erneute Bewegung. Dies geschieht unermüdlich und ohne Unterbrechung.

Ich habe meine Gedanken wiedergefunden innerhalb der Osteopathie. Zumindest habe ich grundlegende, gedankliche Ansätze der Osteopathie für mich so verstanden. Am ehesten spiegeln sich diese Ansätze in der Funktion der Faszien und deren diaphragmalen Ebenen wider.

Innerhalb dieser Gewebe geschieht ebenfalls unermüdlich und ohne Unterbrechung Bewegung, die zur Berührung führt, aus der wiederum Bewegung resultiert. Ausreichend Flüssigkeit ist Voraussetzung für ein reibungsloses Funktionieren der „Kommunikations-Plattform" dieser Gewebe, die so wesentlich für den gesamten Organismus sind. Wer bewegt sich schon gerne unermüdlich, trägt Information von A nach B, während er durch trockenen, tiefen Sand stapfen muss, wenn er sich besser auf einem sanft strömenden Fluss dahin treiben lassen könnte und mitnehmen ließe.

Werfen wir einen gemeinsamen Blick auf die Zusammenfassung der Grundprinzipien der Osteopathie. Sie haben den Anschein einer Auflistung. Das ist tatsächlich nur der Anschein. Denn wenn wir sie gewissermaßen auf der Zunge zergehen lassen, mit Aufmerksamkeit und Bewusstheit lesen, all unsere Erfahrungen der vergangenen und der zukünftigen Jahre hinzufügen und sie mit dem Gegenwärtigen verbinden, dann sind sie mehr als nur eine Auflistung:

- Der Mensch als ganze, untrennbare Einheit
- Die Selbstheilungskräfte des Körpers
- Die Bedeutung von Struktur und Funktion
- Die Vorherrschaft der Arterien
- Leben ist Bewegung

Gründe genug, die Gewebe zu respektieren, ihre Funktion, das Lebendige, das bewegte Leben, das ihnen innewohnt. Gründe genug für die respektvolle, manuelle Herangehensweise der Osteopathen.

*Palpation wird zu einem lebendigen Austausch zwischen zwei lebendigen Körpern.* [2]

Hieraus erschließt sich dem Therapeuten eine überaus sensitive Art zu arbeiten. Dies schätze ich persönlich am meisten.

„... Dann wird das Baby geboren und während dieses Prozesses bei seiner Passage durch den Geburtskanal konfiguriert. Der primäre Atemmechanismus fährt in diesem neugeborenen Gehäuse aus reziproker Spannungsmembran, Bindegewebe und Flüssigkeit, mit seiner tidenartigen Bewegung fort und führt den Mechanismus des Neugeborenen buchstäblich hin zu einem vollkommenen Muster der Gesundheit, indem er entstandene Stressbereiche dekonfiguriert und die Gesundheit zurückformt zur einfachen Funktion von Mobilität und Motilität, ausgedrückt durch Flexion/Außenrotation und Extension/ Innenrotation. Zu diesem Zeitpunkt wird ein physiologisches Muster einer Rotation oder Sidebending-Rotation erworben – als Teil des lebenslangen Gesamtmusters der Gesundheit in diesem Individuum."([2], S. 146)

Für uns Therapeuten steht am Anfang die Befundung. Einmal, um uns einen Eindruck der gegenwärtigen Situation unseres Gegenübers und seiner Gewebe zu vermitteln. Zum anderen, um eine gemeinsame Kommunikationsebene zu entdecken.

In der therapeutischen Entwicklungsgeschichte haben sich entsprechend unterschiedliche Befundungskonzepte etabliert.

Ich persönlich mache mich gerne auf die Suche nach der „vermutlich primären Afferenz", um mit den Worten von Alois Brügger zu sprechen. Wohl wissend, dass sich hier nur der Teil des Systems offenbaren wird, der für dessen momentanen Gesundheitszustand am wichtigsten zu sein scheint.

Und damit sind wir beim Thema „der eigenen Intelligenz unseres Systems".

Intellegere – „verstehen", wörtlich „wählen zwischen", aus inter – „zwischen", und legere – „lesen".

Eine Intelligenz, die sich ausgesprochen erfolgreich um die Erhaltung der Gesundheit ihres Systems kümmert. Eine Intelligenz, die den Weg zur eigenen Gesundheit selbst am besten kennt. Potency, ..?

Der osteopathische Behandlungsansatz, nach der Gesundheit zu suchen, beinhaltet die Zielsetzung, den arteriellen Zufluss (▶ **Abb. 1.1**), die venöse Drainage (▶ **Abb. 1.2**), die lymphatische Drainage (▶ **Abb. 1.3**) und die nervale Steuerung (▶ **Abb. 1.4**, ▶ **Abb. 1.5**) zu verbessern.

Um dies zu verwirklichen, genügen Grundprinzipien der Herangehensweise. Mit Herangehensweise meine ich die Weise oder Art des Weges, zu entdecken und entlangzugehen, um sich heranzutasten an die Intelligenz unseres Systems. Dieser Kraft näher zu kommen, die weiß, wo der Prozess der Heilung beginnt.

Nichtsdestotrotz benennen wir gerne Dysfunktionen, geben Dingen einen Namen oder erfinden Behandlungstechniken, da es uns und unserem Denken durchaus nützlich ist.

So ist auch dieses Buch entstanden.

Beim Durchblättern der folgenden Seiten möchte ich den Leser allerdings an das „Ziel des Findens von Gesundheit" erinnern. Ich meine, dies tue ich am besten mit der Beschreibung der Durchführung einer „balanced-tissue-tension", einem Ausgleich der Gewebespannung. Sutherland beschrieb dies für die ligamamentären (BLT), membranösen (BMT) und faszialen (BFT) Strukturen unseres Körpers:

- Untersuchung in Form von Bewegungstests, um die eingeschränkte Bewegung aufzuspüren. Im wahrsten Sinne des Wortes „spüren", mit Hilfe unserer taktilen Fähigkeiten und Fertigkeiten, vom groben bis hin zum feinen und subtilen Wahrnehmen.
- Auf der Suche nach dem Balancepunkt, der sich meist in Richtung der Verstärkung der Dysfunktion befindet, einen respektvollen Dialog mit dem Gewebe eingehen. Das Gewebe selbst kennt diesen Punkt, diesen Zustand geringster, von der Umgebung ausgehender Spannung, und wird die aufmerksamen Therapeutenhände an diese Stelle führen.
- Im Balancepunkt angekommen, wird es nach und nach ruhiger werden. Die Gewebe kommen über diesen neutralen Zustand immer mehr in den Zustand maximaler Entspannung. Es breitet sich eine „dynamische Stille", der *Still Point*, aus.
- Aus dieser Stille heraus entfalten sich homöostatische, autoregulative Prozesse der Gewebe. Es ist, als ob sich eine Tür in Richtung Physiologie öffnet.
- Häufig erfolgt eine spontane Positionierung des Gewebes in Korrekturrichtung. Es befreit sich selbst und vermittelt den Therapeutenhänden ein warmes, weiches, lebendiges, durchflutetes Gefühl.
- Zurück zum ursprünglichen Muster der Gesundheit integrieren sich die Gewebe wieder in das System der Mittellinie. Der freie Fluss von Kommunikation und Bewegung drückt sich aus.

**So bleibt jede Technik nur die Idee eines Einzelnen. Die Idee von Vielen sind das Grundprinzip, die Herangehensweise, die Philosophie, der Glaube.**

In diesem Sinne beginnen wir den Blick auf die Diaphragmen zu richten und ihnen unsere Aufmerksamkeit zu schenken. Als quer verlaufende Strukturen in einem längs verlaufenden, faszialen System sind sie diejenigen Strukturen, die an den Kreuzungen, sozusagen Verkehrsknotenpunkten liegen. Ein erhöhtes Verkehrsaufkommen führt bekanntermaßen zu einem Stau, insbesondere dann, wenn schlechte Straßenverhältnisse, Baustellen oder andere Verkehrshindernisse vorliegen.

So auch bei den Diaphragmen. Durch ihre Elastizität und Kompensationsfähigkeit gewährleisten sie jenen Leitungsbahnen, denen sie als Pforte in den nächstliegenden Raum dienen, konstante Zirkulation der Flüssigkeiten zur Ver- und Entsorgung der Gewebe.

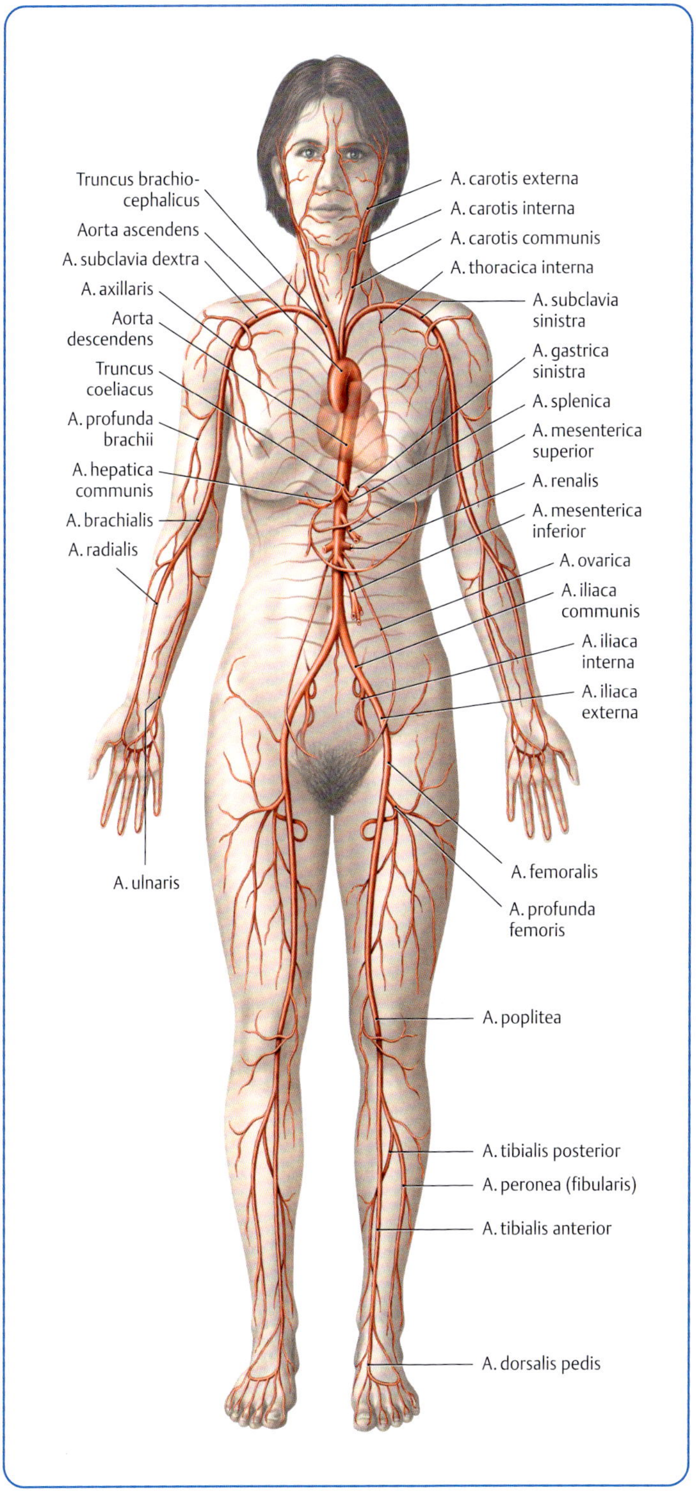


▶ **Abb. 1.1** Arterien. (Schünke M, Schulte E, Schumacher U. Prometheus LernAtlas der Anatomie. Allgemeine Anatomie und Bewegungssystem. Mit Illustrationen von M. Voll und K. Wesker. 3. Aufl. Stuttgart: Thieme; 2011: 63 C)

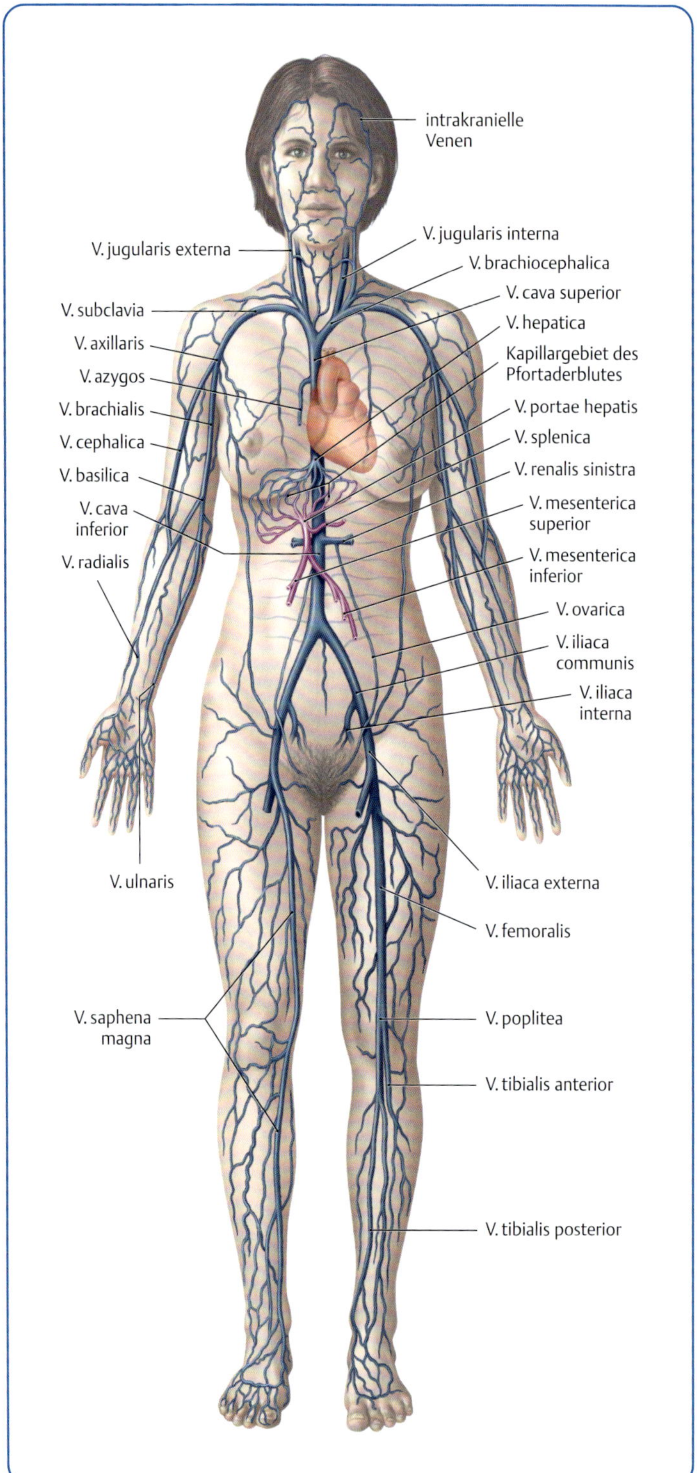


▸ **Abb. 1.2** Venen. (Schünke M, Schulte E, Schumacher U. Prometheus LernAtlas der Anatomie. Allgemeine Anatomie und Bewegungssystem. Mit Illustrationen von M. Voll und K. Wesker. 3. Aufl. Stuttgart: Thieme; 2011: 63 D)

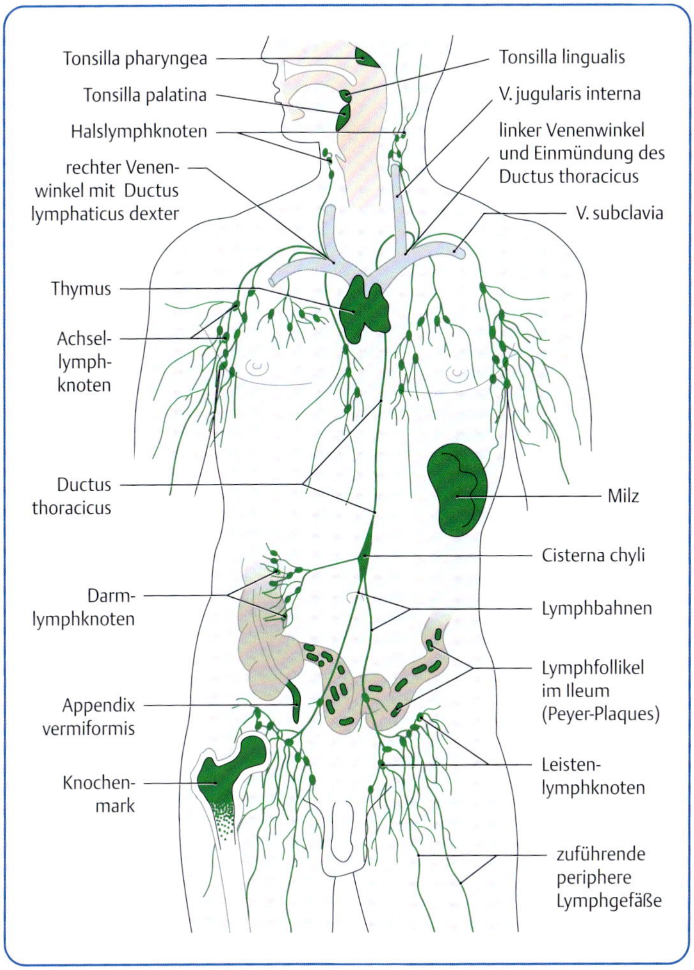


▸ **Abb. 1.3** Lymphorgane. (Schünke M, Schulte E, Schumacher U. Prometheus LernAtlas der Anatomie. Allgemeine Anatomie und Bewegungssystem. Mit Illustrationen von M. Voll und K. Wesker. 3. Aufl. Stuttgart: Thieme; 2011: 68 A)

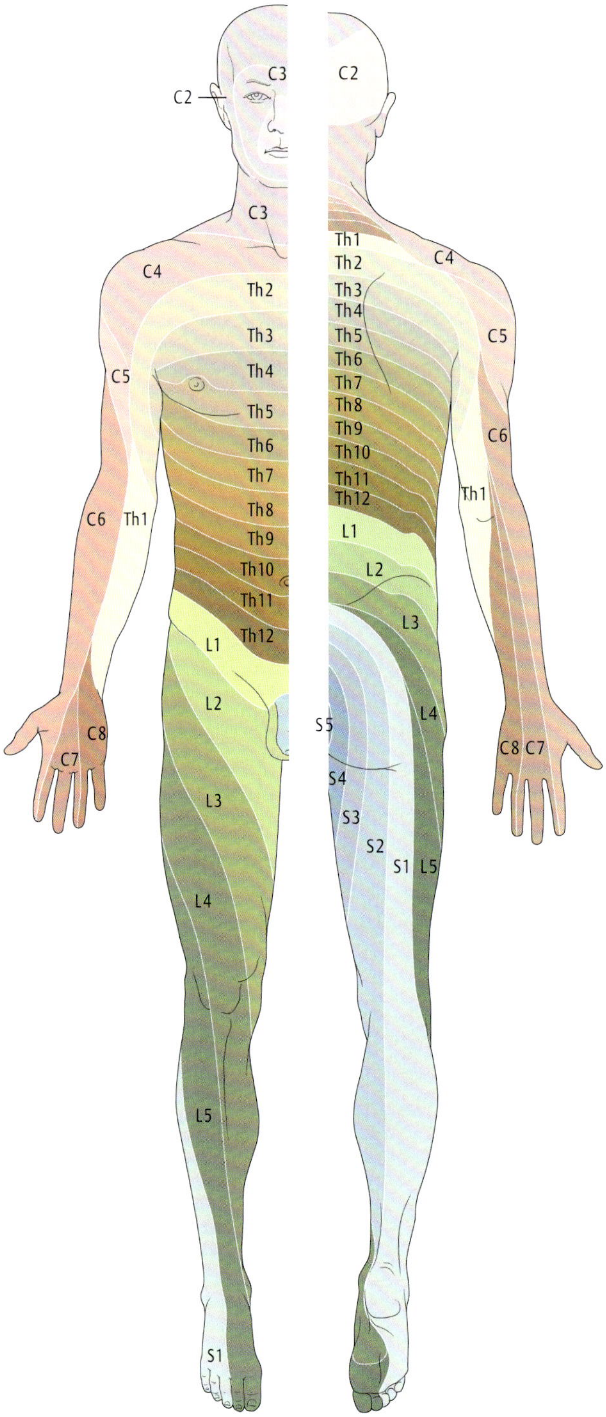


▸ **Abb. 1.4** Spinalnerven, dorsal und ventral. (Schünke M, Schulte E, Schumacher U. Prometheus Lern-Atlas der Anatomie. Allgemeine Anatomie und Bewegungssystem. Mit Illustrationen von M. Voll und K. Wesker. 3. Aufl. Stuttgart: Thieme; 2011: 86 A)

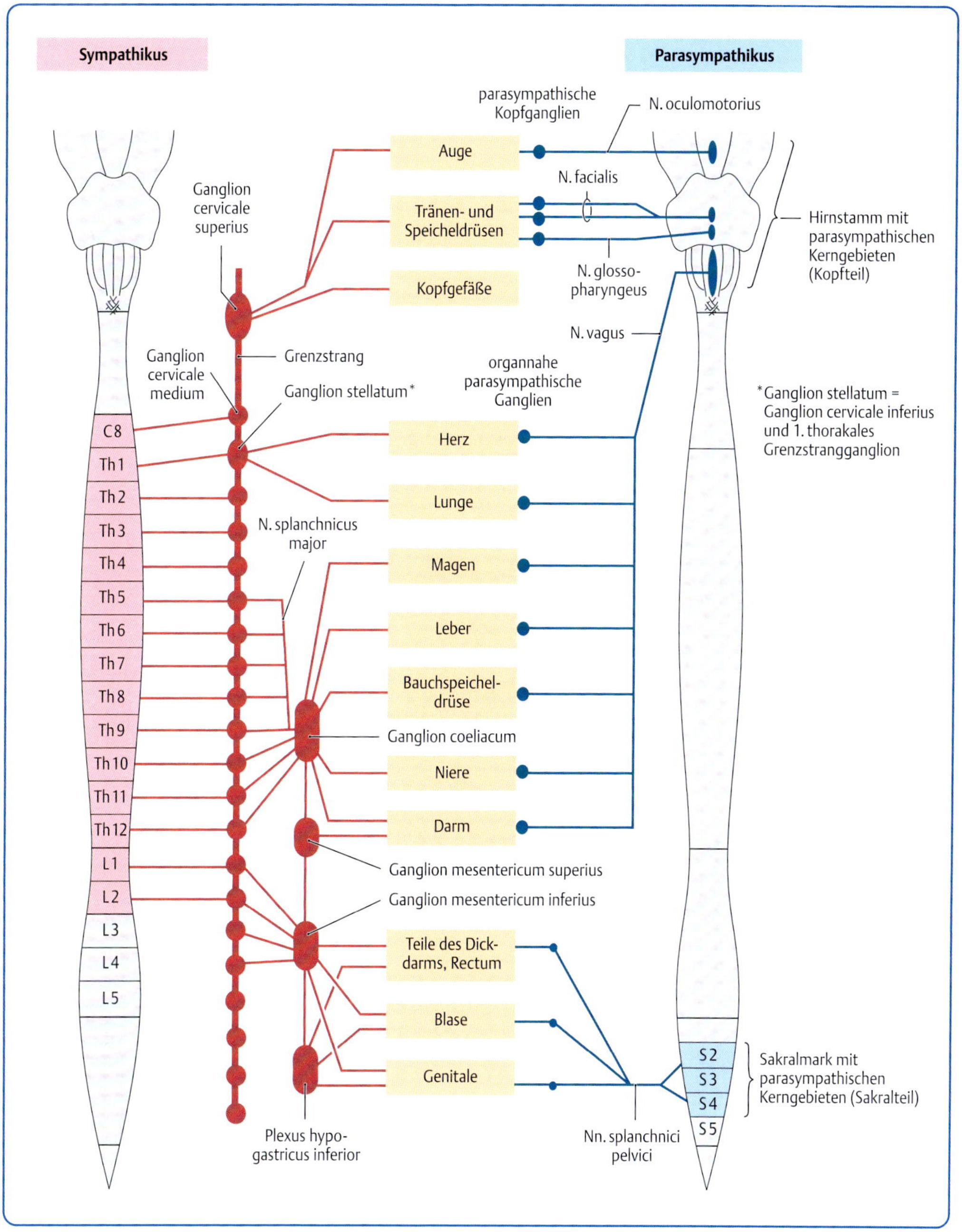


▸ **Abb. 1.5** Aufbau des vegetativen Nervensystems. (Schünke M, Schulte E, Schumacher U. Prometheus LernAtlas der Anatomie. Allgemeine Anatomie und Bewegungssystem. Mit Illustrationen von M. Voll und K. Wesker. 3. Aufl. Stuttgart: Thieme; 2011: 94 A)

Jede Zelle (▸ Abb. 1.6), als kleinste Einheit des Lebendigen, benötigt ausreichend Zellflüssigkeit, Zytoplasma genannt. Wie sonst könnten die Zellorganellen innerhalb der Zelle ihre Arbeit tun. Der Zellkern mit seinem Kernsaft, seinem Chromatingerüst mit den Trägern der erblichen Information und seinem Nucleolus. Das endoplasmatische Retikulum, das sich wie ein Kanalnetz durch die Zelle organisiert hat. Die Mitochondrien für die Verbrennung, die Lysosomen für Transport und Abbau. Umhüllt von einer Zellmembran, die Hormone erkennt, Stoffe transportiert, Zellen aneinanderheftet und gegen den ebenfalls mit Flüssigkeit angereicherten Extrazellulärraum abschirmt. Der Wassergehalt unseres Körpers macht ungefähr 60 % des Gesamtkörpergewichtes aus. Davon verteilen sich etwa 70 % der Flüssigkeitsmenge intrazellulär, die restlichen 30 % extrazellulär. Bei einer durchschnittlichen Körpertemperatur von 37 °C bilden sich Flüssigkristalle, durch die das Wasser Informationen speichern und weiterleiten kann.

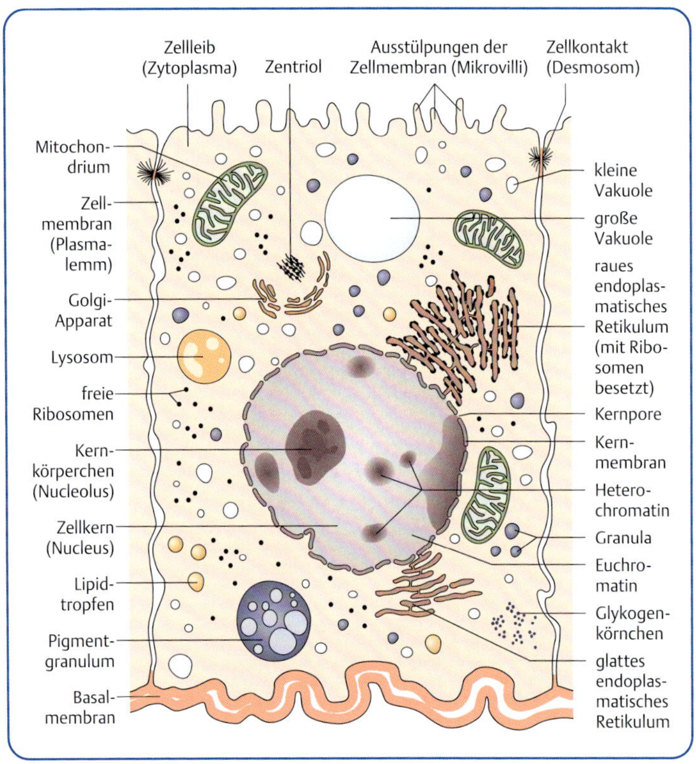


▸ **Abb. 1.6** Zelle. (Faller A, Schünke M. Der Körper des Menschen. 15. Aufl. Stuttgart: Thieme; 2008: 7, Abb. 1.1)

Sowohl strukturelle als auch funktionelle Einschränkungen, die zur Verminderung der Elastizität und Kompensationsfähigkeit der Diaphragmen führen, behindern die konstante Zirkulation der Flüssigkeiten bis in die kleinste Zelle. Im Laufe der Zeit manifestierten sich klinische Zeichen aufgrund der vorliegenden Stauungsproblematik.

So finden wir im Folgenden ein Angebot an Techniken, die positiven Einfluss auf die Funktion der Diaphragmen und alle ein gemeinsames Ziel haben: die Verbesserung der Zirkulation der Flüssigkeiten!

Damit sämtliche notwendigen Stoffwechselvorgänge optimal ablaufen können, benötigt unser System einen konstanten pH-Wert von 7,4 (+/– 0,5) im Blut. Neben der Regelung des Säure-Basen-Haushalts funktionieren die Regelung des Blutkreislaufs, der Körpertemperatur und des Wasser- und Elektrolythaushalts nach dem Prinzip der Homöostase.

Homöostase bedeutet „Aufrechterhalten eines relativ konstanten inneren Milieus oder Gleichgewichts im Organismus mit Hilfe von Regelkreisen zwischen Hypothalamus, Hormon- und Nervensystem; …“ ([29], S. 833).

Ein ausgezeichnetes Beispiel für die Autoregulationsmechanismen des Körpers zu dessen eigener Gesunderhaltung. In diesem Moment denke ich auch an Gebhard Gedigas Geleitworte, an den Atem, die Atmung, die Diaphragmen.

Offensichtlich verfügt jedes Gewebe des Körpers über eine eigene Intelligenz und weiß, was es tut. Offenbar wissen wir nicht, woher diese Intelligenz wirklich kommt. In der 3. Embryonalwoche wandelt sich die zweiblättrige Keimscheibe in eine dreiblättrige Keimscheibe mit Ektoderm, Mesoderm und Entoderm um. Aus den jeweiligen Keimblättern werden sich später die im Folgenden aufgelisteten Gewebe entwickeln:

- Entoderm:
  - Ösophagus, Magen, Leber, Gallenblase und -wege
  - Pankreas, Darmtrakt
  - Tracheobronchialsystem
  - Allantois und inneres Blatt der Kloaken- und Rachenmembran
- Ektoderm:
  - zentrales und peripheres Nervensystem
  - Sinnesepithel der Sinnesorgane
  - Haut und Hautanhangsgebilde
  - Brustdrüse
  - Hypophyse
  - Zahnschmelz
- Mesoderm:
  - Bindegewebe, Knorpel, Knochen, Muskulatur (quergestreift und glatt)
  - Perikard, Pleura, Peritoneum und Herzwände
  - Blut-, Lymphzellen- und -gefäße
  - Nieren und Gonaden
  - Nebennierenrinde und Nebennierenmark
  - Milz
  - Muskel- und Bindegewebsschichten des Verdauungstrakts, dessen Epithelauskleidung und die der Blase und des Ureters
  - Wandepithel des Respirationstrakts, der Paukenhöhle und der Tuba auditiva
  - Parenchym der Tonsillen, der Schilddrüse und der Nebenschilddrüsen
  - Thymus

Das Bindegewebe besitzt als mehrzelliger Organismus Zellen, extrazelluläre Bestandteile (die Matrix) und Kapillare. Die Zelle selbst und ihre Matrix stehen in ständiger Kommunikation miteinander. Die Matrix und das Kapillarsystem wiederum gehen innerhalb des gesamten Organismus miteinander und untereinander Verbindungen ein. Der mehrzellige Organismus „Bindegewebe“, von dem es unzählige Variationen gibt, verbindet, stützt, schützt, wehrt ab, informiert, transportiert und ernährt.

Nachvollziehbar wird dann die gedankliche Grundlage für die Auswahl der Techniken, die das osteopathische Modell der Zentralsehne liefert. Ein von kranial nach kaudal verlaufendes Kontinuum von Bindegewebe, in unterschiedlichen Schichten angeordnet und beauftragt in Abhängigkeit der jeweiligen embryologischen Entwicklung (▶ **Abb. 1.7**, ▶ **Abb. 1.8**).

# 2 Befundungskonzepte

## 2.1 Beurteilung im Stand

### 2.1.1 Allgemeines

Physiologische Haltungs- und Bewegungsmuster im funktionellen Sinne ermöglichen unserem System „Körper" nach dem Prinzip der Ökonomie zu leben: mit dem geringsten Aufwand das Größtmögliche zu erreichen. Ausreichende Mobilität im Sinne einer kraniokaudalen Elastizität aller Strukturen der Zentralsehne, eines von der Schädelbasis bis zum kleinen Becken reichenden Faszienzuges, sind dafür Grundvoraussetzung.

Aus der **Embryologie** wissen wir, dass das Centrum tendineum sich vom zervikalen Teil des Septum transversum ableitet und beim Hinabsteigen in der Embryonalphase die gesamten Faszien wie eine Säule nach sich zieht. Das Diaphragma abdominale trennt dann Brust- und Bauchhöhle und wahrt somit die Verbindung zwischen thorakalen und abdominalen Faszien.

Die kraniale Bedeckung des Diaphragma abdominale ist die **Fascia endothoracica,** die den Thorax innen auskleidet. Diese wiederum wird bedeckt von der Pleura der Lunge. So sind die faszialen Gewebe des Mediastinums als thorakaler Anteil eingebunden in das fasziale System der Zentralsehne. Die Aufhängung des Zwerchfells selbst wird durch das Perikard gewährleistet, das diesem während der Atembewegung als Punctum fixum dient.

Fascia endothoracica und Pleura setzen sich nach kaudal hin in der **Fascia transversalis** fort. Somit wird die Kontinuität ins Abdomen hergestellt. Nach dorsal/kaudal hin hat das Diaphragma abdominale mit seiner Unterseite Kontakt zur Nierenfaszie und zur Faszie des Psoas. Somit entsteht eine Verbindung zu absteigenden faszialen Strukturen der Wirbelsäule und der unteren Extremität.

Unmittelbar oberhalb des muskulären Beckenbodens, sozusagen als kaudaler Abschluss der abdominalen Blase, befindet sich die **Faszie von Delbet** oder auch Lamina pubo-vesico-utero-recto-sacralis. Sie wird gebildet von den Ligg. pubovesicale, vesicouterinum, rectouterinum, sacrouterinum und rectosacrale. Diese von anterior nach posterior verlaufende fasziale Struktur verbindet und stabilisiert die Harnblase, den Uterus/die Prostata und das Rektum gleichermaßen. Aufgrund der Ansätze am Os pubis und am Os sacrum stellt sie außerdem den Kontakt zum knöchernen Beckenring her. Die funktionelle Einheit „LWS, Becken, Hüftgelenke, inklusive muskulärer, viszeraler und faszialer Strukturen dieser Region" entsteht. Als solche funktionelle Einheit übernehmen die Gewebe Haltefunktion, unterstützen den Druckausgleich und stabilisieren die WS und die ISG.

Der Mundboden und die obere Thoraxapertur wahren die Verbindung zwischen kranialen/zervikalen und den thorakalen Faszien. Im Wesentlichen sind es die Faszienhüllen der kurzen Nackenmuskeln, der Mundbodenmuskulatur sowie der supra- und infrahyalen Muskulatur und die Sibson-Faszie (Kap. 6), die die Kontinuität und vor allem eine funktionelle Einheit von Schädel, Kiefer, HWS und Thorax herstellen.

Von der Schädelbasis absteigend finden wir die Fascia interpterygoidea und die Fascia palatina, die über die Fascia pharyngobasilaris und das Perikard den Kreis zum **Diaphragma abdominale** schließen.

„Das Diaphragma verkörpert somit die Kontinuität der Faszien zwischen Schädelbasis, Hals, Thorax und Abdomen." ([28], S. 83)

Eine ebenso wichtige Voraussetzung für physiologische Haltungs- und Bewegungsmuster im funktionellen Sinne ist die **viskoelastische Beschaffenheit** der unterschiedlichen Gewebe. Diese ist unmittelbar abhängig von dem Druck, der auf die Organe, deren Aufhängepunkte und deren Inhalt (Arterien, Venen, Lymphgefäße und Nerven) ausgeübt wird. Eine chronische Steigerung des Druckes durch z. B. Fehlhaltung, Übergewicht oder postchirurgische Zustände kann die viskoelastische Beschaffenheit und die Homöostase dieser Gewebe beeinträchtigen. Die Druckkräfte wirken auf muskuloparietale, viszeroabdominale, thorakale und kraniale Sphären.

Auch die posturale Funktion des Diaphragma abdominale spielt eine große Rolle für die physiologische Haltung und Bewegung. Zusätzlich zur Atmung sorgt es mit Unterstützung des M. transversus abdominis und der Beckenbodenmuskulatur für die Stabilisation der Abschnitte BWS/Thorax und LWS/Becken. Durch deren Kontraktion erhöht sich der intraabdominale Druck, der wiederum im Sinne einer Koaptation auf die LWS wirkt.

Schließlich dürfen wir den **Einfluss der Psyche** nicht vergessen. Jeder Mensch hat seinen ureigenen Atemrhythmus, von dem er sich leiten lässt. Er spiegelt zu jeder Zeit dessen seelische Verfassung wider. Auch diese drückt sich, wie uns allen nur zu gut bekannt ist, in der Haltung des Menschen aus.

Atmung, seelische Verfassung, fasziale Züge, Druckunterschiede und Körperhaltung bedingen sich gegenseitig und sind aufs Engste miteinander verbunden.

Hieraus ergibt sich die Notwendigkeit der Beurteilung der Haltung im Stand.

### 2.1.2 Vorgehensweise

Es ist in keiner Weise sinnvoll, sich im Detail zu verlieren. Ein spezifisches Gewebe in Dysfunktion zieht Reaktionen der umgebenden Region nach sich. Dies ermöglicht uns eine Herangehensweise vom Globalen zum Spezifischen. So ist es wichtig, wesentliche Auffälligkeiten der im Folgenden genannten Kriterien, die am besten einen Eindruck über den Zustand der Atmung, der seelischen Verfassung, der faszialen Züge, der Druckunterschiede und der Posturalität vermitteln, zu beobachten:

- Neigung der KLA nach anterior oder posterior
- WS-Krümmungen auf allen drei Ebenen
- Thoraxdeformitäten
- vorgewölbter Ober- und/oder Unterbauch
- Extremitätenfehlstellungen
- Fuß- und Beinachsen
- Narben und Trophik der Haut

## 2.2 Inhibitionstest

Die Diaphragmen reagieren häufig im Sinne einer Kompensation.

Sollten sie dennoch als primäre Dysfunktion auftreten, lassen sie sich wie jedes andere Gewebe, das als primäre Dysfunktion eine Rolle spielt, durch Inhibitionstests aufdecken. Als Parameter eignen sich die **faszialen Arm- und Beinzüge**. Sie sind einfach und schnell durchzuführen, zeigen deutlich vorhandene Restriktionen und ebenso deutlich eine Verbesserung.

Diese Möglichkeit der Diagnostik ergibt sich aus dem Vorhandensein verschiedener neurophysiologischer Prozesse.

Alois Brügger prägte den Begriff **nozizeptiver somatomotorischer Blockierungseffekt**, abgekürzt NSB (▸ **Abb. 2.1**). Dieser Blockierungseffekt als efferente Antwort des Systems auf eine vorliegende Afferenz dient der Schonung derselben – eine Leistung im Dienste der Schonung des Krankheitsherdes.

Unter normalen Bedingungen werden Muskeltätigkeiten durch propriozeptive Systeme reguliert. Das **Beispiel** des **Tractus iliotibialis** lässt das fein abgestimmte Zusammenspiel zwischen bewegendem und bewegtem Teil erkennen. Während der Standbeinphase erfährt der Oberschenkelknochen eine Biegespannung. Dieser wirkt der Tractus

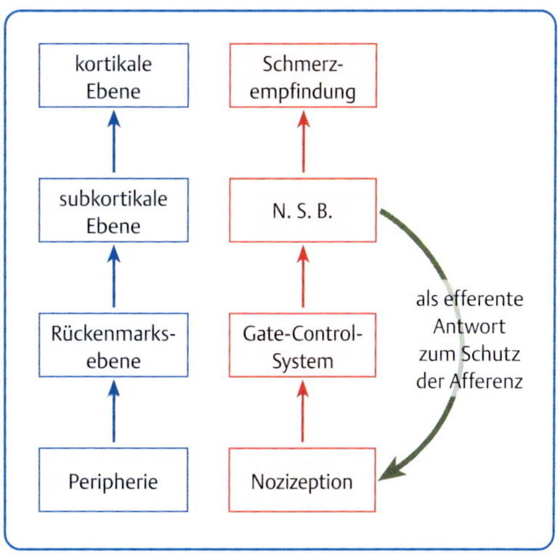


▸ **Abb. 2.1** Nozizeptiver somatomotorischer Blockierungseffekt.

iliotibialis entgegen, indem er bei seiner Kontraktion den Trochanter major als Hypomochlion nutzt. Die Spannungsverhätnisse von Kapsel, Bursa, Ligamenten und Knochen sowie die Dekontraktion der antagonistischen Muskelgruppen passen sich einander an. Ein hochdifferenzierter Rezeptorenapparat steht dem Organismus hierfür zur Verfügung: Sehnenspindeln, um die Spannungsverhältnisse an den Sehnen zu messen; Muskelspindeln, um intramuskuläre Spannungen zu messen; Ruffini-Körperchen, um kapsuläre Spannungen in den verschiedensten Abschnitten zu messen; in den Havers'schen Kanälen liegende Knochenrezeptoren, die Zug-, Druck- und Biegespannungen messen; Hautrezeptoren, die als Afferenzen sowohl fördernden Einfluss auf die darunterliegende Muskulatur als auch hemmenden Einfluss auf deren Antagonisten haben. Diese sensomotorischen Mechanismen dienen dem geordneten, ökonomischen Bewegungsablauf und lassen sich als Autoregulationsmechanismen bezeichnen.

Auch unter pathophysiologischen Bedingungen, wenn Aktivitäten der Nozizeptoren gleich welcher Gewebe vorliegen, bedient sich unser Organismus o. g. sensomotorischer Mechanismen.

Zum Schutze der Afferenz wird unmittelbar der Tonus der Muskulatur sowohl hemmend als auch erhöhend beeinflusst. Es lassen sich sowohl **Hypotonien** mit dem Gefühl der schmerzhaften Müdigkeit des Muskels als auch **Hypertonien** mit dem Gefühl des schmerzhaften Hartspanns erkennen. Sie dienen der Regulation eines Schonprogrammes und sind die verantwortlichen Kräfte auf muskulärer Ebene, entsprechende Ausweichmechanismen und Schonhaltungen zu koordinieren.

Im Falle eines **Herzinfarktes** stellt das Herz sofort auf eine Vita minima um. Durch den Infarkt hervorgerufene gewebliche Veränderungen werden mittels Rezeptorenreizen auf afferentem Wege an Regulationszentren weiter geleitet, die die hämodynamischen Bedingungen verändern. Der Blutdruck und das Minutenvolumen sinken, der Spannungszustand der Arterien im gesamten Körper wird verändert, die Herzfrequenz steigt – ebenfalls ein Blockierungseffekt als Ausdruck neurovegetativer Reflexmechanismen im Dienste der Schonung des Krankheitsherdes.

Die Nozizeption der betroffenen Gewebe als afferenter Anteil des Reflexbogens löst eine efferente Antwort des Organismus zum Schutze der Afferenz aus. Entsprechende Nozizeptoren finden wir in:

- Gelenken
- Sehnen
- Periostansätzen
- Muskeln
- Sehnenscheiden
- Schleimbeuteln
- Knochen
- Arterien und Venen
- Nerven
- Haut- und Unterhautzellgewebe
- Faszien
- inneren Organen

Auf **Rückenmarksebene** wird in Abhängigkeit der Verteilung der Nozizeptoren- bzw. Mechanozeptorenaktivitäten entschieden, ob die Nozizeption ausreichend groß ist, sodass sie in übergeordnete Zentren weitergeleitet wird. Die nozizeptiven Informationen werden in den Integrationszentren des Hirnstamms und des Zwischenhirns ausgewertet und jene Vorgänge ausgelöst, die den efferenten Schenkel zum Schutze der Afferenz darstellen. Die hierfür wichtigsten Erfolgsorgane sind:

- arthromuskulärer Bewegungskomplex
- Gefäße und Nerven
- Haut- und Unterhautgewebe
- Faszien

Dieser gesamte Vorgang findet unter Ausschluss des Bewusstseins des Individuums statt. Wird die Nozizeption zu hoch, reichen die Schonprogramme nicht mehr aus oder werden unterbrochen, wird die Information an kortikale Zentren weitergeleitet. Die Information erreicht das Bewusstsein, das Individuum empfindet Schmerz. Interessanterweise werden oft erst die sekundär reflektorischen Schmerzen wahrgenommen, und zwar intensiver als die primär auslösenden Nozizeptorenaktivitäten, die in den meisten Fällen überhaupt nicht wahrgenommen werden.

Nun schließt sich der Kreis hin zur Diagnostik.

Auf der Suche nach der **primären Dysfunktion** nehmen wir uns oben beschriebene reflektorische Vorgänge zu Hilfe. Wir inhibieren vermutliche Afferenzen, die sich aus Anamnese, Inspektions-, Palpations- und Funktionsbefund ergeben haben, gewissermaßen Indizien, die sich während der detektivischen Arbeit der Befundung erhärtet haben und sich für uns in eine schlüssige osteopathische Kette integrieren lassen. „Inhibieren“ bedeutet das vermutlich afferente Gewebe, die vermutlich afferente Region aus der Faszienkette herauszunehmen. Darüber erfolgt eine sofortige Meldung an subkortikale Zentren. Als Kontrollorgan nutzen wir einen Parameter, eine eingeschränkte Funktion oder gar eine schmerzhafte Region, die dem efferenten Teil des Reflexes zuzuordnen ist. In unserem Falle eignen sich zur Beurteilung der faszialen und diaphragmalen Situation des Patienten die faszialen Arm- und Beinzüge ausgezeichnet als Parameter, sofern diese im Test auffällig waren.

Inhibieren wir eine tatsächliche **Afferenz,** wird der Parameter im „Retest“ eine deutliche **Verbesserung** aufweisen. Der Organismus benötigt für den Moment der Inhibition sein Schutzprogramm nicht. Die schützende Antwort des efferenten Schenkels auf einen afferenten Störfaktor bleibt aus.

Inhibieren wir allerdings eine Region oder ein Gewebe, das keinen ursächlichen Störfaktor bzw. **keine ursächliche Dysfunktion** darstellt, wird der Parameter im „Retest“ eine sofortige **Verschlechterung** aufweisen. Dies ist ein Zeichen für eine Region oder ein Gewebe, das zwar innerhalb der osteopathischen Kette liegt, die wir gefunden haben, allerdings auch innerhalb des Schutzprogramms des efferenten Schenkels eine Rolle spielt.

### 2.2.1 Vorgehensweise Befundungsschema 1

▸ Abb. 2.2

- Anamnese, Inspektion, Palpation, Funktionstest (von global zu spezifisch), ggf. Ausschlusstests
- Analyse und Festlegen einer vermutlichen osteopathischen Kette bzw. Festlegen von vermutlichen Afferenzen
- Inhibitionstests zur Bestätigung der Afferenz bzw. der ursächlichen Dysfunktion/en

# Befundung

Datum: ______________
Jahrgang: ______________

| | |
|---|---|
| NAME: | FAMILIENSTAND: |
| BERUF: | KINDER: |
| ARZT: | HOBBY: |

| | | |
|---|---|---|
| Medizinische Diagnose: | Nebenbeschwerden / osteopathische Ketten: | OP, Traumata, Unfälle: |
| Medikamente, Hilfsmittel: | KONSULTATIONSGRUND:<br>(Art, Ort, Auslöser, Verbesserung) | Frühere Erkrankungen, fam. Anamnese: |
| Röntgen, MRT, CT | | Alltags-/Ernährungsgewohnheiten: |
| Ausstehende Befunde: | | |

**Inspekion / Beurteilung im Stand**

| | |
|---|---|
| Neigung KLA nach anterior oder posterior<br>WS-Krümmungen auf allen 3 Ebenen<br>Thoraxdeformitäten<br>vorgewölbter Ober- und/oder Unterbauch<br>Extremitätenfehlstellungen<br>Fuss- und Beinachsen<br>Narben und Trophik der Haut | |

| | |
|---|---|
| Dichte-Test | |
| Faszialer Arm- und Beinzug | |
| Inhibitionstests | Ausschlusstests |

► **Abb. 2.2** Befundungsschema 1.

### 2.2.2 Vorgehensweise Befundungsschema 2

▸ Abb. 2.3 und ▸ Abb. 2.4

- Anamnese, Inspektion (Beurteilung im Stand), globale fasziale Tests (Dichtetest und faszialer Arm- und Beinzug), ggf. Ausschlusstests
- Analyse und Festlegen einer vermutlichen osteopathischen Kette bzw. Festlegen von vermutlichen afferenten Regionen
- Inhibitionstests zur Bestätigung der afferenten Region; Parameter = faszialer Arm- und Beinzug

Nach dem Aufdecken einer afferenten Region erfolgt durch spezifische Inhibitionstests die Differenzierung der spezifischen afferenten Gewebe. Haben wir z. B. im globalen Inhibitionstest die Region des TLÜ als positives Ergebnis gefunden, testen wir im Anschluss einzelne spezifische Gewebe dieser Region, z. B. die 12. Rippe, das Diaphragma abdominale in seinen einzelnen Anteilen, die Kardia, den Magen, die Leber, einzelne Ligamente usw. In den meisten Fällen begegnen wir hier erneut den Verdachtsmomenten der Anamnese.

Osteopathie

# Befundung

Datum: ______________

Jahrgang: ______________

Name: ______________________________ Familienstand: ______________

Beruf: ______________________________ Kinder: ______________

Arzt: ______________________________ Hobby: ______________

Konsultationsgrund (Art, Ort, Auslöser, Verbesserung) / Was? Wann (seit wann)? Wie? Weshalb?

1.) ______________________________

2.) ______________________________

3.) ______________________________

Medizinische Diagnose

______________________________

Medikamente, Hilfsmittel, CAVE!!!

______________________________

Ausstehende Befunde

______________________________

OP, Traumata, Unfälle

______________________________

Frühere Erkrankungen, fam. Anamnese, bisherige Therapien

______________________________

▸ **Abb. 2.3** Befundungsschema 2.

Alltags- und Ernährungsgewohnheiten

Nebenbeschwerden /

Auffälligkeiten in Sichtbefund und Anamnese

Schwerpunkt

| Parietal | Viszeral | Kranial | Faszial |
|---|---|---|---|
| | | | |

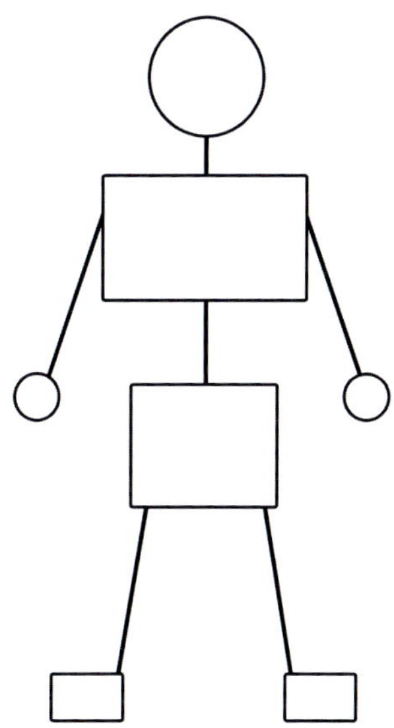

Inhibition: ____________________

Ausschlusstest: ____________________

▶ **Abb. 2.4** Befundungsschema 2 Fortsetzung.

## 2.3 Dichtetest

▶ Abb. 2.5

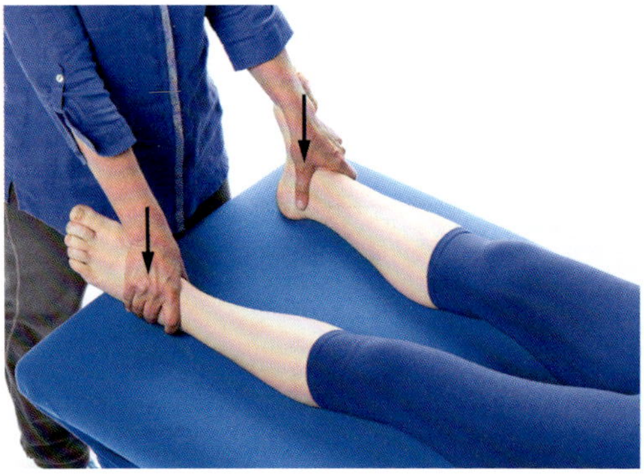

▶ **Abb. 2.5** Dichtetest.

Der zu untersuchende Patient liegt in Rückenlage (Bauchlage), die Beine sind gestreckt. Der untersuchende Therapeut legt seine Hände flächig anterior (posterior) auf die jeweilig zu testende Region. Nun erhöht er langsam und stetig den Druck nach posterior (anterior), um Schritt für Schritt in die Tiefe der Gewebe zu spüren. Beurteilt wird die Möglichkeit des Nachgebens der Gewebe, die Verformbarkeit, die Weichheit. Der Seitenvergleich rechts/links erleichtert die Beurteilung. Auffällige Gewebe zeigen eine erhöhte Dichte und eine geringere Verformbarkeit.

Zu testende Regionen in Rückenlage:

- Sprunggelenk
- Unterschenkel
- Kniegelenk
- Oberschenkel
- Hüftgelenk
- Ilium
- Abdomen in 4 Quadranten
- Thorax/Rippen in 4 Quadranten
- Thorax/Sternum in 3 Anteilen (Manubrium, Corpus, Proc. xyphoideus)
- Neurokranium (anterior/posterior und transversal)
- Viszerokranium

Zu testende Regionen in Bauchlage:

- Vorfuß
- Sakrum in 4 Quadranten
- Koxis
- einzelne WS-Abschnitte

## 2.4 Faszialer Armzug

▶ Abb. 2.6

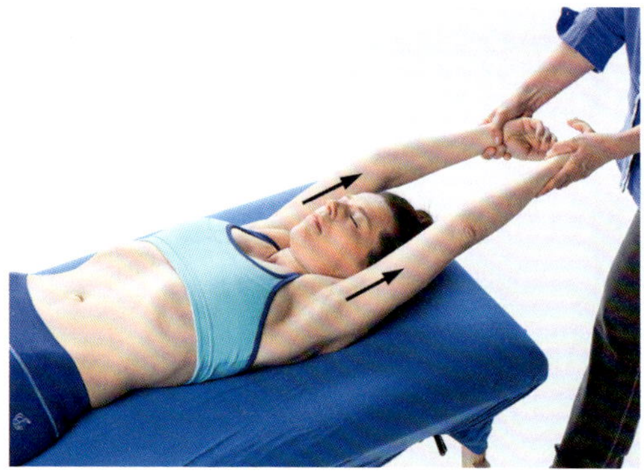

▶ **Abb. 2.6** Faszialer Armzug.

Der zu untersuchende Patient liegt in Rückenlage; die Beine sind gestreckt.

Der untersuchende Therapeut steht am Kopfende und umgreift beide Handgelenke des Patienten. Langsam führt der Therapeut die Arme des Patienten in maximale Schultergelenksflexion und Ellenbogenextension, wobei bezüglich Abduktion/Adduktion und Rotation des Schultergelenks sowie Pronation/Supination des Ellenbogengelenks die Nullstellung erhalten bleibt. Auftretende Ausweichmechanismen sprechen bereits für Probleme innerhalb des Schultergelenks, Schultergürtels oder Schulterblatts.

Der anschließende Längszug erfolgt schrittweise über Handgelenk, Unterarm, Ellenbogengelenk, Oberarm, Schultergelenk, Schultergürtel, Thorax, Oberbauch, Unterbauch, Becken. Die elastischen faszialen Gewebe geben ebenso schrittweise nach und lassen sich geschmeidig dehnen, sodass der Zug von Handgelenk bis Becken harmonisch durchzuführen ist. Bestehen allerdings Restriktionen innerhalb eines faszialen Gewebes einer Region, reagieren diese im wahrsten Sinne des Wortes unnachgiebig und die Region wird übersprungen.

## 2.5
# Faszialer Beinzug

▸ Abb. 2.7

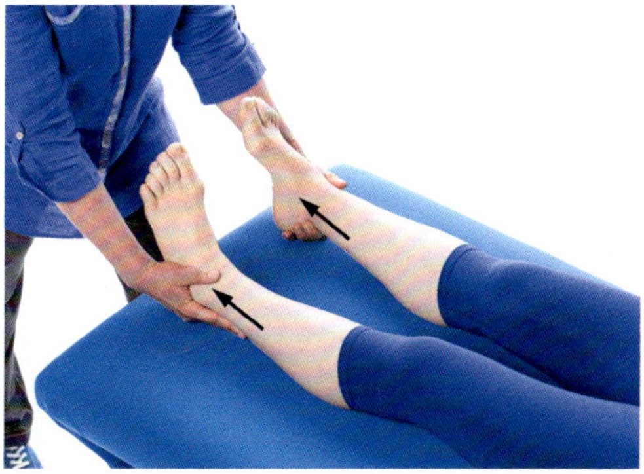

▸ **Abb. 2.7** Faszialer Beinzug.

Der zu untersuchende Patient liegt in Rückenlage; die Beine sind gestreckt.

Der untersuchende Therapeut steht am Fußende und umgreift beide Fersen des Patienten.

Der anschließende Längszug erfolgt schrittweise über Sprunggelenk, Unterschenkel, Kniegelenk, Oberschenkel, Hüftgelenk, Becken, Unterbauch, Oberbauch. Die elastischen faszialen Gewebe geben ebenso schrittweise nach und lassen sich geschmeidig dehnen, sodass der Zug von der Ferse bis zum Oberbauch harmonisch durchzuführen ist. Bestehen allerdings Restriktionen innerhalb eines faszialen Gewebes einer Region, reagieren diese im wahrsten Sinne des Wortes unnachgiebig und die Region wird übersprungen.

Bei beiden Vorgehensweisen der Befundung (▸ Abb. 2.2, ▸ Abb. 2.3 und ▸ Abb. 2.4) werden sowohl der Konsultationsgrund als auch die gefundene primäre Dysfunktion spezifisch getestet.

Im Akutfall ist der Konsultationsgrund häufig auch die primäre Dysfunktion bzw. primäre Afferenz. Bei chronischem Geschehen deutet der Konsultationsgrund auf eine Efferenz hin, die sich zu einem Symptom des Patienten entwickelt hat. Sie kann bereits sekundäre Dysfunktion bzw. sekundäre Afferenz geworden sein. In jedem Falle empfiehlt sich eine spezifische Untersuchung dieser Region, um den Zustand des Gewebes zu beurteilen.

Gefundene primäre Dysfunktionen sind Hauptbestandteil der anschließenden Behandlung. Mit der entsprechenden Zurückhaltung und Respekt vor dem Gewebe soll dem Organismus ermöglicht werden, seine Autoregulationsprozesse auf physiologischem, nicht auf pathophysiologischem Wege, mit herabgesetzter oder gar ohne Nozizeption neu zu beschreiten.

## 2.6
# Zink-Pattern

Einer der Osteopathen, die sich intensiv mit dem Studium der Faszien und deren Wirkung auf Haltung und Zirkulation beschäftigt haben, war J. Gordon Zink. Er untersuchte beschwerdefreie Personen und Personen mit Beschwerden und fand in beiden Fällen ein fasziales Torsionsmuster.

An den funktionellen Übergängen der WS bzw. auf Höhe der Diaphragmen im Bereich OAA, zervikothorakal, thorakolumbal und lumbosakral beobachtete er bei den beschwerdefreien Personen, dass jede Region abwechselnd jeweils entgegengesetzt eine freie, leichter und weiter zu bewegende Richtung aufwies. In 80 % der Fälle ließ sich die OAA leichter in Linkstorsion, der zervikothorakale Übergang in Rechtstorsion, der thorakolumbale Übergang in Linkstorsion und der lumbosakrale Übergang in Rechtstorsion bewegen. In 20 % der Fälle war es umgekehrt. Die Anzahl der beschwerdefreien Personen ohne Torsionsmuster war vernachlässigbar klein.

Bei den Personen mit Beschwerden war auffällig, dass die Torsionen nicht abwechselnd gegensinnig, sondern zueinander gleichsinnig stattfanden. Lag die problematische Region zum Beispiel im Bereich zwischen OAA und zervikothorakalem Diaphragma, so zeigten diese die freie, leichter und weiter zu bewegende Richtung im Sinne einer gleichsinnigen Torsion.

Die Zink-Pattern eignen sich demnach dafür, eine Region zu eliminieren, die nicht mehr in der Lage ist, ihrer kompensatorischen Funktion ausreichend gerecht zu werden. Da die Diaphragmen Strukturen sind, deren Hauptaufgabe in der Kompensation liegt, besteht wie hinsichtlich jeder Aufgabe die Gefahr der Überforderung.

Die Testung der querverlaufenden diaphragmalen Strukturen nach Gordon Zink und ihre Integration in die anschließende Behandlung ist ausgesprochen wichtig. Selbst wenn es sich nicht um primäre Dysfunktionen handelt, so ist ihre Behandlung dennoch für die Heilung der Gewebe unerlässlich. Aufgrund Hypertonus und herabgesetzter Elastizität könnten die Diaphragmen nicht mehr ausreichend Zirkulation gewährleisten, wie sie zur Entfaltung der Potenziale des Organismus bezüglich seiner Autoregulationsprozesse notwendig wäre.

### 2.6.1 Vorgehensweise

- OAA
- zervikothorakaler Übergang
- thorakolumbaler Übergang
- lumbosakraler Übergang

Der Patient liegt in Rückenlage; die Beine sind gestreckt.

Der Therapeut umgreift flächig den Kopf/den Schultergürtel/den unteren Rippenbogen/das Becken und stellt einen guten Kontakt zum Gewebe her, sodass die Strukturen zwischen seinen Händen als Einheit erfasst werden.

Nun rotiert er sanft die jeweilige Struktur erst in die eine, dann in die andere Richtung und beurteilt und dokumentiert die freie, leichter und weiter zu bewegende.

## 2.7 Möglichkeiten der Befundung des Diaphragma abdominale: globale und spezifische Tests

### 2.7.1 Mobilitätstest der Ein- und Ausatmung in Rückenlage und im Sitz

- obere Thoraxapertur
- Sternum
- unterer Rippenbogen (ventrolateral und dorsolateral)

**Fragestellung:** Bewegt die jeweilige Region symmetrisch, gleichmäßig, harmonisch und elastisch in Richtung Ein- und Ausatmung?

### 2.7.2 Dichtetest am Thorax im Sinne eines „Local Listenings“ in vier Quadranten

- knöchern, faszial, muskulär, viszeral

**Fragestellung:** Lassen sich die jeweiligen Gewebe elastisch verformen? Für die Testung ist es erforderlich, die entsprechende knöcherne, fasziale, muskuläre und viszerale Ebene der Gewebe zu erreichen, um sie voneinander abgrenzen und differenziert beurteilen zu können.

### 2.7.3 Rebound-Test in Stand, Sitz und Rückenlage

- obere Thoraxapertur
- Sternum
- unterer Rippenbogen

**Fragestellung:** Lässt sich die Struktur während der Ausatmung weich nach posterior eindrücken und federt sie elastisch zurück?

### 2.7.4 Palpationstest bezüglich des Tonus

- Centrum tendineum über den kaudalen Sternum-Abschnitt
- Pars sternalis über den mittleren Sternum-Abschnitt
- Pars costalis über den unteren Rippenbogen nahe des Processus xyphoideus
- Pars lumbalis über TH12/L 1/L 2

**Fragestellung:** Lässt sich eine Weichheit und Kontinuität bezüglich des Tonus der Gewebe ertasten oder sind einzelne Verhärtungen und Verklebungen spürbar?

### 2.7.5 Vorlauftest Diaphragma abdominale

#### Bestimmen der Läsionsseite

▶ Abb. 2.8

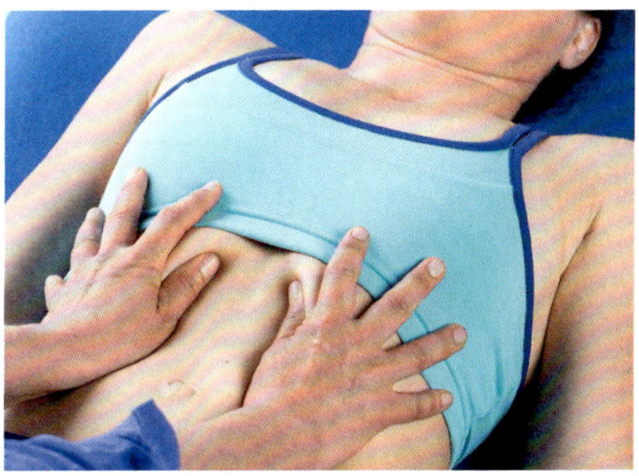

▶ **Abb. 2.8** Bestimmen der Läsionsseite.

Beide Therapeutendaumen liegen unter dem Rippenbogen nahe des Processus xyphoideus und spüren während der tiefen Einatmung das Entgegenkommen des Diaphragmas. Die Seite, an der das Diaphragma sich zuerst nach kaudal bewegt, ist die Seite der Dysfunktion.

#### Hoch- bzw. Tiefstand

▶ Abb. 2.9

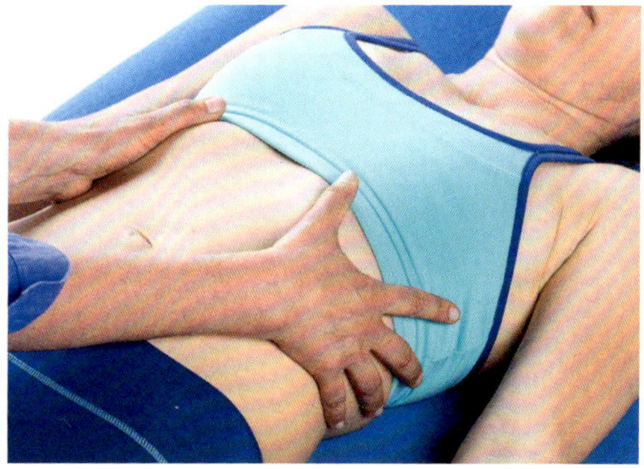

▶ **Abb. 2.9** Hoch- bzw. Tiefstand.

Beide Therapeutenhände liegen flächig am unteren Rippenbogen. Ein Diaphragma-Tiefstand liegt vor, wenn an der Dysfunktionsseite während der Einatmung die Rippen der Therapeutenhand schneller entgegenkommen. Ein Diaphragma-Hochstand liegt vor, wenn sich die Rippen der Dysfunktionsseite während der Ausatmung schneller von der Therapeutenhand wegbewegen.

### 2.7.6 Test des PRM des abdominalen Diaphragmas

Beide Hände des Therapeuten liegen flächig am unteren Rippenbogen. Der Therapeut nimmt den Rhythmus des PRM wahr und beobachtet, ob dieser sich synchron am Diaphragma abdominale ausdrückt.

# 3 Diaphragmen

▶ Abb. 3.1

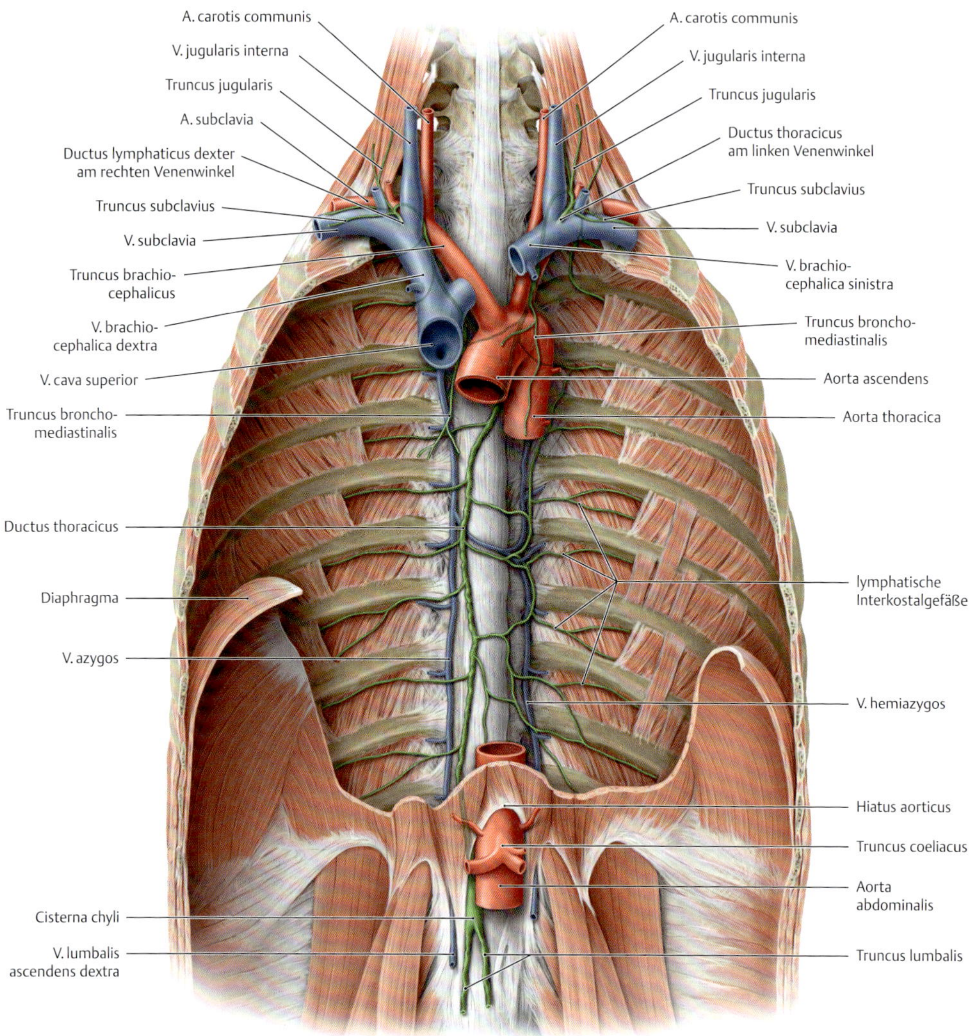


▶ **Abb. 3.1** Exemplarisch lymphatische Leitungsbahnen. (Schünke M, Schulte E, Schumacher U. Prometheus LernAtlas der Anatomie. Innere Organe. Illustrationen von M. Voll und K. Wesker. 3. Aufl. Stuttgart: Thieme; 2012: 82 A)

## 3.1 Einleitung

### Diaphragmen

Diaphragmen sind horizontale/querverlaufende Strukturen in einem sonst vertikal verlaufenden faszialen System.

Die **Faszien** sind derzeit in aller Munde und vieles ist aktuell über sie geschrieben und veröffentlicht worden. Dies spricht für ihre Bedeutung und Wichtigkeit bezüglich der Physiologie und Pathophysiologie unseres Körpers.

### Faszien

„... Faszien umhüllen jeden Muskel, jede Vene, jeden Nerv und sämtliche Organe des Körpers. Es gibt ein Netz von Nerven, Zellen und Röhren, die ein- oder austreten, sich kreuzen und die, ohne Zweifel, von Millionen von Nervenzellen und Fasern gefüllt sind, die die Sekretion und Ausscheidung der lebenswichtigen und zerstörerischen Flüssigkeiten steuern. Durch ihre Funktion leben wir, durch ihr Scheitern sterben wir.“ [40]

Schon in frühen Zeiten der Geschichte der Osteopathie wusste **A.T. Still** um die für unser Leben entscheidenden Funktionen der **Faszien**. Kombiniert mit heutigem Wissen können wir die Funktionen der Faszien, wie im Folgenden dargestellt, zusammenfassen:

- Sie stabilisieren und schützen die Gewebe, die sie umgeben.
- Sie unterteilen unterschiedliche Gewebsschichten voneinander.
- Sie umhüllen, trennen und verbinden.
- Sie gewährleisten posturale Integrität.
- Sie übertragen Bewegungsimpulse.
- Sie übertragen, regulieren und koordinieren somit Spannungen und deren Kompensation.
- Sie dienen dem Informationsaustausch.
- Sie dienen als Transportmilieu der Körperflüssigkeiten.

### Faszien

„Faszien bilden eine ununterbrochene Gewebseinheit, die sich von Kopf bis Fuß, aber auch von außen nach innen erstreckt.“ [42]

Als vornehmlich längsverlaufende Strukturen dringen sie allerdings auch in das Innere der Gewebe, die sie umhüllen, ein, um diese zu stützen und zu versorgen. So entsteht eine Präsenz und Kontinuität auf allen Ebenen des Körpers.

Davon sind die **Diaphragmen** abzugrenzen. Sie zeichnen sich durch ihren horizontalen Verlauf aus. Das Gefäßsystem bahnt sich, die Diaphragmen passierend, seinen Weg von oben nach unten. Elastizität, Kontraktions- und Dekontraktionsfähigkeit dieser diaphragmalen Strukturen sind Voraussetzung für ihre harmonische, rhythmische und anpassungsfähige Bewegung und somit maßgeblich verantwortlich für die Zirkulation der Körperflüssigkeiten:

- Sie trennen und verbinden zeitgleich die Längsstrukturen (Faszien) unseres Körpers.
- Sie trennen Räume voneinander ab.
- Sie fungieren als Pufferzonen.
- Sie unterstützen die interstitielle Flüssigkeitsbewegung in alle Zellen.
- Sie ermöglichen die venolymphatische Pumpe.
- Sie sind maßgeblich verantwortlich für den Druckausgleich.
- Sie bilden sowohl Abstütz- als auch Aufhängevorrichtung für die Organe.

Die Diaphragmen lassen sich in **anatomisch-respiratorische Diaphragmen** und **funktionell- osteopathische Diaphragmen** einteilen.

Anatomisch-respiratorische Diaphragmen sind „echte“ Diaphragmen im Sinne der Schulmedizin. Sie unterstützen während der Einatmung die Vergrößerung bzw. während der Ausatmung die Verkleinerung der Räume, an die sie grenzen:

- Diaphragma abdominale
- Diaphragma pelvis und urogenitale

Funktionell-osteopathische Diaphragmen sind im osteopathischen Sinne ebenfalls als Diaphragmen zu verstehen. Sie dienen auf- und absteigenden Faszienketten sowohl zur Aufhängung als auch zur Umlenkung:

- Tentorium cerebelli
- OAA
- Os hyoideum
- Diaphragma cervicothoracale
- Fascia poplitea
- Fascia plantaris

Im Laufe der osteopathischen Geschichte haben sich unterschiedliche Sichtweisen und Einteilungen bezüglich der Diaphragmen entwickelt. Im Wesentlichen haben sich hier Upledger, Frymann und Becker etabliert. Kriterien für deren Einteilung waren u. a. die embryologische Entwicklung, die Dynamik der Flüssigkeiten, die Physiologie des Bindegewebes, traumatische Kraftvektoren sowie eigene Studien und Erfahrungen.

Nach **J.E. Upledger** spielen fünf Diaphragmen eine wesentliche Rolle:

- Tentorium cerebelli in Verbindung mit der Falx cerebri und der Falx cerebelli
- obere Thoraxapertur oder auch zervikothorakales Diaphragma
- Zwerchfell oder auch thorakolumbales Diaphragma bzw. Diaphragma abdominale
- Diaphragma pelvis und Diaphragma urogenitale
- Fascia plantaris

Für **Viola Frymann** sind drei Diaphragmen für das System „Körper" wichtig:

- Tentorium cerebelli in Verbindung mit der Falx cerebri und der Falx cerebelli
- Zwerchfell oder auch thorakolumbales Diaphragma bzw. Diaphragma abdominale
- Diaphragma pelvis und Diaphragma urogenitale

**Rollin Becker** spricht von acht Diaphragmen:

- Tentorium cerebelli
- OAA
- Os hyoideum
- obere Thoraxapertur oder auch zervikothorakales Diaphragma
- Zwerchfell oder auch thorakolumbales Diaphragma
- Diaphragma pelvis und Diaphragma urogenitale
- Fascia poplitea, Kreuzbänder und transversaler Bandapparat des Knies
- Fascia plantaris

**W.G. Sutherland**, der Begründer der Kranialen Osteopathie, prägte den Begriff **Ligamentous Articular Strain** (LAS) für periphere Körpertechniken außerhalb des kraniosakralen Systems, die die Selbstheilungskräfte des Körpers direkt stimulieren. Als Grundvoraussetzung hierfür sah er einen effizienten Austausch aller Flüssigkeiten untereinander an allen Austauschflächen des Körpers an. Die im Folgenden beschriebenen Techniken verfolgen dieses Ziel, indem sie das ligamentäre artikuläre Gleichgewicht und die myofasziale Entspannung der diaphragmalen Strukturen unterstützen.

## 3.2 Acht Diaphragmen und ihre Behandlung nach W.G. Sutherland

### 3.2.1 Plantarfaszie

▸ Abb. 3.2

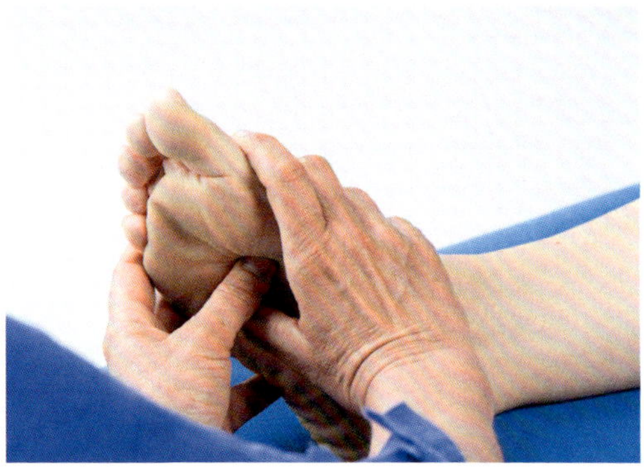

▸ **Abb. 3.2** Plantarfaszie.

**Ausgangsstellung Patient:** Rückenlage

**Ausgangsstellung Therapeut:** Sitz am Fußende

**Griffe:** Daumenkuppen liegen überkreuzt auf der Plantarfaszie in Höhe der Articulationes tarsometatarseae

**Ausführung:** als direkte myofasziale Entspannungstechnik Zug in Längsrichtung der Daumen Richtung Seitenränder des Fußes aufbauen bis an den Punkt der ausgewogenen Spannung; dabei die Strukturen in Richtung Querwölbung unterstützen und den Release der Gewebe abwarten; ggf. den Vorgang in vermehrter Dorsalextension wiederholen

### 3.2.2 Diaphragma genu

► Abb. 3.3

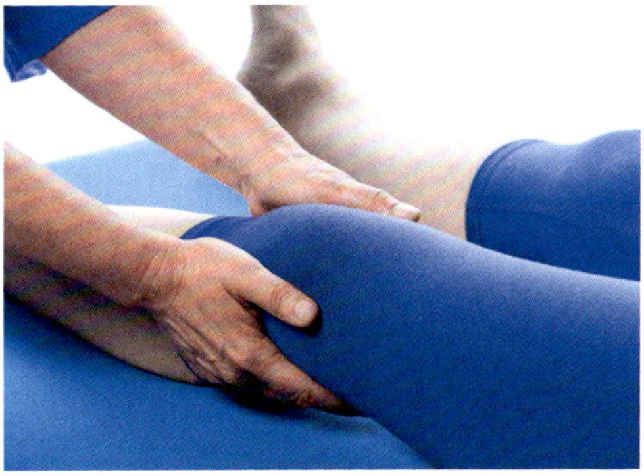

► **Abb. 3.3** Diaphragma genu.

**Ausgangsstellung Patient:** Rückenlage

**Ausgangsstellung Therapeut:** Sitz seitlich an der Behandlungsbank

**Griffe:** die Finger beider Hände jeweils medial und lateral an der Innenseite der Flexoren des Knies in die Tiefe der Gewebe gleiten lassen

**Ausführung:** als direkte myofasziale Entspannungstechnik Zug nach intern und lateral aufbauen bis an den Punkt der ausgewogenen Spannung; dabei die Strukturen in Richtung Querwölbung unterstützen und den Release der Gewebe abwarten; ggf. den Vorgang durch Einstellung in leichter Flexion unterstützen

### 3.2.3 Diaphragma pelvis

► Abb. 3.4

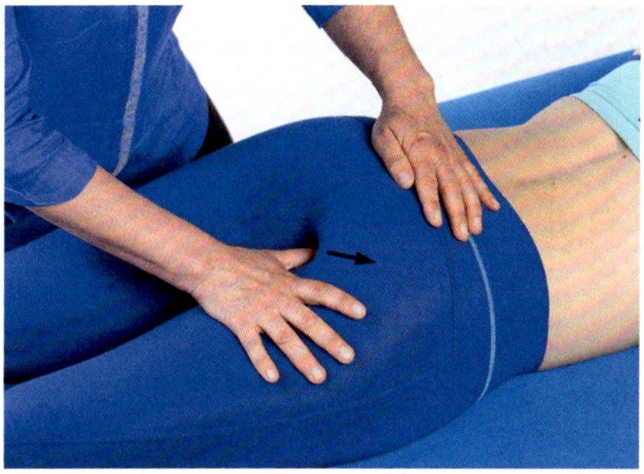

► **Abb. 3.4** Diaphragma pelvis.

**Ausgangsstellung Patient:** Bauchlage

**Ausgangsstellung Therapeut:** Stand seitlich an der Behandlungsbank

**Griffe:** Kontakt des Daumens (kontralateral) mit dem Diaphragma pelvis über die Fossa ischioanale, diesen in die Tiefe der Gewebe gleiten lassen

**Ausführung:** als direkte myofasziale Entspannungstechnik der medialen Oberfläche des Ramus ossis ischii folgend mit der Kraftrichtung nach kranial, sanft lateral bis an den Punkt der ausgewogenen Spannung; den Release der Gewebe abwarten

### 3.2.4 Diaphragma abdominale

▶ Abb. 3.5

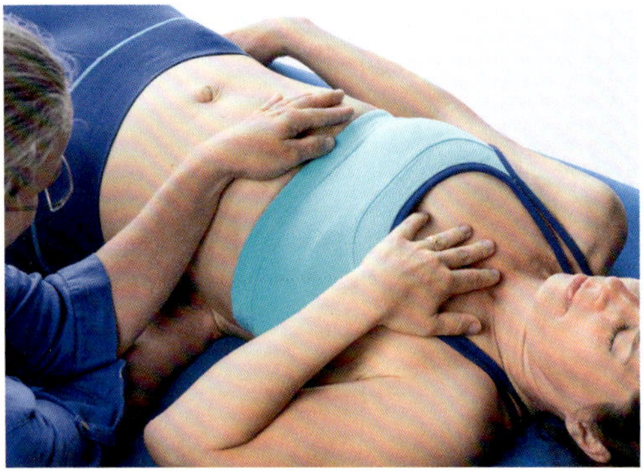

▶ **Abb. 3.5** Diaphragma abdominale.

**Ausgangsstellung Patient:** Rückenlage

**Ausgangsstellung Therapeut:** Sitz seitlich an der Behandlungsbank

**Griffe:** die anteriore Hand liegt flächig auf dem Oberbauch, der Handballen etwas oberhalb des Bauchnabels, die Fingerspitzen zeigen in Richtung Manubrium sterni; alternativ ist eine quere Handauflage auf Höhe des unteren Rippenbogens möglich; die posteriore Hand liegt dorsal auf Höhe TH12/L1/L2

**Ausführung:** Stacking (Stapeln) der Gewebe bis an den Punkt der ausgewogenen Spannung; den Release der Gewebe abwarten

### 3.2.5 Diaphragma cervicothoracale

▶ Abb. 3.6

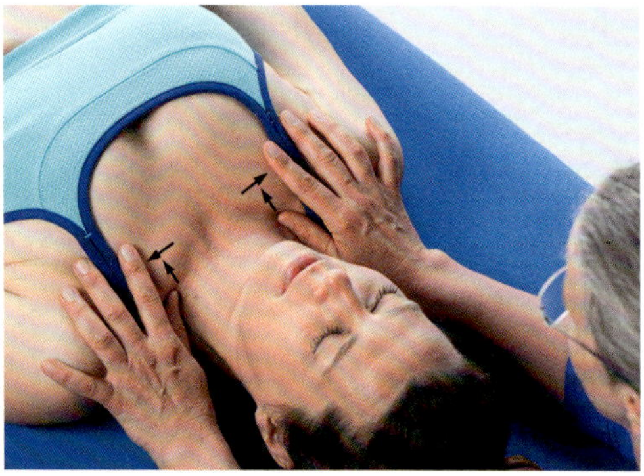

▶ **Abb. 3.6** Diaphragma cervicothoracale.

**Ausgangsstellung Patient:** Rückenlage

**Ausgangsstellung Therapeut:** Sitz am Kopfende

**Griffe:** Daumenkuppen jeweils rechts und links in die Fossae supraclaviculares lateral der Mm. sternocleidomastoidei legen

**Ausführung:** mit den Daumen einen sanften Druck nach inferior in Richtung Füße des Patienten ausüben, in Abhängigkeit der Spannung der Gewebe bilateral oder unilateral an der Seite der vermehrten Spannung; sobald sich die Festigkeit der Gewebe unter den Daumenkuppen auflöst, einen Zug in Richtung der Akromioklavikulargelenke nach lateral ausüben; den Release der Gewebe abwarten; Halsfaszie, Mm. scaleni anteriores und Mm. omohyoidei entspannen sich

### 3.2.6 Okziput Atlas Axis

► Abb. 3.7

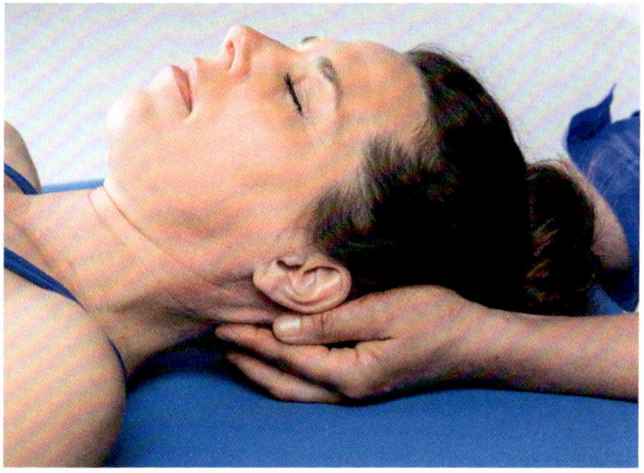

► **Abb. 3.7** Okziput Atlas Axis.

**Ausgangsstellung Patient:** Rückenlage

**Ausgangsstellung Therapeut:** Sitz am Kopfende

**Griffe:** Mit dem Thenar beider Hände Kontakt zum Os occipitale aufnehmen. Es ruht auf beiden Handinnenflächen entlang der Projektion des Tentorium cerebelli. Die Fingerspitzen sind nach kaudal gerichtet. Die Fingerspitzen der Mittelfinger berühren den Atlasbogen. Zusätzlich können die Zeigefinger an die Processus transversi des Axis gelegt werden.

**Ausführung:** Sanfter, in Abhängigkeit der Gewebespannung ansteigender Druck der Mittelfinger nach anterior und superior. Mit der Entspannung der Gewebe gleitet der Atlas auf den Okziputkondylen nach anterior. Einen Spannungsausgleich zwischen OAA und Tentorium cerebelli herstellen und den Release der Gewebe abwarten.

### 3.2.7 Tentorium cerebelli/ Diaphragma sellae

► Abb. 3.8

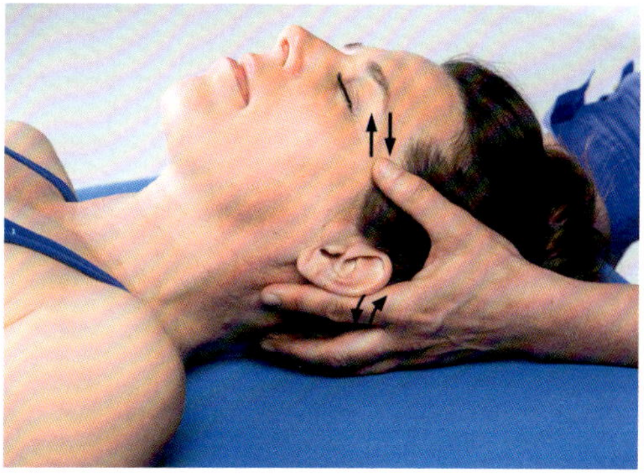

► **Abb. 3.8** Tentorium cerebelli/Diaphragma sellae.

**Ausgangsstellung Patient:** Rückenlage

**Ausgangsstellung Therapeut:** Sitz am Kopfende

**Griffe:** Beide Zeigefinger liegen jeweils auf den Partes mastoidei des Os temporale, beide Daumen auf den Alae majores des Os sphenoidale.

**Ausführung:** Im ersten Schritt erfolgt die Annäherung, indem die Daumen einen sanften Druck nach posterior, in Richtung SSB, ausüben und die Zeigefinger nach medial in Richtung einer Innenrotation der Ossa temporalia. Den Release der Gewebe abwarten. Danach erfolgt im zweiten Schritt die Dehnung. Es ist, als wollte sich die Struktur nach ihrer Entspannung recken und strecken. Diese Expansion aufnehmen und im Sinne der Dehnung mit beiden Daumen das Sphenoid über die Alae majores nach anterior liften in Richtung Dekompression der SSB und mit den Zeigefingern die Temporalia in Richtung Außenrotation unterstützen.

# 4 Zwerchfell

► Abb. 4.1

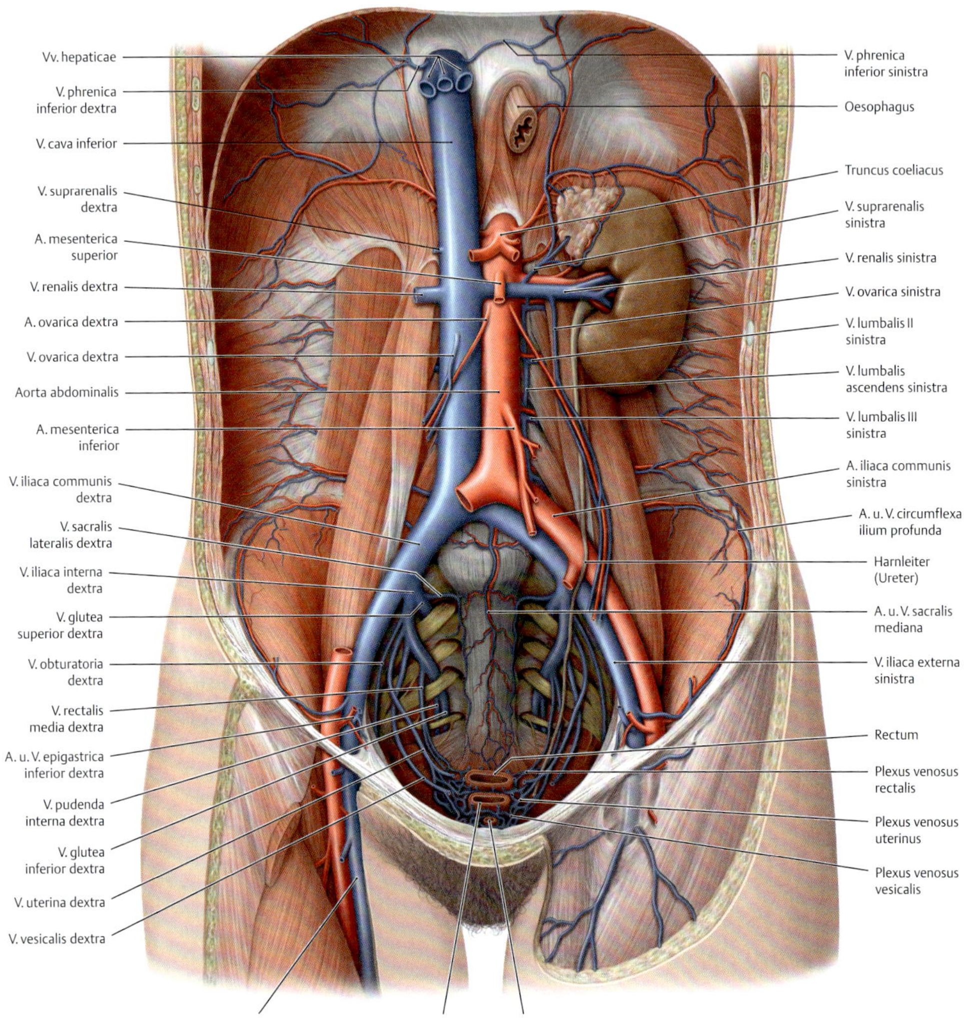


► **Abb. 4.1** Exemplarisch venöse Leitungsbahnen. (Schünke M, Schulte E, Schumacher U. Prometheus LernAtlas der Anatomie. Innere Organe. Illustrationen von M. Voll und K. Wesker. 3. Aufl. Stuttgart: Thieme; 2012: 206 A)

## 4.1 Anatomie und Funktion

Das Diaphragma abdominale ist eine 3–5 mm dicke Muskelplatte aus quergestreifter Muskulatur. Es ist der wichtigste Atemmuskel des Menschen. Bestehend aus einem sehnigen Anteil, dem Centrum tendineum, und drei muskulären Anteilen, den Pars sternalis, Pars costalis und Pars lumbalis, bildet es kuppelförmig die muskulär-sehnige Trennwand zwischen Brust- und Bauchraum. Das Diaphragma abdominale wahrt die Verbindung zwischen thorakalen und abdominalen Faszien.

Das **Centrum tendineum** leitet sich vom zervikalen Teil des Septum transversum ab und zieht beim Hinabsteigen in der Embryonalphase die gesamten Faszien wie eine Säule nach sich. In der Ansicht von oben ist es ein V-förmiges Sehnenfeld, zu dem die Muskelfasern des Diaphragmas bogenförmig hinziehen und konvergierend einstrahlen. Es wird vom Foramen venae cavae durchbrochen.

Die *Oberseite* des abdominalen Diaphragmas ist bedeckt von der Fascia endothoracica und der darüber liegenden Pleura. Diese Faszie setzt sich im Abdomen als Fascia transversalis fort. Nach kranial hin ist das Diaphragma abdominale selbst aufgehängt durch eine Faszienhülle, die vom Perikard gebildet wird. Diese Faszienhülle wird in anteriorposteriorer Richtung durch die Ligg. vertebropericardiaca und sternopericardiaca stabilisiert.

Die *Unterseite* ist mit Ausnahme der Area nuda der Leber mit Peritoneum ausgekleidet. Dieses setzt sich nach kaudal hin in der Fascia renalis und in der Psoas-Faszie fort. Ebenso dienen peritoneale Strukturen als Aufhängesystem für die Leber und den Magen am Diaphragma abdominale.

Genau betrachtet setzt sich die Fascia endothoracica über das Zwerchfell nach kaudal in die Fascia transversalis fort. Diese kleidet die Innenseite des Abdomens aus und ist eng mit dem Peritoneum parietale verbunden. Aufgrund einer Umschlagsfalte am dorsalen Anteil der Fascia transversalis bildet sich die oben erwähnte Fascia renalis. Sie besteht aus einer Fascia retro- und praerenalis, wodurch eine Art Fasziensack für die jeweils rechte und linke Niere entstanden ist. Im weiteren Verlauf stellt die Fascia transversalis Kontakt zu Fascia iliaca, den Organen des kleinen Beckens, dem Leistenkanal, der V. und A. iliaca externa, dem Lig. inguinale und den tiefen Abdominalaponeurosen her.

Die **Pars sternalis** entspringt an der Rückseite des Processus xyphoideus und der Rektusscheide.

Die **Pars costalis** entspringt auf beiden Seiten zackenförmig von den Knorpeln der sechs unteren Rippen, alternierend mit den Zacken des M. transversus abdominis.

Die **Pars lumbalis** besteht aus dem Crus dextrum und dem Crus sinistrum mit jeweils einem Crus mediale und einem Crus laterale. Die Crura medialia entspringen sehnig in Höhe der LWK 1–3 rechts und LWK 1–2 links am Lig. longitudinale anterior. Die Crura lateralia entspringen seitlich an den LWK 1–2 bzw. an der Psoasarkade (Lig. arcuatum mediale) und an der Quadratusarkade (Lig. arcuatum laterale). Die Psoas-Arkade wiederum ist die kraniale Verdickung der Fascia iliaca.

Zwischen den Muskelfasern des Diaphragma abdominale befindet sich lymphatisches Gewebe, die subperitonealen lymphatischen Lacunae.

Das Diaphragma abdominale dient ebenso als Pforte für den Durchtritt im Folgenden genannter Strukturen:

- Foramen venae cavae: Durchtritt für die V. cava inferior und den Ramus phrenicoabdominalis des rechten N. phrenicus im Centrum tendineum
- Hiatus aorticus: wird gebildet von beiden Crus mediale und ist der Durchtritt für sowohl den Pars descendens aortae als auch den Ductus thoracicus auf Höhe von TH12/L1
- Hiatus oesophageus: wird vor allem vom rechten Crus mediale gebildet und ist der Durchtritt für den Ösophagus, die Trunci vagales und den Ramus phrenicoabdominalis des linken N. phrenicus

Die Vv. azygos und hemiazygos sowie die Nn. splanchnici verlaufen innerhalb einer Öffnung durch die medialen Crura.

Der sympathische Grenzstrang verläuft durch eine Öffnung zwischen den medialen und den lateralen Crura.

Die A. thoracica interna durchbricht das Diaphragma abdominale im Trigonum sternocostale, der sog. Larrey-Spalte.

Im Trigonum lumbocostale, dem sog. Bochdalek-Dreieck, befinden sich keine Gefäßdurchtritte.

Allerdings besteht hier bei vorliegender muskulärer Insuffizienz die Gefahr einer Zwerchfellhernie.

Mehrere mesotheliale Stomata, kleine Öffnungen innerhalb des Zwerchfellgewebes, ermöglichen eine lymphatische Drainage aus der Peritonealhöhle in die subperitonealen lymphatischen Lacunae. Von hier aus fließt die Flüssigkeit des Peritoneums entlang des intrinsischen Lymphgewebes des Diaphragmas zu den Lymphkollektoren zwischen Diaphragma abdominale und Pleura, die wiederum nach retrosternal drainieren.

Das Diaphragma abdominale wird innerviert vom **N. phrenicus**. Dieser entspringt aus den Segmenten C3–C5. Er verlässt den Plexus cervicalis frühzeitig und legt sich von dorsal kommend dem M. scalenus anterior an. Im weiteren Verlauf zieht er zwischen A. und V. subclavia nach kaudal, um dann im ventralen Bereich zwischen der Pleura mediastinalis und dem Perikard Äste an dieselben abzugeben. Weitere Verzweigungen und Äste ziehen an kraniale und kaudale Anteile des Diaphragmas und als Rami phrenicoabdominales in Richtung Abdomen.

Die Innervationsgebiete des N. phrenicus erstrecken sich über das Diaphragma abdominale hinaus zu Thymus, Perikard, Pleura parietalis, V. cava superior und inferior und zur Leberkapsel. Ebenso bildet er Anastomosen mit den Nn. subclavius, hypoglossus und vagus sowie dem zervikalen Abschnitt des Sympathikus.

Besonders erwähnenswert in Verbindung mit dem Diaphragma abdominale sind drei fasziale bzw. ligamentäre Strukturen: die Faszie und der Muskel von Treitz, das Lig. teres hepatis und das Lig. coronarium.

Die **Treitz-Faszie** (Fascia retropancreatica) fixiert das Duodenum, insbesondere den Winkel zwischen Pars descendens und Pars horizontalis, und den Pankreaskopf an der hinteren Leibeswand. Der **Treitz-Muskel** (M. suspensorium duodeni) hat Verbindung zum Crus sinistrum des Diaphragma abdominale, dem rechten Rand des Ösophagus und dem Hiatus aorticus.

Das **Lig. teres hepatis** besteht aus zwei Blättern und verbindet die Hinterseite der Leber mit dem Bauchnabel. Es ist ein Rudiment der Nabelvene. In vertikaler Richtung entwickelt sich eine breitflächige, ebenfalls sagittal verlaufende Struktur, das Lig. falciforme. Zusammen bilden sie eine Aufhängung der Leber an der vorderen Bauchwand. Ab dem Bauchnabel setzt sich das Lig. teres hepatis als Lig. vesicoumbilicale mediale nach kaudal hin fort und stellt somit eine Verbindung zur Blase her. Nach posterior teilen sich beide Blätter am hinteren oberen Leberrand, ziehen über den jeweils rechten und linken Leberlappen und setzen sich schließlich nach kranial hin im superioren Teil des Lig. coronarium fort.

Das **Lig. coronarium** besteht ebenfalls aus zwei Blättern und verbindet die Leber mit dem Diaphragma abdominale. Das superiore Blatt verläuft vom Zwerchfell zum oberen hinteren Leberrand und setzt sich dann wie oben beschrieben im Lig. falciforme fort. Das inferiore Blatt stammt aus vertikalen Diaphragma-Anteilen, zieht mit seinen Fasern über den Unterrand der Leber zur V. cava inferior und zum quer verlaufenden Anteil des Ductus venosus, wo es sich schließlich mit dem posterioren Anteil des Omentum minus verbindet.

## 4.2 Funktionelle Zusammenhänge

Zusammenfassend sind im oberen Abschnitt folgende Funktionen des abdominalen Diaphragmas benannt:

- Hauptatemmuskel
- Trennung von Brust- und Bauchraum
- Wahrung der Kontinuität thorakaler und abdominaler Faszien
- Durchtrittspforte
- venöse und lymphatische Pumpe

Damit das Diaphragma abdominale weitere komplexe Funktionen erfüllen kann, bedarf es einiger Voraussetzungen. Es dichtet die Brusthöhle gegenüber der Bauchhöhle ab. Druckunterschiede entstehen und das Diaphragma abdominale bildet somit den Übergang zwischen Unterdruck- und Überdruckzone. Es ist der Einwirkung zweier entgegengesetzter Zugkräfte ausgesetzt: zum einen nach kranial ziehende periphere und zentrale thorakale Faszien und zum anderen nach kaudal ziehende Bauchfaszien und an ihm aufgehängte Organe. Es zeichnet sich aus durch Geschmeidigkeit und Elastizität.

Somit ergeben sich:

- die Gewährleistung der Druckverhältnisse zwischen Thorax und Abdomen durch eine Anpassung in Form von Hoch- und Tiefstand, z. B. bei der Atmung
- der hämodynamische Antrieb, z. B. wenn durch Kontraktion des Diaphragma abdominale die V. cava eine Kompression erfährt und somit der venöse Rückstrom in Richtung Herz unterstützt wird
- die Aufhängung der Bauchorgane, z. B. über das Lig. coronarium und das Lig. triangulare dextrum, die die Leber mit dem Diaphragma abdominale verbinden
- der viszerale Motor durch eine permanente Kolbenbewegung, wobei der muskuläre Anteil an den Thoraxrändern den Motor bildet; Die Pars costalis demnach als Punctum mobile und das Centrum tendineum als Punctum fixum fungiert
- posturale Aufgaben, z. B. synergistisch mit dem M. transversus abdominis und der Beckenbodenmuskulatur als Stabilisatoren der funktionellen Einheiten Becken/LWS und Thorax/BWS den intraabdominalen Druck steigernd und somit im Sinne einer Koaptation auf die LWS wirkend

Die mechanischen Verbindungen des Zwerchfells mit kranial und kaudal angrenzenden Bereichen lassen eine funktionelle Einheit der Körperhöhlen zueinander entstehen. Die Hauptaufgaben der Brusthöhle liegen im Bereich der Zirkulation und des Gasaustausches, die der Bauchhöhle im Bereich von Assimilations- und Eliminationsprozessen des Stoffwechsels. Das Zwerchfell dient diesen Funktionen als myofasziale Schaltstelle. Sein Einfluss erstreckt sich von der Kopf-Hals-Region über den Brust- und Bauchraum bis hin zum Beckenboden.

Insbesondere die zwischen Crus mediale und Crus laterale gelegenen sympathischen Nerven reagieren sensibel auf eine Hypertonie der Pars lumbalis des Zwerchfells. Funktionelle Störungen von Leber, Gallenblase, Magen, Milz, Pankreas, Dünndarm, Colon ascendens, rechter Hälfte des Colon transversum, Nieren und Nebennieren können die Folge sein.

Eine Hypertonie des Zwerchfells und des M. iliopsoas wird unweigerlich zu einer Stauungsproblematik im Bereich des Azygos-Systems und der vertebralen, venösen Plexen führen, da die Azygos-Venen unterhalb des Lig. arcuatum mediale verlaufen. Nicht selten stellen sich bei bisher stumm verlaufenden, kleineren Bandscheibenprotrusionen akute, radikuläre Symptome aufgrund solcher venöser Stauungsproblematiken ein, insbesondere dann, wenn fasziale Spannungen im Retroperitonealraum und im Bereich der Nieren bestehen.

Da Muskelfasern des Zwerchfells den Hiatus oesophageus bilden, kann deren Hypertonie funktionelle Probleme des Sphinkters am Mageneingang bis hin zu Refluxstörungen und Verklebungen im Bereich des Magenfundus zur Folge haben. Aufgrund des Durchtritts der Nn. vagi durch den Hiatus oesophageus besteht die Gefahr einer Irritation der parasympathischen Fasern, was wiederum zu einer funktionellen Störung der abdominalen Organe führen kann. Schließlich treten auch arterielle, venöse und lymphatische Gefäße des Ösophagus durch diese Zwerchfellöffnung, sodass eine Hypertonie ebenfalls die Zirkulation des Ösophagus selbst beeinflussen kann.

Das zentral gelegene Centrum tendineum dient sowohl dem Perikard als Anheftung als auch der V. cava inferior als Durchtritt. Hieraus ergeben sich, wie bereits erwähnt, wichtige funktionelle Zusammenhänge: zum einen die Übertragung der Herzaktionen auf den Bauchraum, sozusagen der viszerale Motor, und zum anderen der hämodynamische Antrieb, der in diesem Bereich den venösen Rückstrom zum Herzen unterstützt. Mangelnde Elastizität des sehnigen Zwerchfellanteils wird beide Funktionen negativ beeinflussen.

Auch die Nn. phrenici durchbohren den sehnigen Anteil des Zwerchfells. Dessen eingeschränkte Beweglichkeit und bestehender Hypertonus sowie Verklebungen im Bereich der Recessus subphrenici sind mögliche Afferenzen einer Fazilitation der Segmente C 3–C 5.

Die Elastizität der Pars sternalis des Zwerchfells und des M. transversus thoracis ist eine wichtige Voraussetzung für die Zirkulation der A./V. thoracica interna und des lymphatischen Truncus praesternalis. Sie verlaufen unmittelbar zwischen dem Sternum bzw. den Rippen und dem M. transversus thoracis. Eine Irritation dieser Leitungsbahnen kann Ödeme und Fibrosierungen im Bereich des Rippenknorpels, der Interkostalräume bis hin zur Rektusscheide nach sich ziehen.

Betrachtet man Anatomie, Topographie, Physiologie und Funktionalität des Diaphragma abdominale, wird deutlich, welch wesentliche Rolle seine Elastizität und Geschmeidigkeit für unser System spielen. Sie sind Grundvoraussetzung für eine reibungslose Zirkulation der Körperflüssigkeiten. Notwendige Autoregulationsprozesse werden erst dann starten und gute Arbeit leisten können, Kommunikation innerhalb der Gewebe wird erst dann möglich sein. Umso klarer manifestiert sich die Tatsache, das Diaphragma abdominale in unser therapeutisches Denken und Handeln miteinzubeziehen (▸ **Tab. 4.1**).

▸ **Tab. 4.1** Übersicht der funktionellen und topografischen Zusammenhänge des Zwerchfells.

| | |
|---|---|
| Vegetative Nerven | Truncus sympathicus |
| | Nn. splanchnici |
| | N. vagus |
| Periphere Nerven | N. phrenicus |
| | Nn. Intercostales |
| | N. subcostalis |
| | N. iliohypogastricus |
| | N. ilioinguinalis |
| Arterien | Aorta abdominalis |
| | A. thoracica interna |
| Venen | V. cava inferior |
| | V. azygos |
| | V. hemiazygos |
| Lymphbahnen | Ductus thoracicus |
| | gastrische, hepatische, pankratische, lienale, zöliakale Lmphknoten |
| Knochen | Sternum |
| | Rippen |
| | BWS |
| | LWS |
| Muskulatur | M. transversus abdominis |
| | M. rectus abdominis |
| | M. quadratus lumborum |
| | M. iliopsoas |
| | M. suspensorium duodeni (Muskel nach Treitz) |
| | Mm. intercostales |
| Ligamente, Faszien, Bindegwebe | Lig. longitudinale anterior |
| | Omentum majus |
| | Omentum minus |
| | Lig. phrenicocolicum |
| | Lig. hepatocolicum |
| | Lig. gastrophrenicum |

▸ **Tab. 4.1** Fortsetzung.

| | |
|---|---|
| | Lig. gastrocolicum |
| | Lig. gastrolienale |
| | Lig. splenorenale |
| | Lig. pancreaticosplenicum |
| | Fascia retropancreatica (Faszie nach Treitz) |
| | Mesocolon transversum |
| | Lig. coronarium |
| | Ligg. triangulare dextra/sinistra |
| | Lig. falciforme |
| | Lig. teres hepatis |
| | Ligg. umbilicale mediale/medianum |
| | Lig. hepatoduodenale |
| | Fascia renalis |
| | Fascia iliaca (bis. Lig. inguinale) |
| | abdominale Aponeurosen |
| | Psoasfaszie |
| | Fascia transversalis |
| | Fascia endothoracica |
| | Pleura |
| | Faszienhülle des Perikards |
| | Peritoneum |
| | Ligg. vertebropericardiaca + sternopericardiaca |
| Organe | Herz |
| | Lunge |
| | Ösophagus |
| | Leber |
| | Magen |
| | Milz |
| | Colon transversum |
| | Flexura colica dextra + sinistra |

## 4.3 Praxis

Die im Folgenden beschriebenen Techniken wirken alle im Sinne einer **Verbesserung der Zirkulation der Körperflüssigkeiten** und betreffen je nach Lokalisation der Technik die entsprechenden anatomischen Strukturen. Die gewählte Reihenfolge richtet sich nach den Prinzipien von oberflächlichen zu tiefen Strukturen, von globalen Regionen zu spezifischen Geweben, von Behandlung der Struktur an sich hin zur Integration der erarbeiteten Elastizität in ihre Aktivität.

Am Ende stehen die **BLT**-Techniken, da diese wie keine anderen sämtliche Strukturen und deren faszialen Verbindungen betreffend in ihrer speziellen Art der Herangehensweise ansprechen. Als grundsätzliche Vorgehensweise gilt es, sich durch vorerst globale, dann verfeinerte Tests dem jeweiligen Muster des Gewebes und seiner umgebenden Strukturen zu nähern. Dies wird als willkürliche Phase bezeichnet. Die ligamentären, faszialen

Strukturen sind angesprochen und gehen sozusagen auf Entdeckungsreise. Hier beginnt die unwillkürliche Phase. Die Gewebe des Patienten unterliegen nicht mehr seiner Kontrolle. Selbstkorrektur und Autoregulation können stattfinden, die Ligamente führen das Gelenk nach Hause. Der Therapeut löst den Kontakt zum Gewebe erst, wenn der korrigierende, regulierende Prozess abgeschlossen ist und begleitet die Gewebe abschließend in die Neutralstellung.

Die endgültige Auswahl der jeweiligen Techniken ist abhängig von Ergebnis und Analyse der Befundung, der Zielsetzung der Behandlung und des Individuums Patient und auch Therapeut. Die Freiheit der Behandlung basiert auf Grundprinzipien, nicht auf Rezepten.

## 4.3.1 Globale Behandlungstechniken

- Atemübung zur Wahrnehmung der Atmung
- manuelle Techniken und therapeutische Körperstellung aus der Atemtherapie
- Bindegewebsstriche am unteren Rippenbogen in Rückenlage, Seitenlage und im Sitz

## 4.3.2 Spezifische Behandlungstechniken

### Dehnung der lateralen Körperwände/Flanken

▶ Abb. 4.2

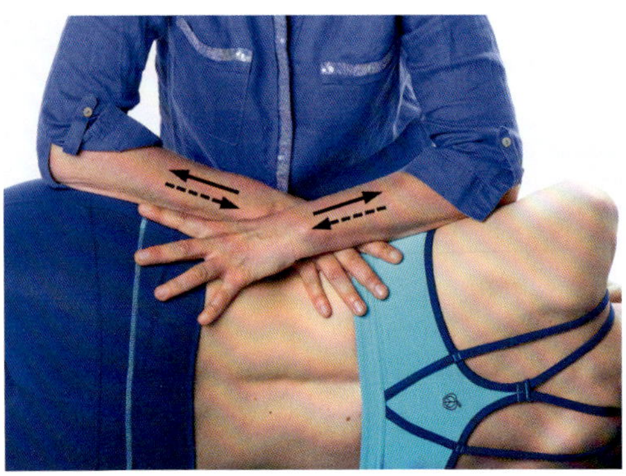

▶ **Abb. 4.2** Dehnung der lateralen Körperwände/Flanken.

**Ausgangsstellung Patient:** Seitenlage

**Ausgangsstellung Therapeut:** stehend an der Patienten zugewandten Seite

**Griffe:** mit beiden Händen flächig im Kreuzgriff am unteren Rippenbogen und am Beckenkamm

**Ausführung:** Die Hände sinken sanft in die Tiefe der Gewebe; zu Beginn der Einatmung einen dem Gewebswiderstand angepassten, nach kranial und kaudal entgegengesetzten Zug in Richtung Dehnung ausüben; die Bewegung zurück in die Ausatmung bewusst begleiten; dies mehrmals im Rhythmus des Patienten wiederholen.

**Variante:** Zur Verstärkung nähert der Therapeut am Ende der Einatmung nach einer kurzen EA-Apnoe Beckenkamm und Rippenbogen einander an und fordert den Patienten auf, diese Bewegung in Richtung Ausatmung nur langsam zuzulassen (exzentrische Muskelarbeit der EA-Muskulatur).

### Abdominale Dehnung der anterioren Körperwände

▶ Abb. 4.3

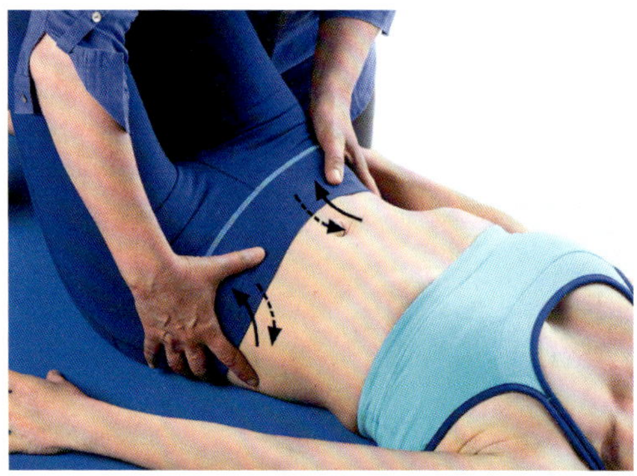

▶ **Abb. 4.3** Abdominale Dehnung der anterioren Körperwände.

**Ausgangsstellung Patient:** Rückenlage; beide Beine sind angestellt

**Ausgangsstellung Therapeut:** stehend seitlich an der Behandlungsbank

**Griffe:** Beide Hände liegen seitlich flächig auf den Beckenkämmen, die Daumenspitzen jeweils rechts und links auf den SIAS.

**Ausführung:** Die Hände sinken sanft in die Tiefe der Gewebe; zu Beginn der Einatmung einen dem Gewebswiderstand angepassten Zug in Richtung LWS-Extension (= anteriore Dehnung) ausüben; die Bewegung zurück in die Ausatmung bewusst begleiten; dies mehrmals im Rhythmus des Patienten wiederholen.

**Variante:** Zur Verstärkung nähert der Therapeut am Ende der Einatmung nach einer kurzen EA-Apnoe Schambein und Bauchnabel einander an und fordert den Patienten auf, diese Bewegung in Richtung Ausatmung nur langsam zuzulassen (exzentrische Muskelarbeit der EA-Muskulatur).

## Lumbale Dehnung der posterioren Körperwände

▸ Abb. 4.4

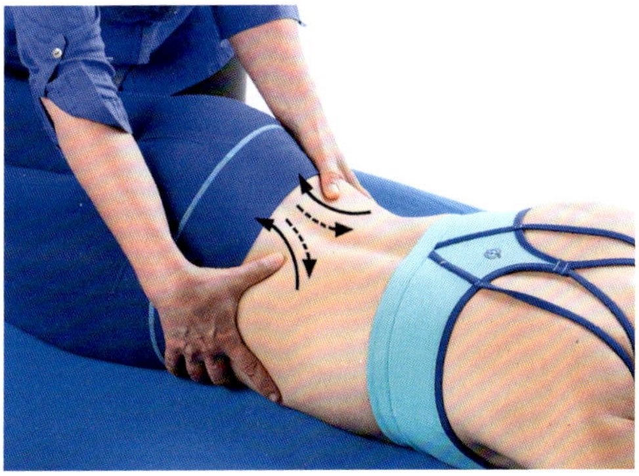

▸ **Abb. 4.4** Lumbale Dehnung der posterioren Körperwände.

**Ausgangsstellung Patient:** Bauchlage

**Ausgangsstellung Therapeut:** stehend seitlich an der Behandlungsbank

**Griffe:** Beide Hände liegen seitlich flächig auf den Beckenkämmen, die Daumenspitzen jeweils rechts und links auf den SIPS.

**Ausführung:** Die Hände sinken sanft in die Tiefe der Gewebe; zu Beginn der Einatmung einen dem Gewebswiderstand angepassten Zug in Richtung LWS-Flexion (= posteriore Dehnung) ausüben; die Bewegung zurück in die Ausatmung bewusst begleiten; dies mehrmals im Rhythmus des Patienten wiederholen.

**Variante:** Zur Verstärkung entfernt der Therapeut am Ende der Einatmung nach einer kurzen EA-Apnoe Schambein und Bauchnabel voneinander und fordert den Patienten auf, diese Bewegung in Richtung Ausatmung nur langsam zuzulassen (exzentrische Muskelarbeit der EA-Muskulatur).

## Fazilitation der sternalen Thoraxbewegung nach anterior

**Ausgangsstellung Patient:** Rückenlage

**Ausgangsstellung Therapeut:** stehend am Kopfende

**Griffe:** Beide Hände liegen flächig übereinander auf dem Sternum, die Fingerspitzen zeigen nach kaudal.

**Ausführung:** Die Hände sinken sanft in die Tiefe der Gewebe; bewusst die Bewegung in die Ausatmung begleiten; zu Beginn der Einatmung einen leichten Stretch ausüben und die Einatmung mit dosiertem Widerstand begleiten; dies mehrmals im Rhythmus des Patienten wiederholen.

**Variante:** Zur Verstärkung im Sinne einer Dekontraktion des Diaphragma abdominale übt der Therapeut Widerstand gegen die Einatmung aus. Während einer kurzen EA-Apnoe hält er diesen Widerstand aufrecht, begleitet dann die Ausatmung bewusst assistiv und setzt zu Beginn der Einatmung einen Widerstand in Form eines Recoils. Ggf. kann der Patient seine Hände hinter dem Rücken des Therapeuten verschränken.

## Fazilitation der kostalen Thoraxbewegung nach anterior

▸ Abb. 4.5

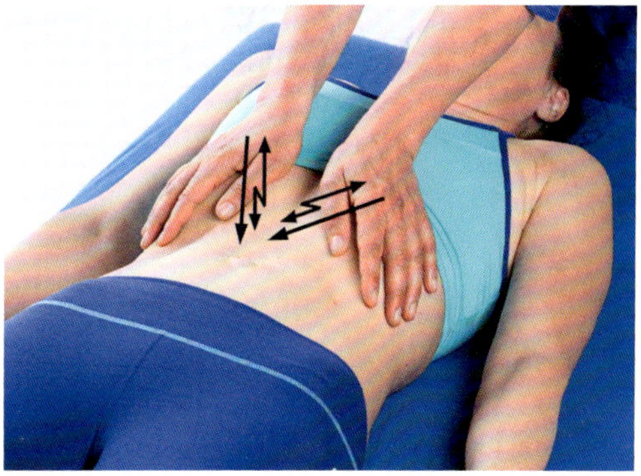

▸ **Abb. 4.5** Fazilitation der kostalen Thoraxbewegung nach anterior.

**Ausgangsstellung Patient:** Rückenlage

**Ausgangsstellung Therapeut:** stehend am Kopfende

**Griffe:** Beide Hände liegen flächig rechts und links am unteren Rippenbogen, die Fingerspitzen zeigen nach lateral.

**Ausführung:** Die Hände sinken sanft in die Tiefe der Gewebe; bewusst die Bewegung in die Ausatmung begleiten; zu Beginn der Einatmung einen leichten Stretch ausüben und die Einatmung mit dosiertem Widerstand begleiten; dies mehrmals im Rhythmus des Patienten wiederholen.

**Variante:** Zur Verstärkung im Sinne einer Dekontraktion des Diaphragma abdominale übt der Therapeut Widerstand gegen die Einatmung aus. Während einer kurzen EA-Apnoe hält er diesen Widerstand aufrecht, begleitet dann die Ausatmung bewusst assistiv und setzt zu Beginn der Einatmung einen Widerstand in Form eines Recoils. Ggf. kann der Patient seine Hände hinter dem Rücken des Therapeuten verschränken.

## Fazilitation der kostalen Thoraxbewegung nach lateral

▸ Abb. 4.6

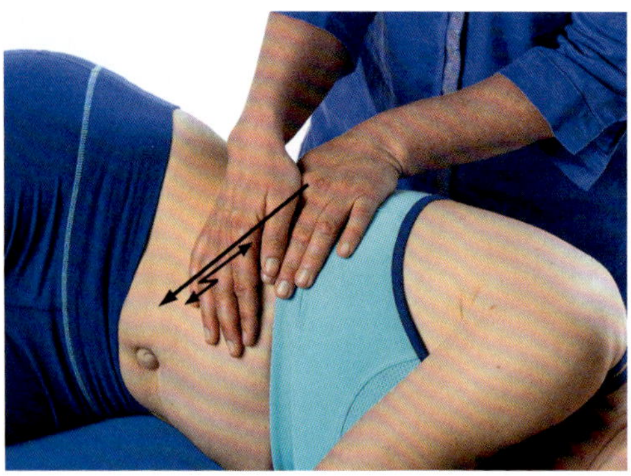

▸ **Abb. 4.6** Fazilitation der kostalen Thoraxbewegung nach lateral.

**Ausgangsstellung Patient:** Seitenlage

**Ausgangsstellung Therapeut:** stehend an der dem Patienten abgewandten Seite

**Griffe:** Die kraniale Hand liegt flächig seitlich am unteren Rippenbogen, der Thenar hinter der mittleren Axillarlinie. Die kaudale Hand liegt flächig seitlich am unteren Rippenbogen, der Thenar vor der mittleren Axillarlinie. Die Fingerspitzen zeigen nach anterior.

**Ausführung:** Die Hände sinken sanft in die Tiefe der Gewebe; bewusst die Bewegung in die Ausatmung begleiten; zu Beginn der Einatmung einen leichten Strech ausüben und die Einatmung mit dosiertem Widerstand begleiten; dies mehrmals im Rhythmus des Patienten wiederholen.

**Variante:** Zur Verstärkung im Sinne einer Dekontraktion des Diaphragma abdominale übt der Therapeut Widerstand gegen die Einatmung aus, während einer kurzen EA-Apnoe hält er diesen Widerstand aufrecht, begleitet dann die Ausatmung bewusst assistiv und setzt zu Beginn der Einatmung einen Widerstand in Form eines Recoils.

## Fazilitation der kostalen Thoraxbewegung nach posterior

▸ Abb. 4.7

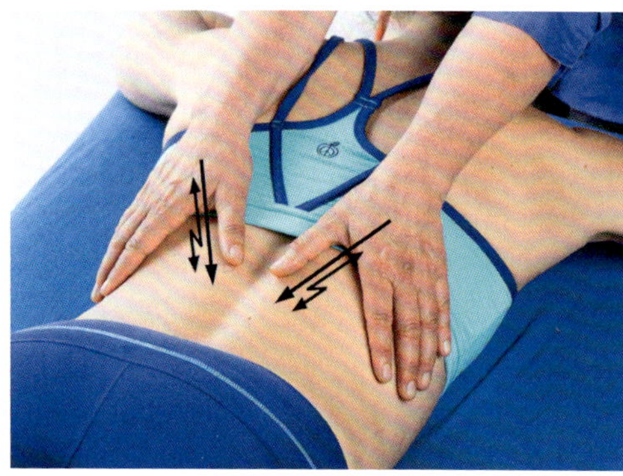

▸ **Abb. 4.7** Fazilitation der kostalen Thoraxbewegung nach posterior.

**Ausgangsstellung Patient:** Bauchlage

**Ausgangsstellung Therapeut:** stehend am Kopfende

**Griffe:** Beide Hände liegen flächig am dorsalen unteren Rippenbogen. Die Daumenspitzen berühren sich auf Höhe TH 12/L 1, die Fingerspitzen zeigen nach lateral.

**Ausführung:** Die Hände sinken sanft in die Tiefe der Gewebe; bewusst die Bewegung in die Ausatmung begleiten; zu Beginn der Einatmung einen leichten Strech ausüben und die Einatmung mit dosiertem Widerstand begleiten; dies mehrmals im Rhythmus des Patienten wiederholen.

**Variante:** Zur Verstärkung im Sinne einer Dekontraktion des Diaphragma abdominale übt der Therapeut Widerstand gegen die Einatmung aus, während einer kurzen EA-Apnoe hält er diesen Widerstand aufrecht, begleitet dann die Ausatmung bewusst assistiv und setzt zu Beginn der Einatmung einen Widerstand in Form eines Recoils.

## Öffnen der Recessus costodiaphragmatici

▸ Abb. 4.8

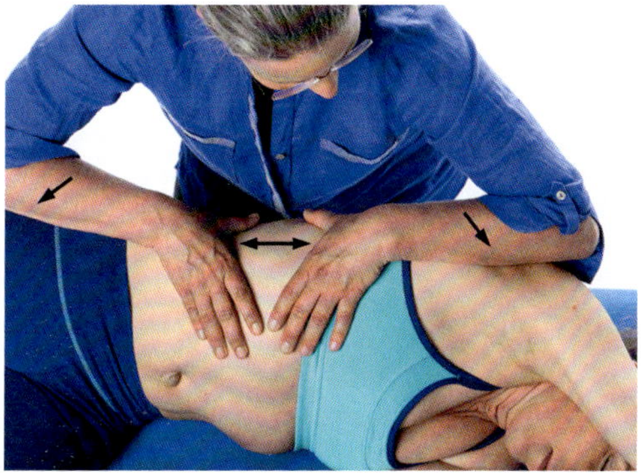

▸ **Abb. 4.8** Öffnen der Recessus costodiaphragmatici.

**Ausgangsstellung Patient:** Seitenlage; die zu behandelnde Seite zeigt nach oben, das oben liegende Bein und der oben liegende Arm sind gestreckt

**Ausgangsstellung Therapeut:** hinter dem Patienten stehend

**Griffe:** Beide Hände liegen nebeneinander auf dem lateralen, unteren Rippenbogen.

**Ausführung:** Der Patient wird aufgefordert tief ein- und auszuatmen. Der Therapeut unterstützt die Atembewegung im Sinne einer Dehnung der Flanke, wobei er in Richtung Einatmung mobilisiert und in der Ausatmung die Dehnung hält. Mit seinen Unterarmen verstärkt er dabei die SN über den seitlichen Thorax hinaus bis hin zu einer vermehrten Streckung des Armes und über das seitliche Abdomen hinaus bis hin zu einer vermehrten Streckung des Beines. Während der gesamten Technik atmet der Patient weiter tief ein und aus, versucht sogar während der Einatmung eine Wölbung des Bauches zu erreichen.

Die oben beschriebenen Techniken zur Fazilitation der Thoraxbewegung verfolgen mit ihrer Variante des Recoils ebenfalls die Zielsetzung der Öffnung der Recessus.

## Fazilitation des Diaphragma abdominale

Siehe ▸ Abb. 2.8

**Ausgangsstellung Patient:** Rückenlage

**Ausgangsstellung Therapeut:** stehend seitlich an der Bank mit Blick zum Kopfende

**Griffe:** Beide Hände liegen flächig am unteren Rippenbogen. Die Daumenspitzen sinken tief in das Gewebe auf Höhe des epigastrischen Winkels. Mit Fingern und Thenar beider Hände durch Annäherung der Gewebe einen Hautvorschub ermöglichen.

**Ausführung:** Die Daumen begleiten in der Tiefe der Gewebe die Bewegung nach kranial in die Ausatmung; am Ende der Ausatmung einen sanften Stretch in Richtung kranial auf das Diaphragma abdominale setzen und im Anschluss mit der Einatmung die Bewegung des Diaphragmas nach kaudal mit dosiertem Widerstand führen.

## Globale Mobilisation des Diaphragma abdominale

Siehe ▸ Abb. 2.9

**Ausgangsstellung Patient:** Rückenlage

**Ausgangsstellung Therapeut:** stehend seitlich an der Bank mit Blick zum Kopfende

**Griffe:** Beide Hände liegen flächig am unteren Rippenbogen.

**Ausführung:** Beide Hände initiieren liegende Achten und fühlen sich dabei sanft in den Rhythmus des Gewebes ein.

## Spannungsausgleich des Diaphragma abdominale

▸ Abb. 4.9

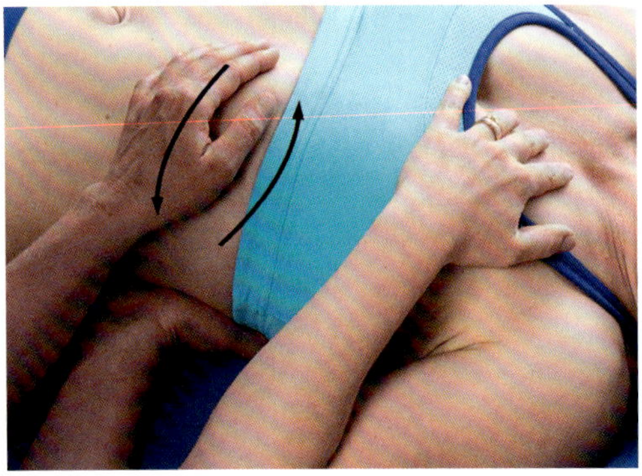

▸ **Abb. 4.9** Spannungsausgleich des Diaphragma abdominale.

**Ausgangsstellung Patient:** Rückenlage

**Ausgangsstellung Therapeut:** sitzend seitlich an der Bank

**Griffe:** Beide Hände liegen jeweils anterior und posterior flächig am unteren Rippenbogen der zu behandelnden Seite.

**Ausführung:** Beide Hände initiieren eine kreisende Bewegung nach lateral/leicht anterior und medial/leicht posterior; mit kreisenden Bewegungen sich sanft in den Rhythmus des Gewebes bis hin zum Spannungsausgleich einfühlen.

## Mobilisation der Ausatmung

▸ Abb. 4.10

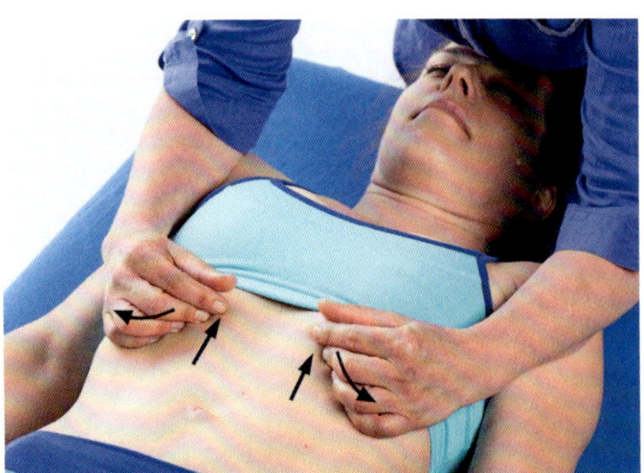

▸ **Abb. 4.10** Mobilisation der Ausatmung.

**Ausgangsstellung Patient:** Rückenlage

**Ausgangsstellung Therapeut:** stehend am Kopfende

**Griffe:** Beide Hände haken sich sanft am unteren Rippenbogen ein.

**Ausführung:** Beide Hände begleiten die Bewegung des Rippenbogens während der Einatmung in Richtung lateral/anterior/wenig kaudal; während der Ausatmung erfolgt eine sanfte, unterstützende Mobilisation nach kranial; mehrmals im Rhythmus des Gewebes wiederholen, bis sich eine tiefe Atembewegung und ein harmonischer Atemrhythmus einstellen.

## Mobilisation des tiefstehenden Diaphragma abdominale

▸ Abb. 4.11

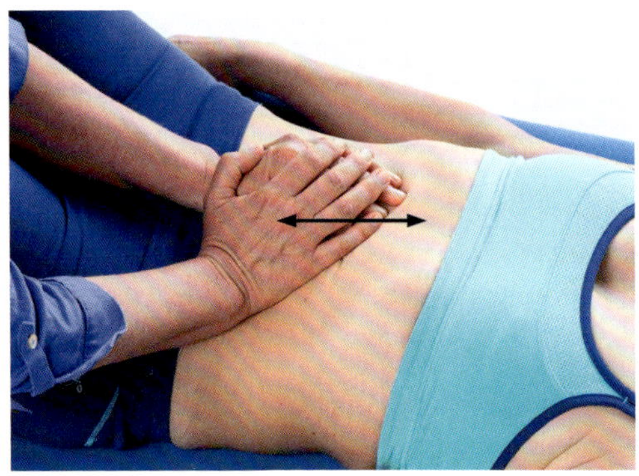

▸ **Abb. 4.11** Mobilisation des tiefstehenden Diaphragma abdominale.

**Ausgangsstellung Patient:** Rückenlage; beide Beine sind angestellt

**Ausgangsstellung Therapeut:** seitlich an der Bankkante stehend mit Blick zum Kopf des Patienten

**Griffe:** Beide Hände schieben sich mit den Handballen unterhalb der abdominalen Masse tief in das Gewebe hinein.

**Ausführung:** Beide Hände verschieben während der Ausatmung die abdominale Masse und das Diaphragma nach kranial und wiederholen diese Mobilisation mehrmals im Atemrhythmus.

## Mobilisation des hochstehenden Diaphragma abdominale

▶ Abb. 4.12

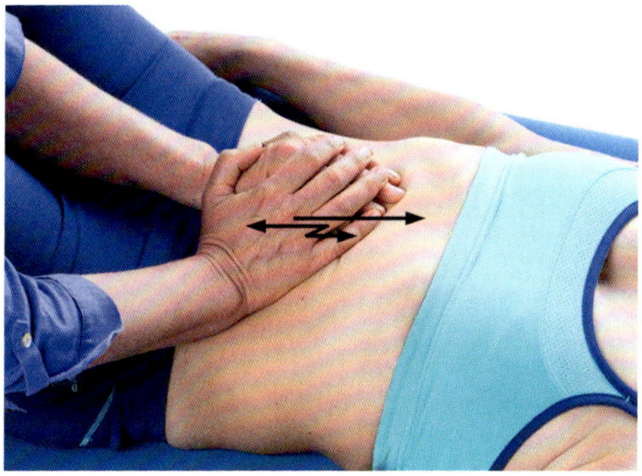

▶ **Abb. 4.12** Mobilisation des hochstehenden Diaphragma abdominale.

**Ausgangsstellung Patient:** Rückenlage; beide Beine sind angestellt

**Ausgangsstellung Therapeut:** stehend, seitlich an der Bankkante mit Blick zum Kopfende

**Griffe:** Beide Hände schieben sich mit den Handballen unterhalb der abdominalen Masse tief in das Gewebe hinein.

**Ausführung:** Beide Hände verschieben während der Ausatmung die abdominale Masse nach kranial, bis der Kontakt zur Unterseite des Diaphragmas hergestellt, bis sozusagen „angedockt" ist; mit Beginn der Einatmung erfolgt eine Recoil-Technik, um das Diaphragma nach kaudal zu mobilisieren.

## Diagonale Dehnung des Diaphragma abdominale

▶ Abb. 4.13

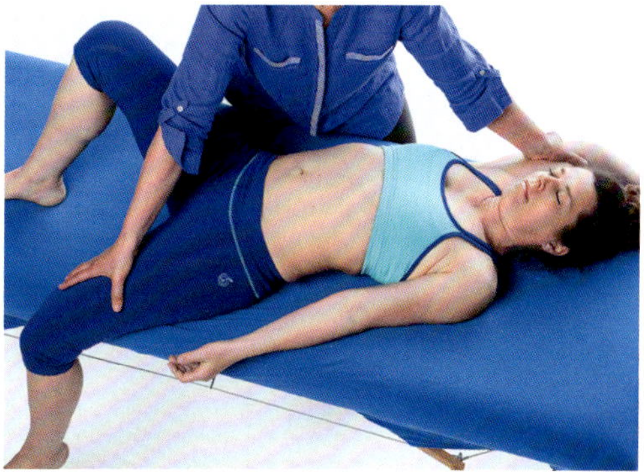

▶ **Abb. 4.13** Diagonale Dehnung des Diaphragma abdominale.

**Ausgangsstellung Patient:** Rückenlage; ein Bein angestellt, das andere Bein im Überhang; der Arm auf der Seite des angestellten Beines ist neben dem Kopf auf der Bank abgelegt

**Ausgangsstellung Therapeut:** stehend, seitlich an der Bank

**Griffe:** Die kraniale Hand ist flächig auf dem Oberarm, die kaudale Hand auf dem gegenüber liegenden Oberschenkel abgelegt.

**Ausführung:** Es erfolgt eine P.I.R.-Technik, indem langsam ein stetig wachsender Widerstand (Patient nach anterior, Therapeut nach posterior) aufgebaut wird; wichtig ist, diesen Widerstand tatsächlich Schritt für Schritt bis in die Tiefe der Gewebe aufzubauen; danach folgt das Lösen der Spannung und die darauffolgende diagonale Dehnung des Diaphragma abdominale, wobei wiederum die Aufmerksamkeit auf ein echtes Lösen bis in tiefe Schichten der Gewebe gelenkt wird, um eine sorgfältige Dehnung (Therapeut mobilisiert sanft Arm und gegenüber liegendes Bein nach posterior und in Längsdehnung) zu erreichen.

## Dehnung des M. quadratus lumborum

▸ Abb. 4.14

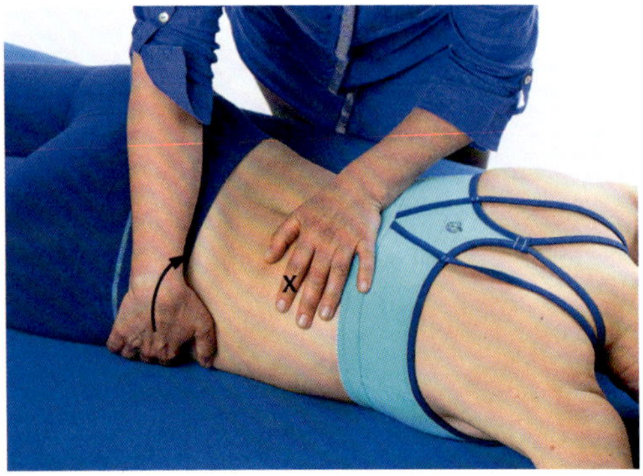

▸ **Abb. 4.14** Dehnung des M. quadratus lumborum.

**Ausgangsstellung Patient:** Bauchlage

**Ausgangsstellung Therapeut:** stehend, seitlich an der Bank gegenüber der zu behandelnden Seite

**Griffe:** Der Zeigefinger der kranialen Hand liegt flächig am Unterrand der 12. Rippe; die kaudale Hand liegt am seitlichen Beckenkamm, der Unterarm ist dorsal auf dem Becken abgelegt, die Fingerspitzen berühren die SIAS.

**Ausführung:** Es erfolgt eine P.I.R.-Technik, indem langsam ein stetig wachsender Widerstand (Patient mit der SIAS nach anterior, Therapeut mit der kaudalen Hand nach posterior/leicht medial) aufgebaut wird; wichtig ist, diesen Widerstand tatsächlich Schritt für Schritt bis in die Tiefe der Gewebe aufzubauen; danach folgt das Lösen der Spannung und die darauffolgende Dehnung des M. quadratus lumborum, wobei wiederum die Aufmerksamkeit auf ein echtes Lösen bis in tiefe Schichten der Gewebe gelenkt wird, um eine sorgfältige Dehnung (Therapeut mobilisiert die SIAS nach posterior/leicht medial) zu erreichen; die 12. Rippe bleibt während der gesamten Technik Punctum fixum; der Zeigefinger der kranialen Hand ist der kontrollierende „Spür-Finger".

## Dehnung der Faszie des M. Iliopsoas

▸ Abb. 4.15

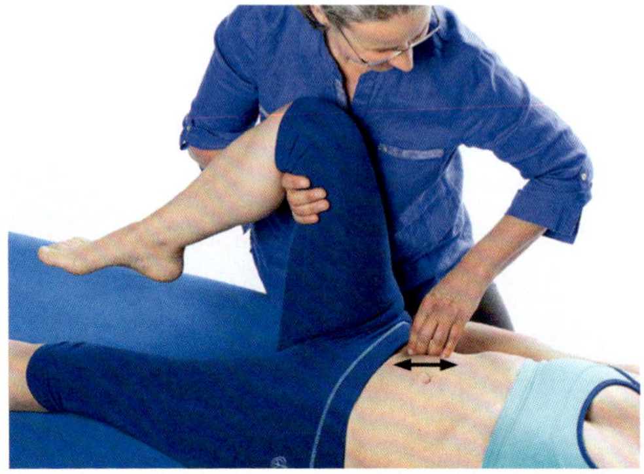

▸ **Abb. 4.15** Dehnung der Faszie des M. Iliopsoas.

**Ausgangsstellung Patient:** Rückenlage; beide Beine sind angestellt

**Ausgangsstellung Therapeut:** stehend, seitlich an der Bank gegenüber der zu behandelnden Seite

**Griffe:** Die aufgestellten Finger beider Hände sinken tief in das Gewebe bis zum Muskelbauch des M.iliopsoas.

**Ausführung:** Die Finger ziehen sich ein wenig aus dem Gewebe zurück auf die fasziale Ebene und verschieben dort Faszie gegen Muskel gleichsinnig in kraniale und kaudale Richtung und/oder dehnen die Faszie durch entgegengesetztes Bewegen.

### Variante zur Verstärkung

**Griffe:** Die kaudale Hand umfasst im Untergriff das Bein am distalen Oberschenkel nahe des Kniegelenkes; die kraniale Hand sinkt mit aufgestellten Fingern tief in das Gewebe bis zum Muskelbauch des M. iliopsoas.

**Ausführung:** Die kraniale Hand zieht sich ein wenig aus dem Gewebe zurück auf die fasziale Ebene und verschiebt dort Faszie gegen Muskel in kraniale Richtung, während die kaudale Hand den Hebel Oberschenkel im Hüftgelenk in Richtung Extension bewegt; wichtig ist, dabei aufmerksam an der Grenze der Dehnung der Faszie zu arbeiten.

## Entstauung des Retroperitonealraumes

▸ Abb. 4.21

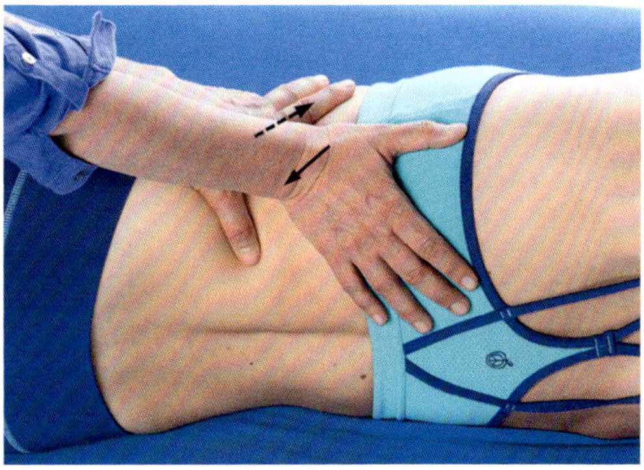

▸ **Abb. 4.21** Entstauung des Retroperitonealraumes.

**Ausgangsstellung Patient:** Seitenlage; die zu behandelnde Seite zeigt nach oben

**Ausgangsstellung Therapeut:** hinter dem Patienten stehend oder sitzend

**Griffe:** Die kraniale Hand liegt auf dem unteren Rippenbogen, die Fingerspitzen zeigen nach dorsal. Der Daumen der kaudalen Hand liegt auf Höhe des Grynfelt-Dreiecks.

**Ausführung:** Während der Ausatmung mobilisiert die kraniale Hand die Rippen nach kaudal/dorsal. Der Daumen der kaudalen Hand gleitet dabei sanft in die Tiefe der Gewebe und mobilisiert die paravertebralen Strukturen und die gleichseitige Niere nach kranial/ventral. Während der Einatmung gleiten beide Hände wieder ein wenig voneinander weg. Dies wird über mehrere Atemzyklen wiederholt, bis eine deutliche Entspannung der Gewebe eintritt.

**Variante:** Es ist ebenso möglich, diese Technik im Sinne einer indirekten Herangehensweise auszuführen, indem man der Spannung der Gewebe bis zum *Point of balance* folgt.

## Dehnung der Fascia renalis

▸ Abb. 4.22

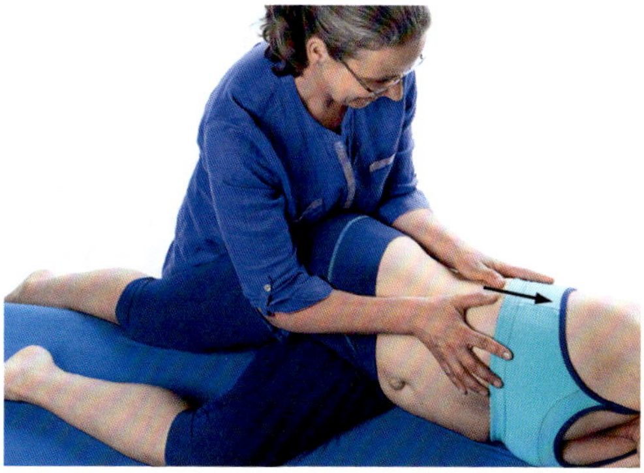

▸ **Abb. 4.22** Dehnung der Fascia renalis.

**Ausgangsstellung Patient:** Seitenlage an der hinteren Bankkante, die zu behandelnde Seite zeigt nach oben. Der oben liegende Arm ist gestreckt. Ebenso das oben liegende Bein, das sich zudem noch im dorsalen Überhang befindet.

**Ausgangsstellung Therapeut:** hinter dem Patienten auf Höhe des Beckens stehend und dieses und das gestreckte Bein mit seinem Körper fixierend

**Griffe:** Beide Hände liegen jeweils ventral und dorsal am unteren Rippenbogen.

**Ausführung:** Der Patient wird aufgefordert, während einer tiefen Einatmung seinen Arm aktiv weiter in Elevation zu bewegen. Der Therapeut führt den Rippenbogen ebenfalls nach kranial, der Bewegung des Armes folgend. Dagegen werden Becken und Bein nach kaudal fixiert. Dies wird über mehrere Atemzyklen wiederholt, bis eine deutliche Entspannung der Gewebe eintritt.

## BLT der 12. Rippe (periphere Technik nach W.G. Sutherland)

▸ Abb. 4.23

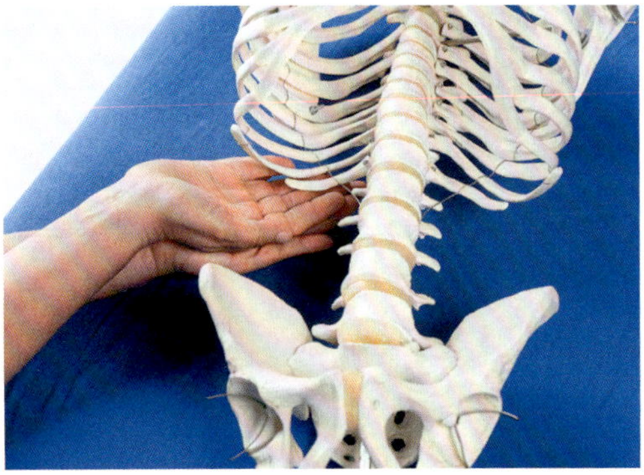

▸ **Abb. 4.23** BLT der 12. Rippe.

**Ausgangsstellung Patient:** Rückenlage

**Ausgangsstellung Therapeut:** sitzend an der zu behandelnden Seite

**Griffe:** Beide Hände liegen übereinander und nehmen dorsalen Kontakt zur 11. bzw. 12. Rippe auf. Die obere Hand dient als sensorische, passive Hand; die untere Hand als motorische, aktive Hand.

**Ausführung:** Unter Achtung der Bewegungsachse der Rippen entlang der Längsrichtung des Collum costae unterstützt der Therapeut die Rippen in Richtung anterior und lateral, um den *Point of balance* für die ligamentären Strukturen zu ermöglichen. Er kann sich dabei ein wenig zurücklehnen. Die Entspannung der Gewebe abwarten. Diese erfolgt meist schrittweise von lateral nach medial: Lig. arcuatum laterale mit M. quadratus lumborum, Lig. arcuatum mediale mit M. iliopsoas und die Crura des Diaphragma abdominale. Nach Abschluss des Prozesses wird der Kontakt gelöst.

## BLT des Diaphragma abdominale (periphere Technik nach W.G. Sutherland)

▸ Abb. 4.24

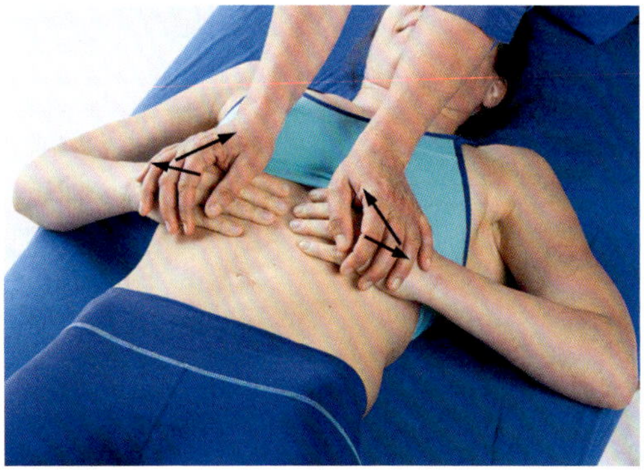

▸ **Abb. 4.24** BLT des Diaphragma abdominale.

**Ausgangsstellung Patient:** Rückenlage

**Ausgangsstellung Therapeut:** stehend am Kopfende der Behandlungsbank

**Griffe:** Beide Hände des Patienten liegen flächig am unteren lateralen Rippenbogen, die Hände des Therapeuten liegen auf den Händen des Patienten.

**Ausführung:** Der Patient atmet tief ein und aus. Während der Einatmung folgt der Therapeut den Bewegungen der Rippen nach lateral (nicht nach ventral), während der Ausatmung der Bewegung des Centrum tendineum nach medial und kranial. Von Mal zu Mal verringert sich die Bewegungsamplitude bis hin zu einem Spannungsgleichgewicht der muskulären und sehnigen Anteile des Diaphragma abdominale. Der Patient atmet tief aus mit anschließender AA-Apnoe. Während der Apnoe-Phase soll der Patient den Thorax weit stellen, ohne Luft zu holen und dies solange wie möglich halten. Im Anschluss erfolgt eine reflektorische Einatmung mit anschließender Ausatmung. Hierbei verschiebt sich das Diaphragma abdominale maximal nach kranial und kaudal (Zwerchfell-Lift). Nach Abschluss des therapeutischen Prozesses wird der Kontakt gelöst.

### BLT-Technik für den thorakolumbalen Übergang (periphere Technik nach W.G. Sutherland)

▸ Abb. 4.25

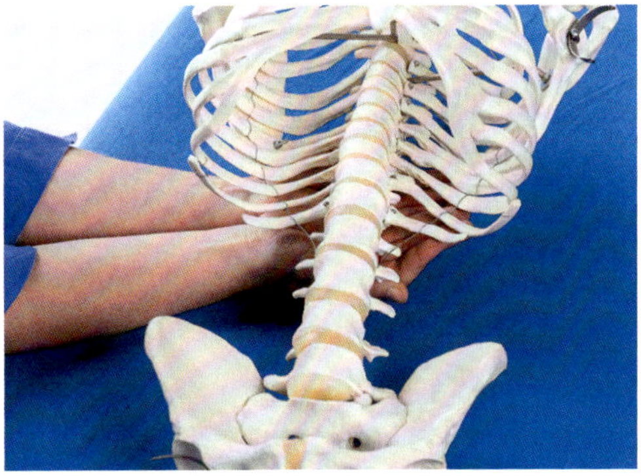

▸ **Abb. 4.25** BLT-Technik für den thorakolumbalen Übergang.

**Ausgangsstellung Patient:** Rückenlage

**Ausgangsstellung Therapeut:** seitlich des Patienten sitzend

**Griffe:** Die kraniale Hand liegt flächig und quer unter der mittleren/unteren BWS, die kaudale Hand unter dem lumbothorakalen Übergang

**Ausführunmg:** Das Mediastinum, das Diaphragma abdominale, die Oberbauchorgane, alle verbindenden und zirkulatorischen Strukturen werden visualisiert, aufgestapelt und aufgeladen. Dabei wird die kaudale Hand etwas nach anterior gehoben, um den *Point of balance* zu suchen. Der Ellenbogen dient als Fulcrum. In dieser Position die Gewebeentspannung, den *Still point* und die Gewebeentfaltung abwarten. Der Prozess ist abgeschlossen, wenn eine Längung der Gewebe eintritt. Erst im Anschluss wird der Kontakt gelöst.

## 4.3.3 Eigenübungen

Im **ersten Teil** der Eigenübungen liegt das Hauptaugenmerk auf Achtsamkeit und Eigenwahrnehmung.

Es sind kleine Übungen, die sich für den täglichen Gebrauch, auch für zwischendurch, eignen. Sie unterstützen uns, um in die Stille zu kommen.

### Körperreise im Sitz

▸ Abb. 4.26

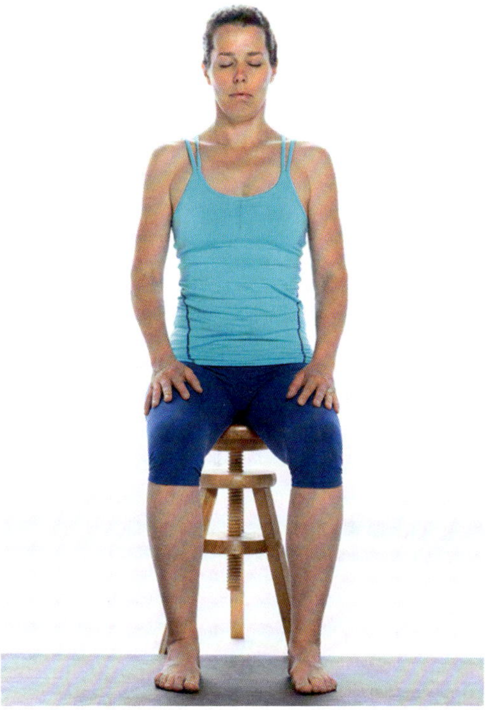

▸ **Abb. 4.26** Körperreise im Sitz.

- aufrechter Sitz; die Beine stehen hüftbreit auseinander, die Hände sind auf den Oberschenkeln abgelegt
- Augen schließen
- Achtsamkeit in Ruhe und Schritt für Schritt zu den Füßen, die Beine entlang, zum Becken, zum Schultergürtel, zu den Armen, zu Kopf und Gesicht lenken

## Spontanes Dehnen

► Abb. 4.27

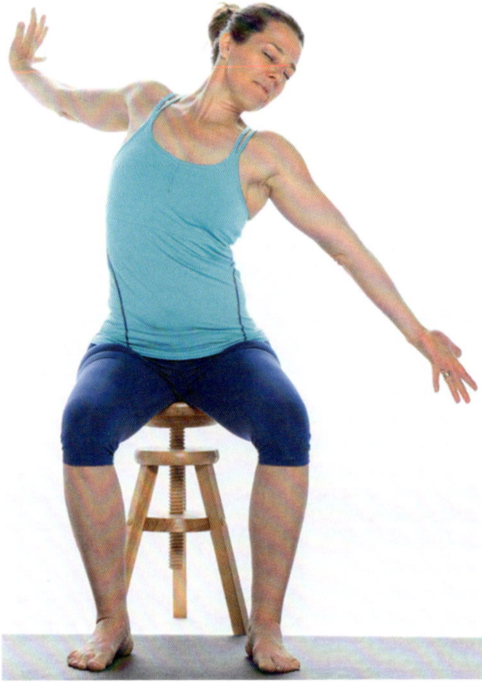

► **Abb. 4.27** Spontanes Dehnen.

- auf einem Hocker sitzend alle Bereiche, die nach Lösung und Bewegung „rufen", spontan dehnen, genüsslich und weich wie eine Katze

## Klopfen

► Abb. 4.28

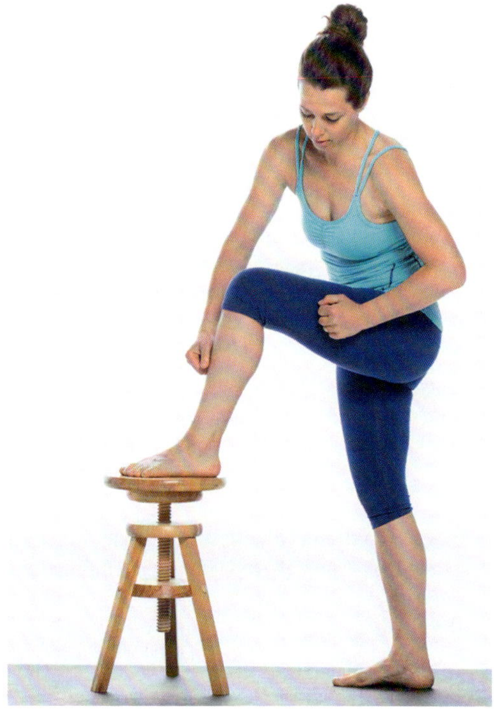

► **Abb. 4.28** Klopfen.

- Stand; dabei jeweils einen Fuß auf einem Hocker abstellen
- von den Fußsohlen aufwärts den gesamten Körper mit locker geschlossenen Fäusten abklopfen

## Fußmassage und Dehnen der Hüftgelenke

▶ Abb. 4.29

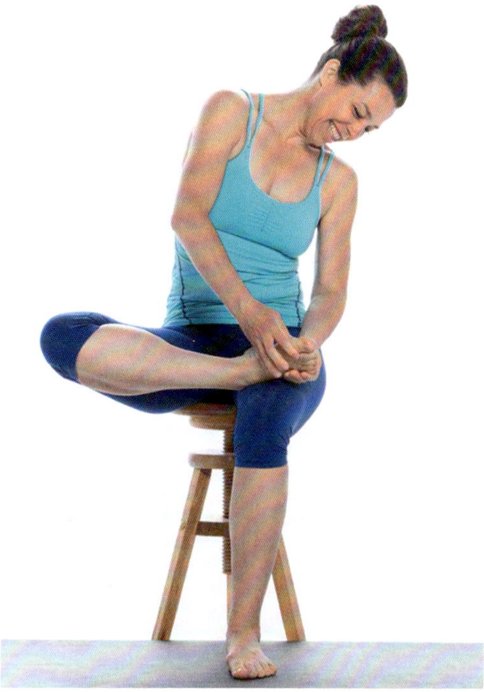

▶ **Abb. 4.29** Fußmassage und Dehnen der Hüftgelenke.

- auf dem Hocker sitzend den rechten Unterschenkel auf den linken Oberschenkel legen und die Dehnung der Hüfte spüren
- mit beiden Händen ausführlich den rechten Fuß massieren
- Seite wechseln

## Dehnen der Nase

▶ Abb. 4.30

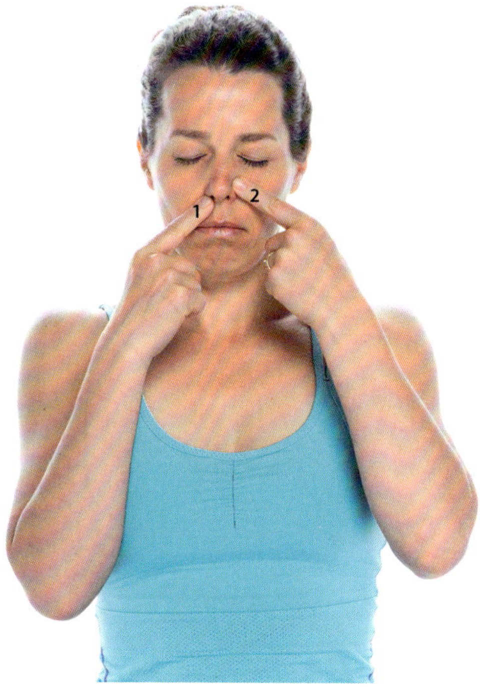


▶ **Abb. 4.30** Dehnen der Nase.

- aufrechter Sitz; die Beine stehen hüftbreit auseinander, die Hände sind auf den Oberschenkeln abgelegt
- Augen schließen
- Zeigefinger unter die Nasenlöcher legen und die Nase nach unten dehnen (1)
- dann die Zeigefinger neben die Nasenflügel legen und die Nase zur Seite dehnen (2)

Im **zweiten Teil** der Eigenübungen liegt das Hauptaugenmerk auf der Compliance von Lunge und Thorax sowie auf der Elastizität des Diaphragma abdominale. Es sind die Übungen 1–5 nach Fulford.

## Übung 1 nach Fulford

► Abb. 4.31

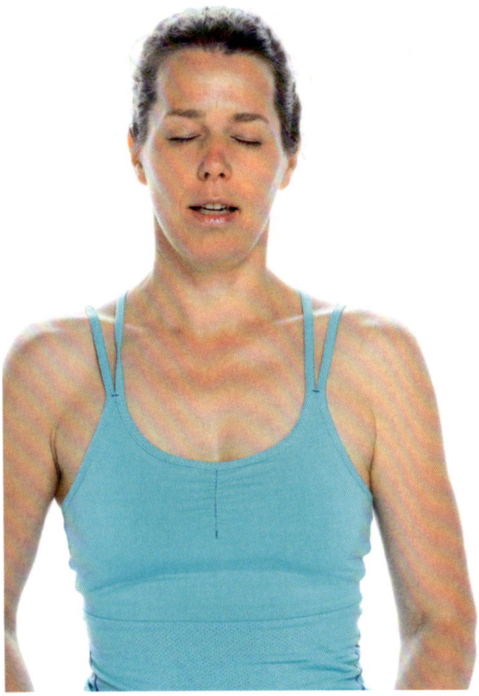

► **Abb. 4.31** Übung 1 nach Fulford.

- aufrechter Sitz; die Beine stehen hüftbreit auseinander, die Hände sind auf den Oberschenkeln abgelegt
- Augen schließen
- Zunge an den oberen Gaumen legen und langsam durch die Nase ein- und durch den Mund ausatmen

## Übung 2 nach Fulford

► Abb. 4.32

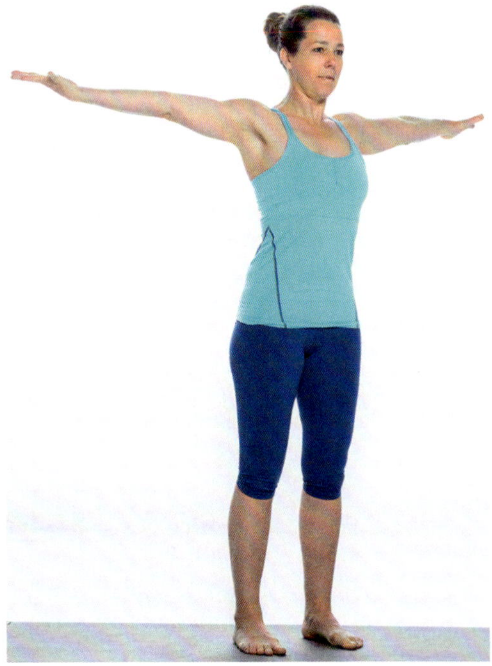

► **Abb. 4.32** Übung 2 nach Fulford.

- aufrechter Stand; die Füße stehen schulterbreit auseinander
- Arme gestreckt waagerecht auf Schulterhöhe heben; dabei zeigt eine Hand nach oben, die andere Hand nach unten
- Dehnung des oberen Brustkorbes

## Übung 3 nach Fulford

▶ Abb. 4.33

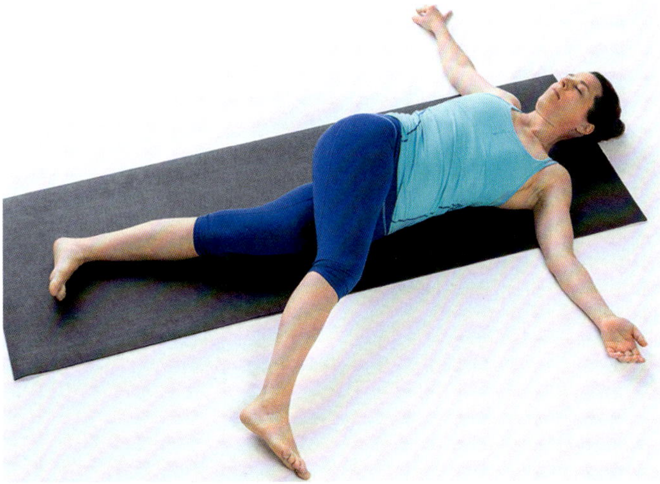

▶ **Abb. 4.33** Übung 3 nach Fulford.

- in Rückenlage liegend beide Arme gestreckt seitlich im 90°-Winkel auf der Unterlage ablegen; dabei berühren die rechte Handfläche und der linke Handrücken die Unterlage
- rechtes Bein gestreckt überkreuzen und bis maximal zu einem 90°-Winkel zum linken Bein ablegen
- Schultern bleiben dabei auf der Unterlage liegen
- nach 2 Minuten die Seite wechseln

## Übung 4 nach Fulford

► Abb. 4.34

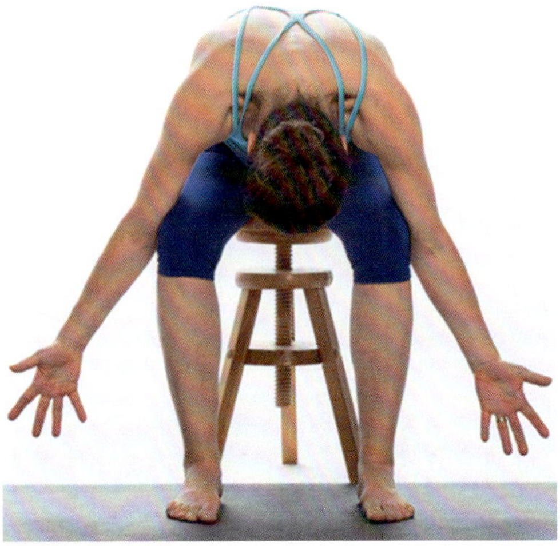

► **Abb. 4.34** Übung 4 nach Fulford.

- aufrechter Sitz; die Beine stehen hüftbreit auseinander, die Hände sind auf den Oberschenkeln abgelegt
- Hände von den Knien an abwärts an den Unterschenkeln entlang bis zu den Füßen gleiten lassen; Daumen zeigen dabei nach außen
- Kopf locker einrollen und die Längsdehnung der Wirbelsäule spüren

## Übung 5 nach Fulford

► Abb. 4.35

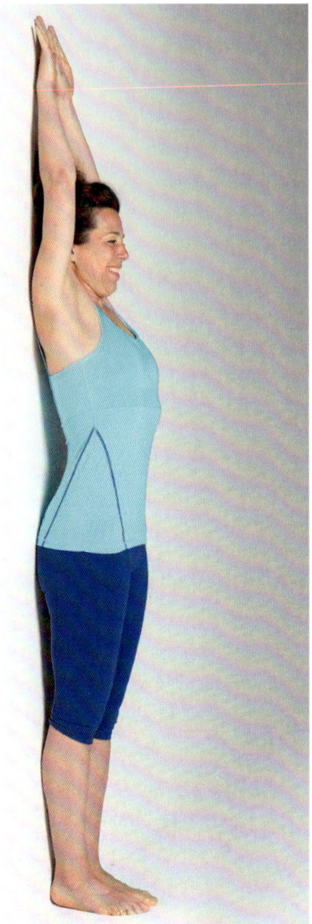

► **Abb. 4.35** Übung 5 nach Fulford.

- aufrechter Stand an der Wand; Fersen, Gesäß, Schultern und Hinterkopf berühren die Wand
- Arme gestreckt über die Seite an der Wand entlang bis über den Kopf führen
- Dehnung von Brust und Bauch spüren

# 5 Mundboden und obere Kopfgelenke

▸ Abb. 5.1

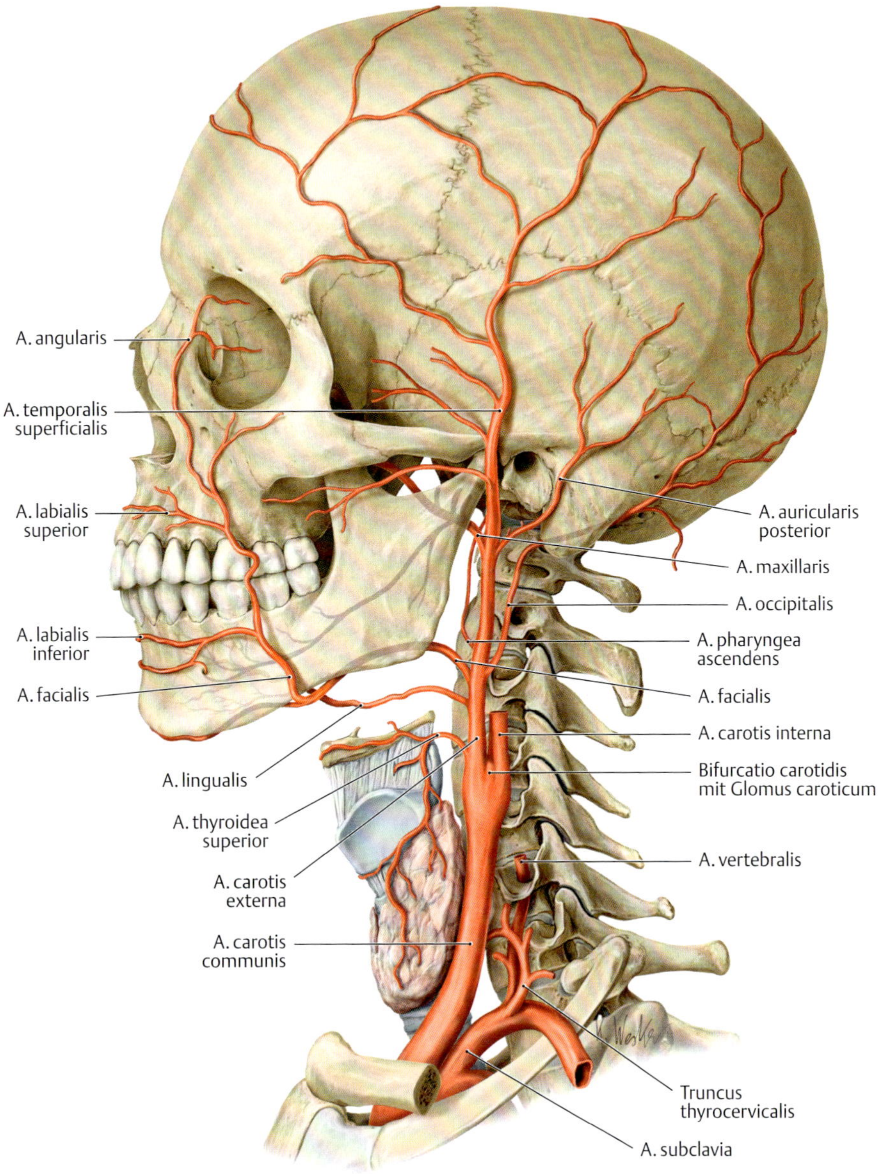


▸ **Abb. 5.1** Exemplarisch arterielle Leitungsbahnen. (Schünke M, Schulte E, Schumacher U. Prometheus LernAtlas der Anatomie. Kopf, Hals und Neuroanatomie. 3. Aufl. Stuttgart: Thieme; 2012: 88A)

## 5.1 Anatomie und Funktion

### 5.1.1 Okziput

Das unpaarige Os occipitale gehört als Knochen der Schädelbasis zu jenen der zentralen Linie. Es umschließt mit seinen 4 Anteilen, anterior mit seiner Pars basilaris, lateral mit seinen 2 Partes laterales und posterior mit seiner Pars squamosa, das Foramen magnum. Der interparietal liegende Anteil des Okziputs ist membranösen, die restlichen Anteile sind knorpeligen Ursprungs.

Die Kondylen, die gleichzeitig der kraniale Gelenkpartner der obersten Kopfgelenke sind, werden zu ⅔ aus den **Partes laterales** und zu ⅓ aus der Pars basilaris gebildet. Über die Kondylen verlässt der XII. Hirnnerv durch seinen Canalis hypoglossalis den Schädel. An deren Innenfläche liegt der Sulcus sigmoideus.

Die **Pars basilaris** bietet an ihrer Außenfläche Anhaftungsmöglichkeit für die Raphe pharyngobasilaris, für den M. rectus capitis anterior, den M. longus capitis und das Lig. longitudinale anterior. An ihrer Innenfläche beteiligt sie sich an der Bildung des Sulcus petrosus inferior und stellt der Medulla oblongata einen geschützten Raum zur Verfügung. Medulla oblongata und Pons bilden mit ihren dorsalen Flächen den Boden des IV. Ventrikels.

Das Okziput besitzt **zwei Synchondrosen**, die spät verknöchern: die zwischen Pars squamosa und Partes laterales liegende Synchondrosis intraoccipitalis posterior (verknöchert zwischen dem 2. und 4. Lebensjahr) und die zwischen den Partes laterales und der Pars basilaris liegende Synchondrosis interoccipitalis anterior (verknöchert zwischen dem 5. und 8. Lebensjahr).

Das Os occipitale scheint ein guter Nährboden für die Anheftung unterschiedlichster Gewebe zu sein. Muskuläre, ligamentäre, fasziale und membranöse Strukturen laufen hier zusammen.

Muskulatur:
- M. semispinalis
- M. trapezius
- M. longus capitis
- M. rectus capitis anterior
- M. rectus capitis lateralis
- Mm. rectus capitis posterior minor und major
- M. obliquus capitis superior
- M. sternocleidomastoideus
- M. constictor pharyngis superior
- M occipitofrontalis

Ligamente:
- Lig. longitudinale anterius
- Lig. apicis dentis
- Ligg. alaria
- Lig. longitudinale posterius
- Lig. nuchae

Membranen und Faszien:
- Membrana atlantooccipitalis anterior
- Membrana tectoria
- Membrana occipitalis posterior (durchbohrt von A. occipitalis, N. cervicalis I)
- Lamina superficialis fasciae cervicalis
- Lamina praevertebralis fasciae cervicalis
- Pharynx
- Falx cerebri und cerebelli
- Tentorium cerebelli
- Dura mater spinalis

Hirnnerven, Gefäße, Cerebrum:
- Hirnstamm (Medulla, Pons, Cerebellum), „Reptilienhirn“
- IV. Ventrikel und Hirnnervenkerne
- Austritte des IX., X., XI. und XII. Hirnnerven
- Rr. Meningei, Aa. vertebrales et Nn. vagi
- A. vertebralis
- Aa. spinales anteriores, posteriores
- A. basilaris
- A. meningea posterior
- Confluens sinuum/Sinus rectus, transversus, sagittalis superior und inferior, sigmoideus, petrosus inferior
- V. jugularis

### 5.1.2 Os temporale

Das Os temporale ist als paariger Knochen angelegt und besteht aus den 4 Anteilen Pars squamosa, Pars mastoidea, Pars petrosa und Pars tympanica.

Mit seiner **Pars squamosa** bildet es einen Anteil des Schädeldaches und stellt Verbindungen zur SSB über das Sphenoid und zur Peripherie als proximaler Gelenkpartner des Temporomandibulargelenks her. Die Fascia temporalis und die Fascia masseterica kommen hier in Kontakt.

Die **Pars mastoidea** unterliegt dem Einfluss der Muskulatur. Die Mm. sternocleidomastoideus, splenius capitis und digastricus begleiten schon das Wachstum des Knochens. Dysfunktionen der Pars mastoidea und Spannungen der Muskulatur bedingen sich gegenseitig. Über den muskulären Weg lassen sich auch potenzielle parietale Ketten zum Becken abwärts erklären. Für eine gewisse Leichtigkeit und gute Luftzirkulation in Verbindung mit der Paukenhöhle sorgen die Cellulae mastoideae.

Mit seiner **Pars petrosa** bildet es einen Anteil der Schädelbasis. Als derjenige Knochen des Schädels, der als Erster bereits in der 22. Fetalwoche verknöchert ist, bezeichnet man ihn nicht umsonst als Felsenbein. Er bietet dem auditiven System ein gut befestigtes und geschütztes Zuhause, der innere Gehörgang gar dem VII., VII. bis, VIII. Hirnnerven und den A./ Vv. labyrinthi einen Kanal. Aufgrund der Anheftung eines großen Anteils des Tentorium cerebelli steht das Os temporale über seine Pars petrosa in engem Kontakt zu den Spannungsmembranen. Es ist an der Bildung des Foramen jugulare beteiligt.

Innerhalb der **Pars tympanica** befindet sich schließlich die Paukenhöhle (Cavum tympani), eine luftgefüllte Höhle zwischen dem Trommelfell und dem knöchernen Labyrinth. Über die Tuba auditiva, deren Koordination über die Mm. tensor veli papatini und levator veli papatini gesteuert wird, ist sie mit dem Nasen-Rachen-Raum verbunden.

Zu den bereits genannten Muskeln lassen sich noch weitere hinzufügen:

- Mm. stylohyoideus und styloglossus, die Verbindung zu Zunge und Zungenbein herstellen
- M. stylopharyngeus, der zur Schlundwand, der Epiglottis und dem Schildknorpel verläuft
- die Kaumuskeln M. masseter und M. temporalis
- M. tensor tympani, der das Trommelfell spannt, und der M.stapedius, der den Steigbügel aus dem ovalen Fenster hebelt. Beide dienen sie der Regulation bzw. Drosselung der Lautstärke des Hörens.

Das Os temporale steht mit den Hirnnerven III bis XI, dem Kleinhirn und dem Lobus temporals mit Sitz der primären Hörrinde in Kontakt.

Wieder finden wir Verbindung zu sowohl der oberflächlichen als auch der tiefen Halsfaszie. Wichtige ligamentäre Strukturen sichern als Teil der Gelenkkapsel das Kiefergelenk, stellen als Lig. stylomandibulare Kontakt zum Unterkiefer oder als Lig. sphenopetrosum zum Sphenoid her.

Schließlich bestehen wichtige Gefäßverbindungen zu:

- A. carotis interna
- A. meningea media
- A. occipitalis
- Aa. tympanicae
- A./Vv. labyrinthi
- V. jugularis
- Sinus sigmoideus, petrosus superior und inferior

### 5.1.3 Mandibula

Die aus zwei Rami mandibulae und einem Corpus bestehende Mandibula ist der anteriorste der Schädelknochen, die die OAA-Region mit dem Mundboden verbindet. Wie das Os occipitale zum Atlas und das Os temporale zum Temporomandibulargelenk bildet auch die Mandibula zum Temporomandibulargelenk den einen Gelenkpartner eines echten Gelenkes.

An der anterioren Corpus-Spitze etwas oberhalb des Kinnvorsprungs befindet sich die **Symphysis mentalis.** Sie verknöchert innerhalb des ersten Lebensjahres. Der Winkel zwischen vertikalem und horizontalem Mandibula-Ast erreicht erst im Erwachsenenalter seine 120°. Außen am Corpus findet der M. buccinator seinen Ansatz, innen die Mm. genioglossus und geniohyoideus, der M. digastricus, der M. mylohyoideus und der M. constrictor pharyngis superior.

Die Nn. und Aa. alveolaris inferior, mentalis und mylohyoideus versorgen ihre jeweiligen Regionen des Corpus der Mandibula. An seinem basalen Teil befindet sich die Pars alveolaris, die der Aufnahme der Zahnwurzeln dient.

Auch der **Ramus mandibulae** ist ein Knochen, der sich vielen muskulären Zügen ausgesetzt sieht. Die Mm. masseter, pterygoideus medialis, temporalis, buccinator und pterygoideus lateralis finden dort ihren Ansatz. Die Nn. und Aa. alveolaris inferior treten durch das Foramen mentale aus, der N. massetericus und die A. masseterica verlaufen durch die Incisura mandibulae, eine Einbuchtung zwischen dem Processus condylaris und dem Processus coronoideus.

Der **Processus condylaris** besteht aus einem Collum und einem Caput, das wiederum mit seiner konvexen Oberfläche den gelenkigen Kontakt zum Os temporale herstellt. Kapsuläre Unterstützung bekommt dieses Gelenk, das Temporomandibulargelenk, von den Ligg. laterale und mediale. Zwischen Caput und der „Gelenkpfanne" am Os temporale befindet sich ein Meniskus, der schon in der embryologischen Entwicklung eine Verbindung mit dem M. pterygoideus hergestellt hat und das Temporomandibulargelenk in eine obere und untere Kammer teilt. Somit lässt sich das Zusammenspiel von Gelenkpfanne und Gelenkkopf funktionell verfeinern.

Ligamentäre Kontakte bestehen über das Lig. stylomandibulare zum Os temporale und über das Lig. sphenomandibulare zum Os sphenoideum. Die oberflächliche Halsfaszie, die Faszie des M. masseter und des M. buccinator, die pterygo-temporo-mandibulare Aponeurose und der Pharynx stellen die bindegewebige Verbindung zur Mandibula her.

### 5.1.4 Hyoid

Das Os hyoideum, bestehend aus einem Corpus und den Cornu majus und minus, zeichnet sich durch seine vielseitigen ligamentären und muskulären Verbindungen aus, ohne dass es direkten Kontakt zu benachbarten Knochen besitzt.

Zu den suprahyalen Muskeln zählen:

- M. geniohyoideus
- M. mylohyoideus
- M. digastricus
- M. stylohyoideus
- M. hyoglossus
- M. chondroglossus

Zu den infrahyalen Muskeln zählen:

- M. sternohyoideus
- M. thyrohyoideus
- M. omohyoideus

Vom Os hyoideum nach posterior verlaufen der M. constrictor pharyngeus medius und der M. stylohyoideus.

Eine ligamentäre Verbindung besteht über das Lig. stylohyoideum zum Os temporale, ebenso wie membranöse und ligamentäre Gewebe als Ligg. thyrohyoideum laterale und medianum zum Schildknorpel und dessen Membran ziehen. Fasziale Verbindungen werden über die oberflächliche und mittlere Halsfaszie in die Peripherie, über die Lamina suprathyroidea zum Unterkiefer und zum Pharynx geknüpft.

### 5.1.5 Temporomandibulargelenk

Das Temporomandibulargelenk (TMG) wird gebildet aus dem **Caput mandibulae** als Gelenkkopf und der **Fossa mandibularis des Os temporale** als Gelenkpfanne. Zwischen beiden liegt der Meniscus temporomandibularis, der aufgrund seiner bikonkaven Form eine meniskotemporale und eine meniskokondylare Kammer ausbildet. Dieser Meniskus wird bis auf seinen posterioren Bereich umhüllt von der Gelenkkapsel. Dort schließt sich retromeniskal die bilaminäre Zone an. Sie dient dem Schutz der Chorda tympani. Anterior bietet er dem M. pterygoideus lateralis einen Ansatz. Die Gelenkkapsel des Temporomandibulargelenks ist insgesamt durch Ligamente verstärkt und reichlich durch Gefäße und Nerven versorgt. Entsprechend hochsensibel ist die Schmerz-, besser Schadensweiterleitung.

Die den Mund schließenden Muskeln sind:

- M. temporalis
- M. masseter
- M. pterygoideus medialis

Die den Mund öffnenden Muskeln oder dies unterstützend sind:

- M. pterygoideus lateralis
- M. digastricus
- M. mylohyoideus

- M. geniohyoideus
- M. genioglossus
- M. buccinator
- Platysma
- M. thyrohyoideus
- M. omohyoideus
- M. sternohyoideus

Während des Mundöffnens bis 15° rollt der Processus condylaris nach anterior, der Meniskus befindet sich relativ posterior, das Caput noch in der Fossa.

Bei mehr als 15° Mundöffnung verlagern sich Meniskus und Caput nach anterior, durch die Kontraktion des M. pterygoideus lateralis Pars superior der Meniskus, durch den Pars inferior das Caput. Es kommt zu einem Gleiten nach anterior. Dieser Vorgang wird von der suprahyalen Muskulatur unterstützt. Das Os hyoideum, das von der infrahyalen Muskulatur fixiert wird, dient dabei als Punctum fixum.

Zu Beginn des Mundschlusses geht eine Entspannung der suprahyalen Muskulatur einher mit der Kontraktion des M. temporalis. Der Processus condylaris rotiert nach posterior, der Meniskus bleibt relativ anterior.

Die bilaminäre Zone entspannt. Es kommt zu einem Gleiten des Processus condylaris nach posterior/kranial. Die Mm. pterygoideus, temporale und masseter kontrahieren und der Meniskus repositioniert. Während des gesamten Vorgangs gleitet der Meniskus langsamer als der Condylus, damit Form und Funktion übereinstimmen.

## 5.1.6 Vegetative Ganglien

### Ganglion cervicale superius, medium, inferius

Neben der Halswirbelsäule sind diese drei sympathischen Ganglien zu finden. Sie gehören zum Halsteil des Truncus sympathicus, verschalten die Axone der ersten sympathischen Neurone aus dem Thorakalmark und versorgen Bereiche von Herz, Kopf, Hals und Arm.

Der Großteil der Fasern wandert, die A. carotis als Geflecht umhüllend, mit dieser nach kranial. Vom Ganglion cervicale superius ausgehende Fasern wandern mit der A. carotis interna, ebenfalls als Geflecht, durch den Sinus cavernosus, schließlich über die A. ophtalmica unverschaltet durch das Ganglion ciliare zu ihren Erfolgsorganen, den Mm. tarsales superior und inferior, dilatator pupillae und orbitalis.

### Ganglion ciliare

- Das Ganglion ciliare dient der vegetativen und sensiblen Versorgung des Auges.
- Es liegt dorsal des Bulbus oculi und lateral des N. opticus.
- Sympathische Fasern aus dem Halsteil des Truncus sympathicus laufen unverschaltet durch das Ganglion zu den glatten Augenmuskeln, wie oben beschrieben.
- Sensible Fasern aus dem N. nasociliaris (Ast des N. trigeminus) laufen unverschaltet durch das Ganglion zum Auge.
- Parasympathische Fasern aus dem N. occulomotorius werden im Ganglion vom prä- auf das postganglionäre Neuron umgeschaltet, um schließlich zu den glatten Augenmuskeln M. ciliaris (Akkomodation) und M. sphincter pupillae zu gelangen.

### Ganglion pterygopalatinum

- Das Ganglion pterygopalatinum dient der vegetativen und sensiblen Versorgung der Tränendrüse, der Nasennebenhöhlen und des Gaumens.
- Es liegt in der Fossa pterygopalatina.
- Sympathische Fasern aus dem Halsteil des Truncus sympathicus gelangen als Plexus caroticus nach kranial. Sie geben den N. petrosus profundus ab, der in seinem weiteren Verlauf durch den Kanal von Vidian (Canalis pterygoideus) im Sphenoid zieht. Am Ganglion in der Fossa pterygopalatina angekommen zieht er unverschaltet hindurch und schließlich zu seinen Erfolgsorganen.
- Sensible Fasern aus den Rr. ganglionares des N. maxillaris ziehen ebenfalls unverschaltet durch das Ganglion und schließlich zu ihren Erfolgsorganen.
- Parasympathische Fasern aus dem N. facialis intermedius geben am äußeren Fascialisknie den N. petrosus major ab. Er erreicht ebenfalls über

den Kanal von Vidian (Canalis pterygoideus) das Ganglion in der Fossa pterygopalatina. Seine Fasern werden im Ganglion vom prä- auf das postganglionäre Neuron umgeschaltet, um schließlich über den N. zygomaticus, seinen Ramus communicans und den N. lacrimalis die Tränendrüse zu erreichen.

### Ganglion submandibulare

- Das Ganglion submandibulare dient der vegetativen und sensiblen Versorgung der Submandibulardrüse, der Sublingualdrüse und akzessorischer Zungendrüsen.
- Es liegt oberhalb der Glandula submandibularis.
- Sympathische Fasern aus dem Halsteil des Truncus sympathicus gelangen als Plexus caroticus entlang der A. carotis, im Anschluss entlang der A. facialis nach kranial. Am Ganglion angekommen ziehen sie unverschaltet hindurch und schließlich zu ihren Erfolgsorganen.
- Sensible Fasern kommen aus dem N. lingualis, einem Ast des N. mandibularis, ziehen ebenfalls unverschaltet durch das Ganglion und schließlich zu ihren Erfolgsorganen.
- Die parasympathischen Fasern aus der Chorda tympani des N. facialis intermedius schließen sich in der Fossa infratemporalis dem N. lingualis an, ziehen mit ihm in das Ganglion, werden dort verschaltet und gelangen als postganglonäre Fasern zu den Erfolgsorganen.

### Ganglion oticum

- Das Ganglion oticum dient der vegetativen und sensiblen Versorgung der Glandula parotis.
- Es liegt in der Fossa infratemporalis medial des Austritts des N. mandibularis.
- Sympathische Fasern aus dem Halsteil des Truncus sympathicus gelangen als Plexus caroticus entlang der A. carotis, im Anschluss entlang der A. meningea media nach kranial. Am Ganglion angekommen ziehen sie unverschaltet hindurch und schließlich zu ihrem Erfolgsorgan.
- Sensible Fasern ziehen in Begleitung motorischer Fasern, beide aus dem N. mandibularis. Sie laufen ebenfalls unverschaltet durch das Ganglion und schließlich zu ihrem Erfolgsorgan.
- Die parasympathischen Fasern kommen aus dem N. glossopharyngeus. Dieser zweigt den N. tympanicus, dieser schließlich den N. petrosus minor ab. Seine Fasern werden im Ganglion verschaltet und erreichen die Glandula parotis als postganglionäre Fasern über den N. auriculotemporalis.
- Die efferenten Fasern des Ganglions ziehen mit dem N. auriculotemporalis des N. mandibularis zur Glandula parotis. Die motorischen Fasern aus dem N. mandibularis ziehen gesondert zu den Mm. tensor veli palatini und tensor tympani.

## 5.1.7 Okziput-Atlas-Axis-Region

Der **Atlas** besteht aus zwei Massae laterales, die jeweils anterior und posterior über einen Arcus anterior bzw. posterior miteinander verbunden sind. Er besitzt keinen Wirbelkörper, sein Tuberculum posterius am Arcus posterior ist ein Rudiment des Processus spinosus. Die Processus transversi bilden das gleichnamige Foramen für die Aa. vertebrales.

Die aus den Aa. subclaviae kommenden Aa. vertebrales durchtreten das rechte und linke Foramen der Processus transversi atlantis. Sie verlaufen nach dorsal über den Atlasbogen in Richtung Foramen magnum. Dort ziehen sie vor der Medulla oblongata in die dorsale Schädelgrube, um sich wenig später zur A. basilaris zu vereinigen. Das Versorgungsgebiet erstreckt sich über das Kleinhirn, Anteile des Mittelhirns, des Hirnstamms und des Großhirns, Gehör- und Gleichgewichtsorgane, zervikale Spinalnerven und zervikale Ganglien.

Mit seinen kranialen Gelenkflächen stellt der Atlas Verbindung zum Okziput her. Sie sind oval und konkav, die Kondylen des Okziputs längsoval und konvex. Die Gelenkkapsel wird seitlich verstärkt durch das Lig. atlantooccipitale laterale, vorne durch die Membrana atlantooccipitalis anterior, deren tiefe Schicht direkt auf der Kapsel liegt und deren oberflächliche Schicht dem Lig. longitudinale anterius entspricht, und hinten durch die Membrana occipitalis posterior. Diese posteriore Membran ist mit der Dura verwachsen. Die Aa. vertebrales, der N. suboccipitalis und die V. suboccipitalis ziehen durch sie hindurch. Ebenfalls posterior steigt das Lig. nuchae von der Protuberantia occipitalis externa abwärts bis C 7, um dort in das Lig. supraspinale überzugehen.

Der **Axis** besteht aus einem Wirbelkörper, aus dem der Dens axis entspringt, einem kräftigen Processus spinosus und zwei kurzen Processus transversi mit dem gleichnamigen Foramen für die Aa. vertebrales. Seine Gelenkflächen befinden sich vorne und hinten am Dens axis, an den Processus articulares superiores für die Artikulation mit dem Atlas und an den Processus articulares inferiores für die Artikulation mit C 3.

Atlas und Axis gehen die Articulationes atlantoaxiales mediana und lateralis ein.

Die mediane Gelenkverbindung besitzt einen anterioren und posterioren Kontakt mit dem Dens axis und vollendet die abgeschlossene Gelenkhöhle mit dem Lig. transversum atlantis rechts und links zu den Massae laterales hin. Das Lig. apicis dentis zieht von der Densspitze zum ventralen Rand des Foramen magnum, die Ligg. alaria vom dorsolateralen Anteil der Densspitze zu den Okziputkondylen und den Massae laterales atlantes.

Die laterale Gelenkverbindung von Atlas und Axis ist bikonvex und deshalb etwas inkongruent. Die Membranae atlantoaxiales mediana und posterior dienen der Verstärkung der Gelenkkapsel. Ebenso die Membrana tectoria, die außerdem den Wirbelkanal nach ventral begrenzt und sich auf Höhe von C 0–C 3 mit dem Lig. longitudinale posterius verbindet.

Sowohl die oberen Kopfgelenke als auch die kurze Nackenmuskulatur sind reichlich mit Propriozeptoren ausgestattet. Es bestehen schnelle nervale Verbindungen zu den Vestibularkernen, zur Formatio reticularis und zu den Augenmuskeln. Somit spielen sie bezüglich des Gleichgewichts, der Orientierung im Raum und der Halte- und Stellreflexe eine wesentliche Rolle.

## 5.2 Theoretische und funktionelle Zusammenhänge

Betrachten wir die auf der Ebene des Mundbodens und der oberen Kopfgelenke gelegenen Hirnstrukturen, erkennen wir, wie sehr sie sich um die Erhaltung unserer Art kümmern.

Der **Hirnstamm,** bestehend aus Medulla oblongata, Pons und Mittelhirn, ist der älteste Teil unseres Gehirns. Er entstand vor mehr als fünfhundert Millionen Jahren. Man bezeichnet ihn auch als Reptilienhirn, da er dem vollständig entwickelten Gehirn eines Reptils ähnelt. Diese Bezeichnung lässt auch Rückschlüsse auf seine Funktionen zu. Er ist verantwortlich für die Steuerung lebenswichtiger Körperfunktionen, wie z. B. Atmung und Pulsfrequenz. Außerdem sorgt er für allgemeine Wachsamkeit und potenzielle Fluchtbereitschaft. Er leitet wichtige Informationen von außen eintreffender Geschehnisse an den Organismus weiter, z. B. an den Lobus frontalis, der mit seiner präfrontalen Rinde eine große Rolle bezüglich des Kurzzeitgedächtnisses, der Achtung ethischer Grundwerte, der Handlungsmotivation und des planerischen Denkens spielt. Der Bär, den wir im Zoo hinter Gittern beobachten, macht uns keine Angst und veranlasst uns nicht, zu fliehen, da wir über die präfrontale Rinde gelernt haben, dass er für uns keine Gefahr bedeutet.

Im oberen Halsmark und im Hirnstamm finden wir die **Hirnnervenkerne** III bis XII.

**Pons** und **Medulla oblongata** bilden gemeinsam den Boden, das Kleinhirn Dach und Seitenwände des **IV. Ventrikels**. Lateral über die Aperturae laterales, dorsal über die Apertura mediana und kaudal über den Zentralkanal des Rückenmarks stellt der IV. Ventrikel hier den Übergang vom inneren zum äußeren Liquorraum her, eine Schlüsselstelle für den Abfluss des Liquors. Die Zusammensetzung des Liquors weist unter anderem hohe Konzentrationen von Vitamin C, Vitamin B 3 (Niacinamid), Vitamin B 5 (Pantothensäure), Vitamin B 7 (Biotin) und anderer immunologisch wichtiger Stoffe auf. Seine harmonische und kräftige Zirkulation unterstützt sowohl die Gesundheit der Zellen, die er umspült, als auch das Immunsystem des gesamten Organismus.

Die **Formatio reticularis** erstreckt sich über den gesamten Hirnstamm; graue Substanz, die ein Netz von Nervenzellen bildet, das der Verschaltung einzelner Hirnstammkerne dient. Lebensnotwendige Funktionen werden in folgenden Zentren koordiniert: dem Weckzentrum, dem Brechzentrum, dem Atemzentrum, dem Kreislaufzentrum, dem motorischen Zentrum, dem pontinen Miktionszentrum und monoaminergen Zellgruppen.

An der Rückseite des Hirnstamms befindet sich das **Kleinhirn.** Es ist nur wenig jünger und hat im Laufe der letzten Millionen Jahre seine Größe verdreifacht. Seine Aufgabe ist die Steuerung und Feinabstimmung der Stütz-, Ziel- und Blickmotorik. Wissenschaftler der National University of Ireland in Galway erzielten in den letzten Jahren Forschungsergebnisse, die dem Kleinhirn eine stärker als bisher vermutete Beteiligung an geistigen Leistungen zuordnen [14]. In der Angewandten Kinesiologie spricht man von „Bewegung ist das Tor zum Lernen".

Zwischen Hirnstamm und Hirnrinde liegen die Zellstrukturen des **limbischen Systems**, dessen zwei Hauptelemente der Hypothalamus und die Hypophyse sind. Zwei bis drei Millionen Jahre alt, ist es derjenige Hirnanteil, der bei den Säugetieren am weitesten entwickelt ist und deshalb auch **Säugerhirn** genannt wird. Es beteiligt sich an der Steuerung der Körpertemperatur, des Blutdrucks, der Pulsfrequenz und des Blutzuckerspiegels. Es spielt eine wesentliche Rolle bei sowohl lebenswichtigen Gefühlsreaktionen als auch lebenswichtigen Handlungen wie Essen, Trinken, Schlafen, Wachen. Die wichtigsten Steuerzentren der Sexualität befinden sich im limbischen System und im Hypothalamus. Im Übrigen finden wir auch im Rückenmark Sexualzentren, das psychogen-spinale in den Rückenmarkssegmenten TH11–L2, das reflexogen-spinale im Sakralmark S2–S4.

Begeben wir uns in den **Neokortex** und betrachten die Strukturen der Umgebung und deren Funktionen.

Der **Lobus occipitalis** ist der hinterste und kleinste der vier Hirnlappen des Großhirns. Hier befindet sich die primäre Sehrinde. In jeweils einem Okzipitallappen werden visuelle Impulse der gleichseitigen temporalen und der gegenseitigen nasalen Netzhaut des Auges verarbeitet. In unmittelbarer Nachbarschaft zur primären Sehrinde befindet sich die sekundäre Sehrinde. Sie dient der Gegenüberstellung verarbeiteter Muster aus der primären Sehrinde mit bekannten Sinneseindrücken, deren Erkennung und Interpretation. Von hier gelangen die Informationen weiter, z. B. um Verknüpfung mit Sprache herzustellen oder Koordination der Augenbewegung zu organisieren.

Der **Lobus temporalis** enthält die primäre Hörrinde, das Wenicke-Sprachzentrum (Sprachverständnis) und wichtige Strukturen für das Gedächtnis (Kurzzeitspeicher, Vergleich mit nachfolgenden Wahrnehmungsinhalten, Koordination der Inhalte und mittel- und langfristiges Gedächtnis).

Aufgrund der Sinnesnerven, die an der Schädelbasis verlaufen, aufgrund all dieser ab- und aufsteigenden Bahnen und aufgrund der Hirnstrukturen mit ihren lebenswichtigen Aufgaben wird deutlich, welch wesentliche Rolle Elastizität und Zirkulation innerhalb dieser Region für unser Dasein und unsere Gesundheit spielen. Die Kommunikation zwischen afferenten Einflüssen von außen und efferentem Ausdruck durch Haltung, Bewegung, Sprache und Mimik ist der Ausdruck unserer Individualität.

So intensiv sich o. g. Hirnstrukturen mit der Organisation der Erhaltung unserer Art beschäftigen, so intensiv kümmern sich das Kiefergelenk und dessen benachbarte myofasziale Gewebe um die Ausführung. Auch diesbezüglich lässt sich eine funktionelle Einheit der oberen Kopfgelenke und des Mundbodens erkennen.

In erster Linie dient der **Kauapparat** der Nahrungsaufnahme, der Nahrungszerkleinerung und dem Beginn der Kohlenhydratverdauung. Ein harmonisches Öffnen und Schließen des Mundes, Protrusion und Retrusion, Laterotrusion und Mediotrusion müssen gewährleistet sein. Funktionelle Störungen im Bewegungsablauf dieses Systems ziehen meist umfassende Beschwerden nach sich. In zweiter Linie scheint der Kauapparat auch der Aufgabe des „Sichdurchbeißens" zu dienen. Ein anhaltender Hypertonus des M. masseter ist die Folge. Zwar unterliegen wir nicht dem Beißzwang eines Kampfhundes, dennoch ist die Entspannung des stressbedingt hypertonen M. masseter und seiner umliegenden myofaszialen Strukturen keine leichte Aufgabe.

Der funktionelle Gegenpol zum „Sichdurchbeißen" ist der **N. vagus.** Als vornehmlich parasympathischer Hirnnerv bildet er einen wesentlichen Anteil des vegetativen Nervensystems, das für die Regelung unseres inneren Milieus zuständig ist. Seine uneingeschränkte Funktion ist ein wichtiger Faktor, einen Ausgleich zu schaffen gegenüber der sympathikotonen Zustände unseres Daseins. Zur Erhaltung unserer Gesundheit ist ein balancierter Zustand des vegetativen Nervensystems durchaus erstrebenswert. Während seines Verlaufs passiert er drei der hier beschriebenen Diaphragmen, das Mundboden/obere Kopfgelenke-Diaphragma, den oberen Thoraxeingang und das Zwerchfell. Ihm von kranial nach kaudal einen freien Weg zu bahnen, empfinde ich als grundlegende Voraussetzung für das Gelingen einer osteopathischen Behandlung.

Seine Rolle für die Nahrungsaufnahme und -weiterverarbeitung erstreckt sich über die zephale Phase, in der er die Sekretion der notwendigen „Körperflüssigkeiten" angetrieben von visuellen, olfaktorischen und kognitiven Reizen stimuliert, bis hin zur parasympathischen Innervation der Verdauungsorgane bis zum Cannon-Böhm-Punkt. Spätestens in der Zerkleinerungsphase des Kaumechanismus und schließlich während des Schluckvorgangs übernimmt die **Zunge** einen wesentlichen funktionellen Anteil. Das Zungenvorderteil wird beim Schlucken aus seiner Ruhelage heraus an den harten Gaumen gepresst, wobei die Lippen locker geschlossen bleiben und die seitlichen Zähne durch die Aktivität der Kaumuskuatur geschlossen sind. Der Zungenmittelteil wird an den Gaumen gesaugt, der Zungenhinterteil gegen den harten Gaumen gedrückt, der Nasen-Rachen-Raum geschlossen und der Schluckreflex ausgelöst. Dabei ist die Muskulatur des Kinns entspannt. Ein ausgewogenes Zusammenspiel der Muskulatur von Mund-, Kiefer- und Gesichtsbereich, der Muskulatur der oberen Kopfgelenke und der Halswirbelsäule sowie des Tonus des gesamten Körpers und der Atmung sind für den korrekten Ablauf notwendig. Tonusveränderungen der o.g. Muskulatur, Bissanomalien, skelettale Anomalien, Kiefer- und Zahnfehlstellungen, Veränderungen des Gaumens, abnorme Zungenruhelagen, Dystonien der Zunge, Veränderungen der Körperhaltung, des Tonus und der Atmung sind nur einige Möglichkeiten, die einen physiologischen Ablauf des Schluckens stören können.

Nicht selten kommt es zu Magen-Darm-Problemen aufgrund zu geringer Kautätigkeit, da notwendige Andauungsprozesse nicht gewährleistet sind. Dies geschieht im Übrigen auch bei zu schnellem Essen. Durch Luftschlucken während des Kauvorgangs kann es zu Meteorismus kommen. Derjenige, dessen Nasenatmung behindert ist, sei es durch Allergien, chronische Sinusitiden, Nasenscheidewandverkrümmungen oder adenoide Vegetation, wird zum sogenannten „Mundatmer". Auch in seinem Falle können sowohl der Kau- als auch der Schluckvorgang nicht korrekt ablaufen. Zusätzlich besteht die Gefahr einer rezidivierenden Entzündung der Schleimhäute, die vom Mund-, Nasen- und Rachenraum bis zu den Darmwänden unseren gesamten Verdauungstrakt auskleiden. In Folge dieser Entzündungen kann insbesondere die immunologische Funktion des Darmes beeinträchtigt werden. Die Betroffenen beschreiben neben der Verdauungsproblematik auch eine deutliche Infektanfälligkeit.

In der heutigen Zeit sehen wir uns häufig konfrontiert mit allergischen Reaktionen des Körpers aller Art. Gerade Nahrungsmittelunverträglichkeiten bzw. -allergien belasten die Gewebe des Verdauungstrakts. Unzureichende Verdauung und Verwertung bestimmter Nahrungsbestandteile aufgrund fehlender Enzyme, Missverhältnisse der Stoffe untereinander oder Defekte im Transportmechanismus der Darmwand sind die Folge.

Aufgrund neuroanatomischer, knöcherner und myofaszialer Verbindungen können wir von einer funktionellen Einheit folgender Strukturen sprechen:

- Kiefergelenk und seine vier wichtigsten Kaumuskeln M. masseter, M. temporalis, M. pterygoideus lateralis und medialis
- Zungen-, Gaumensegel-, Schlundmuskulatur
- Halswirbelsäule, insbesondere die oberen Kopfgelenke, mit ihren Wirbeln, Zwischenwirbelscheiben und Bändern
- kurze und hintere Nackenmuskulatur
- supra- und infrahyale Muskulatur
- Os hyoideum
- M. SCM und der gesamte Schultergürtel, insbesondere die Klavikula, das Sternum, der obere Skapula-Rand

Afferenzen des **N. trigeminus** laufen sowohl zu eigenen, mesenzephalen Kernen als auch zu spinalen Kernen in der Medulla oblongata bis hinab zu C2. Hier verzahnen sie sich mit oberflächlichen und tiefen Afferenzen von C1 bis C3, Kopfmuskulatur, kurzer Nackenmuskulatur und Dura mater cranialis der hinteren Schädelgrube. Die benachbarten Efferenzen aus dem motorischen Trigeminuskern und dem motorischen Vorderhorn von C1 bis C3 reagieren schnell und gemeinsam. Efferente

Anpassungen der Dura vollziehen sich sowohl innerhalb der intrakraniellen Membranen über die Schädelknochen und die SSB als auch innerhalb der extrakraniellen Membranen über die gesamte WS bis hin zum Sakrum.

Aufgrund weiterer Verzahnungen der Afferenzen der HWS zu den **Vestibularkernen** und den **drei Augenmuskelkernen** kommt es zu einer Verschaltung der Propriozeption der oberen Kopfgelenke mit den Vestibularkernen, den Augenmuskelkernen und somit dem 1. Trigeminusast. Zervikal oder kraniomandibulär bedingter Schwindel kann die Folge von Dysfunktionen in diesen Bereichen sein.

Schließlich bestehen Afferenzen aus den oberen Kopfgelenken und dem Trigeminussystem zum hinteren Kochleariskern, wodurch sich Veränderungen des subjektiven Tinitus in Abhängigkeit der Bewegungen der HWS und/oder Aktivitäten der Kiefergelenksmuskulatur erklären lassen.

In jedem Falle werden Auge, Ohr, Gleichgewicht, Kiefergelenke und obere Kopfgelenke in Absprache und abhängig voneinander reagieren. Beobachten lässt sich dies auch am Beispiel von Kopfzwangshaltungen, die sich okulär bedingt häufig aufgrund falsch getragener oder schlecht korrigierender Brillen, Paresen, Restriktionen, Schielen, Nystagmus oder Winkelfehlsichtigkeit einstellen. Auch statisch bedingte Auslöser von Kopfzwangshaltungen, wie z. B. aufgrund eines Beckenschiefstandes lassen sich finden. Im Falle einer Taubheit oder Schwerhörigkeit leiden die Patienten unter einer eingeschränkten Beweglichkeit der HWS, die häufig mit einer Kopfzwangshaltung einhergeht. Ebenso deutlich wird der hohe Anteil der Propriozeptoren innerhalb der kurzen Nackenmuskulatur am Beispiel frühkindlicher Symmetriestörungen, insbesondere am Beispiel der KISS-Kinder (Kopfgelenk induzierte Symmetriestörung). Zusätzlich zu den auffälligen Hirnstammreaktionen (Unruhe, schnelles Ermüden, Kreislaufstörungen, gestörter Schlaf-Wach-Rhythmus, Fieberanfälle,…) zeigen sich typische Muster einer entweder fixierten Lateralflexion oder fixierten Rückneigung des Kopfes mit jeweils entsprechenden kraniokaudalen Ketten bzw. Dysfunktionen des Schultergürtels und der oberen Extremität, der gesamten Wirbelsäule, des Beckens, der Hüftgelenke und der unteren Extremität.

### Zusammenfassung

Zusammenfassend lassen sich folgende Ketten entwickeln:

- Die echten Gelenke Okziput/Atlas und Kiefergelenk lassen absteigende, parietale Ketten entstehen.
- Die große Anzahl der verbindenden Muskulatur lässt absteigende, myofasziale Ketten entstehen.
- Die unmittelbare Nähe zu den vegetativen Ganglien des Kopfes lassen dort Irritationen mit Auswirkung auf ihre Erfolgsorgane zu.
- Die Verbindung zum viszeralen System über die Raphe pharyngobasilaris lässt absteigende, viszerale Ketten zu. Der Globus hystericus ist hierfür ein gutes Beispiel. Bei einem sonst ungehinderten Schluckakt hat der Patient das Gefühl, einen Kloß im Hals zu haben, sich ständig räuspern zu müssen und schlechter atmen zu können. Nach Abklärung sämtlicher medizinischer Disziplinen, ohne organische Ursachen für die Symptome gefunden zu haben, bleibt häufig die psychosomatische oder stressbedingte Erklärung übrig.
- Viszerale Ketten über die Physiologie der Organe, zum Beispiel über die Schleimhäute, lassen weitreichende Dysfunktionen und Dysbalancen zu.
- Vielleicht noch weitreichender sind diejenigen Ketten, die sich aufgrund neuroanatomischer bzw. neurophysiologischer Verbindungen herstellen lassen. Hier sei noch einmal die Wichtigkeit des zirkadianen Rhythmus und des vegetativen Nervensystems als übergeordnete Systeme für den Erhalt unserer Gesundheit hervorgehoben.
- Kraniosakrale Ketten über die Dura werden sich nicht ausschließlich auf das kraniosakrale System reduzieren, sondern schnell übergreifen auf das parietale System.

Über die Tatsache, ob wir es mit auf- oder absteigenden Ketten zu tun haben, werden mehrere Faktoren zu entscheiden haben. Afferente Dysfunktionen, die persönliche Schwachstelle des jeweiligen Individuums, physische und/oder psychische Belastungen des täglichen Lebens, Ernährung und Bewegung u. a. können ausschlaggebend sein (▶ **Tab. 5.1**).

► **Tab. 5.1** Übersicht der funktionellen und topografischen Zusammenhänge der OAA- und Mundbodenregion.

| | |
|---|---|
| Vegetatives Nervensystem | Plexus sympathicus |
| | Ganglion cervicale superius (C 2/3) |
| | vegetative Ganglien pterygopalatinum, submandibulare, oticum |
| | Ganglion trigeminale |
| | Ganglion geniculum |
| | Ganglion superior und inferior des Hirnnervs IX und X |
| Zentrales Nervensystem | limbisches System |
| | Lobus occipitalis |
| | Lobus temporalis |
| | auditives und vestibuläres System |
| | Hirnstamm mit Medulla oblongata, Pons, Zerebellum und Hirnnervenkernen |
| | IV. Ventrikel |
| | alle Hirnnerven, außer I, II und IV |
| Peripheres Nervensystem | Plexus cervicalis |
| | N. phrenicus C 3 bis C 5 |
| | Plexus tympanicus |
| Arterien | A. vertebralis |
| | A. basilaris |
| | Circulus von Wilisi |
| | A. cerebri posterior und media |
| | A. meningea posterior und media |
| | A. spinalis anterior und posterior |
| | A. carotis interna und externa |
| | A. occipitalis |
| | A. temporalis |
| | A. facialis |
| | A. maxillaris |
| | A. masseterica |
| | A. alveolaris inferior |
| | A. mentalis |
| | Ramus mylohyoideus |
| | A. labyrinthi |
| | A. stylomastoidea |
| | A. tympanica |
| Venen | venöse Blutleiter (Sinus durae matris) |
| | V. jugularis interna, bulbus und externa |
| | Plexus basilaris |
| | V. emissaria |
| | Vv. labyrinthi |
| | V. facialis |

▸ **Tab. 5.1** Fortsetzung.

| | |
|---|---|
| | V. lingualis |
| | Vv. maxillares |
| | V. auricularis posterior |
| | V. occipitalis |
| | V. retromandibularis |
| | Plexus pterygoideus |
| Lymphgefäße | nuchale, okzipitale, parotideale, aurikuläre, faziale, submentale, submandibuläre Lymphknoten |
| Knochen/Gelenke | Os occipitale |
| | Os temporale |
| | Mandibula |
| | Temporomandibulargelenk |
| | Os hyoideum |
| | Atlas |
| | Axis |
| | Gehörknöchelchenbrücke mit Hammer, Amboss und Steigbügel |
| Muskulatur | Zunge und Zungenmuskulatur |
| | M. occipitalis |
| | M. trapezius |
| | M. sternocleidomastoideus |
| | M. splenius capitis |
| | M. semispinalis capitis |
| | M. obliquus capitis superior und inferior |
| | M. rectus capitis posterior minor und major |
| | M. rectus capitis lateralis und anterior |
| | M. longus capitis |
| | M. tensor und levator veli palatini |
| | M. salpingopharyngeus |
| | M. tensor tympani |
| | M. stapedius |
| | M. temporalis |
| | M. masseter |
| | M. pterygoideus medialis und lateralis |
| | M. digastricus |
| | M. mylohyoideus |
| | M. geniohyoideus |
| | M. stylohyoideus |
| | M. hyoglossus |
| | M. omohyoideus |
| | M. sternohyoideus, thyrohyoideus, sternothyroideus |

▸ **Tab. 5.1** Fortsetzung.

| | |
|---|---|
| Ligamente, Faszien, Bindegwebe | Ligamente und Kapsel des Temporomandibulargelenkes, Meniskus und bilaminäre Zone |
| | Kapsel-Band-Apparat der oberen Kopfgelenke |
| | Dura mater encephali und spinalis |
| | Fascia pharyngobasillaris |
| | Tuba auditiva |
| | Ductus endolymphaticus |
| | Trommelfell |
| | Lig. stylomandibulare |
| | Lig. stylohyoideum |
| | Lig. sphenomandibulare |
| | Lig. sphenopetrosum |
| | Lig. laterale |
| | Fascia temporalis |
| | Fascia masseterica |
| | Fascia buccopharyngea |
| | Aponeurosis pterygotemporomandibulare |
| | Halsfaszie |
| Organe | statoakustisches Organ: das Ohr |

5.3

# Praxis

## 5.3.1 Behandlungstechniken

Die Reihenfolge der anzuwendenden Techniken, das Procedere, kann zu Beginn einer Behandlung oder einer Erstbehandlung festgelegt werden. Zu Anfang werden elementare Strukturen befreit, deren Funktionen als wichtige Voraussetzung für den Heilungsprozess gelten. Die Tonusregulierung der Muskulatur bietet schließlich die notwendige Voraussetzung des Öffnens der Durchtrittsstellen der Leitungsbahnen. Nach der Befreiung der ligamentären Strukturen erfolgt eine integrative und tief wirkende Technik über den CV 4. Mit einer Technik für das Os hyoideum wird letztlich ein freier Weg für den N. vagus gebahnt und der Übergang zur oberen Thoraxapertur gewährleistet.

### Globale Entspannung und Stressabbau (Übung aus der Angewandten Kinesiologie)

▸ Abb. 5.2

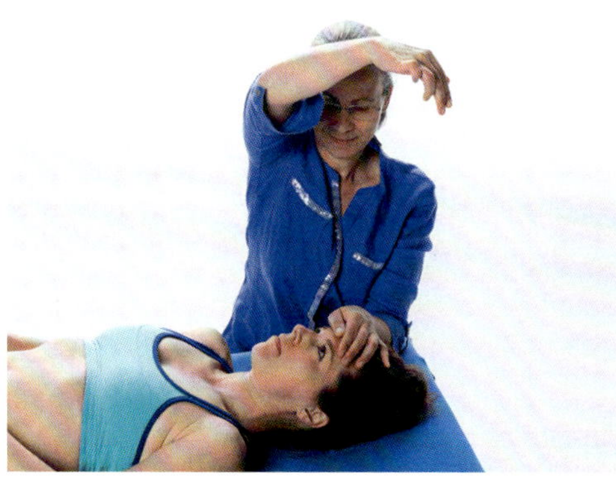

▸ **Abb. 5.2** Globale Entspannung und Stressabbau.

**Ausgangsstellung Patient:** bequeme Rückenlage

**Ausgangsstellung Therapeut:** seitlich am Kopf sitzend

**Griffe:** Die kraniale Hand des Therapeuten liegt flächig auf der Stirn des Patienten, die kaudale

Hand führt im Anschluss richtungsweisend die Bewegungen der Augen des Patienten.

**Ausführung:** Der Patient atmet 1- bis 2-mal tief ein und aus und schließt dann die Augen, um sich sowohl innerlich als auch äußerlich zurückzulehnen. Gerne kann ihn der Therapeut dazu auch verbal einladen.

Der Patient wird aufgefordert, bei geschlossenen Augen dahin zu blicken, wohin ihn die Berührung des Therapeuten führt. Dieser berührt langsam nacheinander folgende Stellen an Gesicht und Schädel, um entsprechende Bewegungen der Augen zu initiieren:

- kranial (Vertex)
- kaudal (Gnadion)
- lateral rechts (rechter Tragus)
- lateral links (linker Tragus)
- rechts lateral/kranial (Pterion rechts)
- links lateral/kaudal (Gonion links)
- links lateral/kranial (Pterion links)
- rechts lateral/kaudal (Gonion rechts)

Nach einem kurzen Durchatmen und/oder einem Glas Wasser wird die Übung erneut bei geöffneten Augen ausgeführt. Dabei wird der Patient aufgefordert, den Bewegungen der Hand des Therapeuten zu folgen. Dieser führt seine Hand in ca. 50 cm Abstand zum Gesicht des Patienten langsam nacheinander in o. g. Richtungen.

Während der gesamten Übung behält der Therapeut die Hand auf der Stirn des Patienten. Hirnstamm und Frontalhirn können in aller Ruhe auch Stress beladene Themen besprechen. Die Augen fahren dabei wie ein Scanner die entsprechenden Areale ab. Zum Abschluss der Übung lohnt es sich, einen Schluck Wasser zu trinken.

Die Übung eignet sich auch ausgezeichnet als Hausaufgabe.

### BLT des OAA (periphere Technik nach W.G. Sutherland)

▸ Abb. 5.3

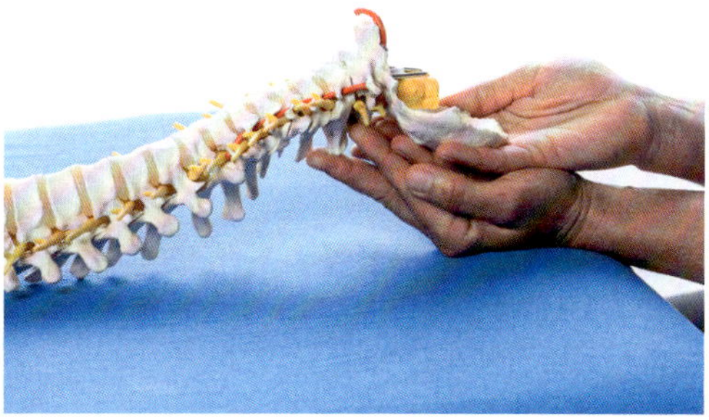

▸ **Abb. 5.3** BLT OAA.

**Ausgangsstellung Patient:** Rückenlage

**Ausgangsstellung Therapeut:** am Kopfende sitzend

**Griffe:** Die kraniale Hand liegt flächig unter dem Os occipitale. Die Fingerspitzen der kaudalen Hand palpieren den Arcus des Atlas, sowie die Processus spinosi des zweiten und dritten Halswirbels.

**Ausführung:** Der Patient wird aufgefordert, das Kinn ein wenig Richtung Halsgrübchen zu bewegen, um die ligamentären Strukturen anzusprechen. Aufmerksam sucht der Therapeut mit seiner kaudalen Hand durch vorsichtiges Heben der Wirbel den *Point of balance*. Die ligamentären Strukturen begeben sich auf Wanderschaft. Der Prozess ist abgeschlossen, wenn die Gewebe entspannen, zur Ruhe kommen und sich schließlich in longitudinaler Richtung ausdehnen. Während des gesamten Zeitraumes bieten die Therapeutenhände einen sicheren Rückhalt, um am Ende die Korrektur in Richtung Longitudinale zu begleiten.

## Dekontraktion der kurzen Nackenmuskeln

▶ Abb. 5.4

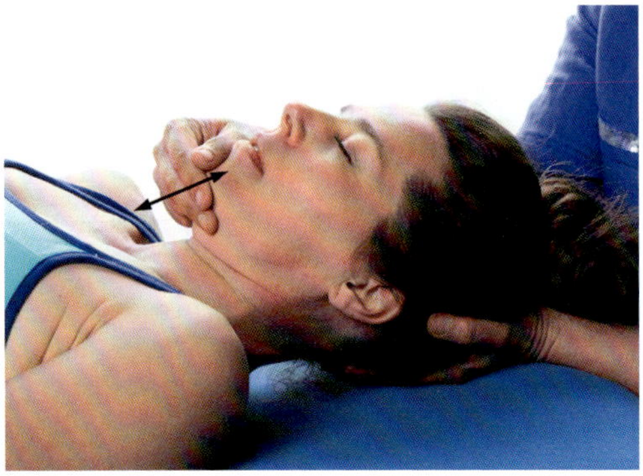

▶ **Abb. 5.4** Dekontraktion der kurzen Nackenmuskeln.

**Ausgangsstellung Patient:** Rückenlage

**Ausgangsstellung Therapeut:** am Kopfende sitzend

**Griffe:** Die anteriore Hand umfasst die Kinnspitze, die posteriore Hand liegt längs unter dem kaudalen Okziput-Rand.

**Ausführung:** Der Patient wird aufgefordert, die Kinnspitze gegen den therapeutischen Widerstand in Richtung Halsgrübchen zu spannen. Die Spannung vorsichtig und aufmerksam aufbauen lassen. Nun führt der Therapeut die Kinnspitze ein wenig weg vom Halsgrübchen. Der Patient lässt diese Bewegung langsam zu, indem er vorsichtig und aufmerksam die Spannung reduziert. Am Ende der Bewegung (Extension der oberen Kopfgelenke) lässt der Patient die Spannung ganz los. Der Therapeut wartet, bis der Prozess des Loslassens abgeschlossen ist, um das Kinn im Anschluss passiv in Richtung Halsgrübchen zu führen (Flexion der oberen Kopfgelenke, Translation nach posterior). Die kurze Nackenmuskulatur erfährt eine Dehnung. Dieses Procedere wird mehrmals wiederholt.

## Mobilisation des M. occipitofrontalis

▶ Abb. 5.5

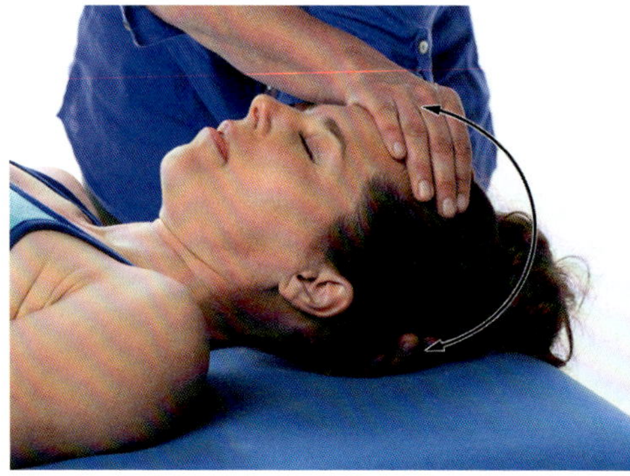

▶ **Abb. 5.5** Mobilisation des M. occipitofrontalis.

**Ausgangsstellung Patient:** Sitz oder Rückenlage

**Ausgangsstellung Therapeut:** seitlich am Kopf stehend

**Griffe:** Die anteriore Hand liegt quer auf dem posterioren Anteil des Os frontale, die posteriore Hand liegt quer auf dem kranialen Anteil des Os occipitale.

**Ausführung:** Die Hände des Therapeuten sinken auf die fasziale Ebene und gleiten im Wechsel aufeinander zu und voneinander weg, um den Muskel und seine Faszie in seiner longitudinalen Ausdehnung zu mobilisieren. Im Anschluss gleiten die Hände gleich schnell und gleichzeitig nach anterior und posterior, um den Muskel und seine Faszie auf seiner Gleitfläche „Knochen" zu mobilisieren. Dieses Procedere wird mehrmals wiederholt, bis sich eine Entspannung der Gewebe einstellt. Dies geschieht umso eher, je besser die Geschwindigkeit der Bewegung auf den Rhythmus des Gewebes angepasst ist.

Diese Technik eignet sich ausgezeichnet als Hausaufgabe.

## Entspannung von M. masseter und M. temporalis (Technik aus der Angewandten Kinesiologie)

▸ Abb. 5.6

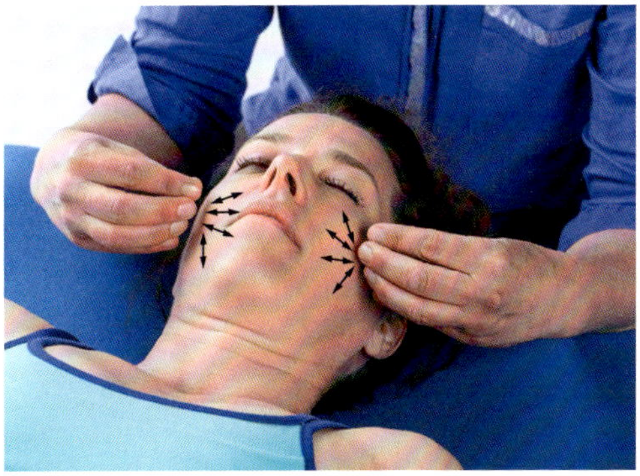

▸ **Abb. 5.6** Entspannung von M. masseter und M. temporalis.

**Ausgangsstellung Patient:** Rückenlage

**Ausgangsstellung Therapeut:** am Kopfende sitzend

**Griffe:** Die Fingerspitzen beider Hände palpieren den Verlauf des M. masseter bzw. des M. temporalis.

**Ausführung:** Die Fingerspitzen beider Hände führen 2–3 schnelle, in Richtung „kneifende Finger" gehende Bewegungen aus, um dann 2–3 schnelle, in Richtung „ent-kneifende Finger" gehende Bewegungen auszuführen. Dies wird mehrfach und auf der gesamten Fläche des Muskels an unterschiedlichen Stellen wiederholt. Dabei berühren die Fingerspitzen die Hautoberfläche, kneifen allerdings nicht wirklich. Über Hautrezeptoren gelangen afferente Impulse zu Golgi- Sehnen und Muskelspindeln. Efferente Antwort wird ein An- bzw. Entspannen des Muskels sein, je nach Richtung der Fingerbewegung.

Diese Technik eignet sich ausgezeichnet als Hausaufgabe.

## Mobilisation des M. digastricus

▸ Abb. 5.7, ▸ Abb. 5.8

Der M. digastricus bildet die oberflächliche Schicht des Mundbodens. Sein Venter posterior entspringt am Os temporale und wird innerviert vom N. facialis, sein Venter anterior setzt an der Mandibula an und wird innerviert vom N. trigeminus. Er verläuft mit seinem sehnigen Anteil unter der Verdopplung des M. stylohyoideus entlang. Hier stellt er über eine Bindegewebsschlinge Kontakt zum Os hyoideum her, ein ausgezeichneter Treffpunkt sowohl auf- als auch absteigender Ketten.

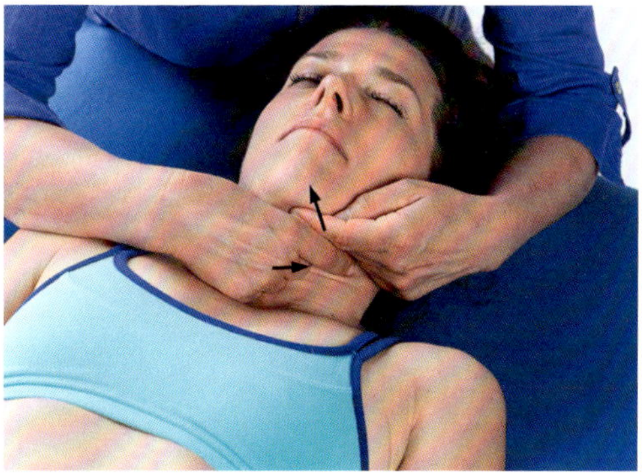

▸ **Abb. 5.7** Mobilisation des M. digastricus, Venter anterior.

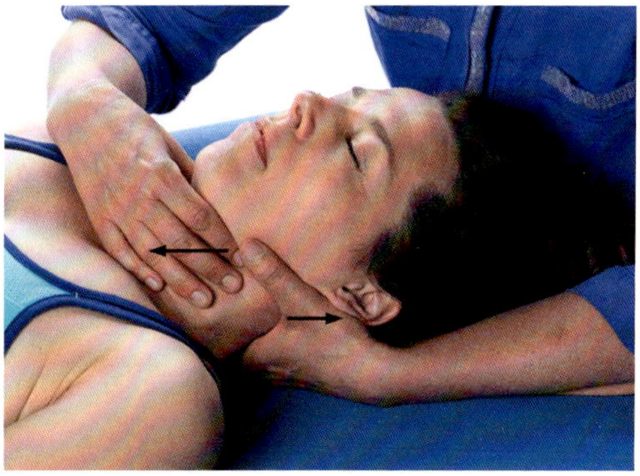

▸ **Abb. 5.8** Mobilisation des M. digastricus, Venter posterior.

**Ausgangsstellung Patient:** Rückenlage

**Ausgangsstellung Therapeut:** seitlich am Kopfende sitzend, kontralateral der zu behandelnden Seite

**Griffe:** Zur Behandlung des **Venter anterior** (▸ Abb. 5.7) palpiert der Zeige- oder Mittelfinger der kranialen Hand den Ansatz des Muskels an der Mandibula. Zur Behandlung des **Venter posterior** (▸ Abb. 5.8) liegt der Daumenballen auf der Pars mastoidea und der Daumen entlang des horizontalen Mandibula-Astes. Der Nacken ist in der

Handfläche abgelegt. Die kaudale Hand umfasst mit Daumen und Zeigefinger das Hyoid.

**Ausführung:** Zur Mobilisation des **Venter anterior** fixiert die kaudale Hand das Hyoid sanft nach posterior, während die kraniale Hand den Muskel über einen Zug nach kranial/leicht anterior dehnt. Zur Mobilisation des **Venter posterior** sinkt die kraniale Hand weich in die Tiefe der Gewebe und fixiert das Os temporale sanft nach kranial, während die kaudale Hand das Hyoid vorsichtig nach kaudal mobilisiert. Im Sinne einer direkten Technik wartet der Therapeut den Release der Gewebe ab, um mit einer direkten Dehnung der Gewebe zu enden. Es ist ebenso möglich, eine indirekte Herangehensweise zu wählen.

## Mobilisation der Raphe mylohyoidea

► Abb. 5.9

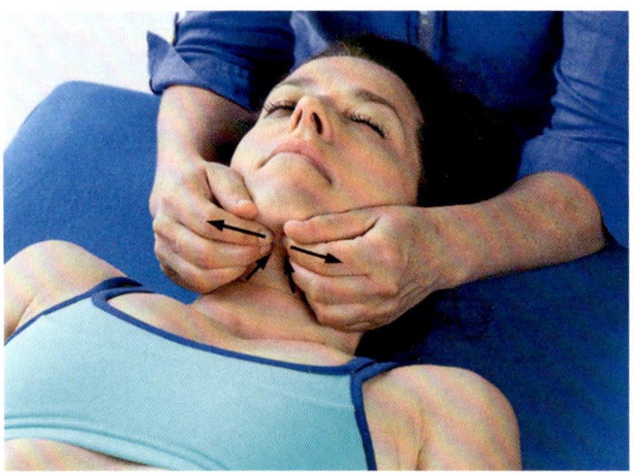

► **Abb. 5.9** Mobilisation der Raphe mylohyoidea.

Der M. mylohyoideus bildet die mittlere Schicht des Mundbodens. Die rechte und linke Seite verbinden sich median in der Raphe mylohyoidea. Für seine Innervation sorgt der N. trigeminus.

**Ausgangsstellung Patient:** Rückenlage

**Ausgangsstellung Therapeut:** am Kopfende sitzend

**Griffe:** Beide Hände liegen rechts und links entlang des Unterkiefers. Die Fingerspitzen palpieren die Muskulatur in der Tiefe.

**Ausführung:** Zur Entspannung üben die Finger einen Zug nach kranial/wenig medial aus. Im Sinne einer direkten Technik wartet der Therapeut den Release der Gewebe ab. Im Anschluss gleitet er etwas tiefer in die Gewebe und übt einen Zug nach lateral aus. Dieser dient der Dehnung der Raphe.

## Mobilisation des M. geniohyoideus

► Abb. 5.10

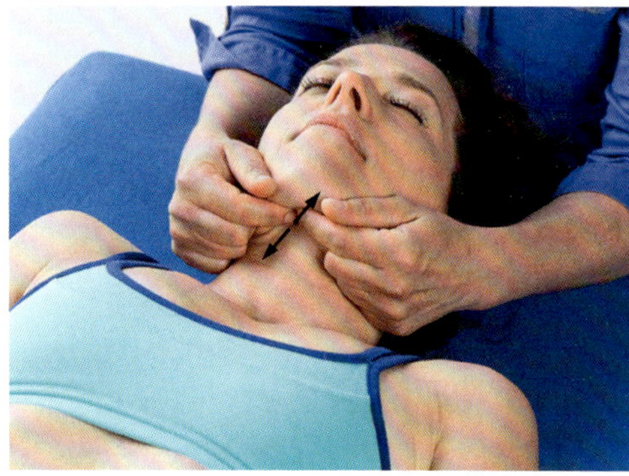

► **Abb. 5.10** Mobilisation des M. geniohyoideus.

Der M. geniohyoideus bildet die tiefe Schicht des Mundbodens. Seine Innervation kommt aus den ersten beiden Zervikalnerven.

**Ausgangsstellung Patient:** Rückenlage

**Ausgangsstellung Therapeut:** am Kopfende sitzend

**Griffe:** Die Zeigefinger beider Hände palpieren jeweils auf Höhe des Ansatzes an der Spina mentalis an der Innenfläche des Corpus mandibulae und den Ursprung am Os hyoideum. Sie gleiten sanft in die Tiefe der Gewebe.

**Ausführung:** Zur Entspannung üben die Finger einen Zug voneinander weg in anteriorer/posteriorer Richtung aus. Der Muskel erfährt eine Längsdehnung. Im Sinne einer direkten Technik wartet der Therapeut den Release der Gewebe ab, um im Anschluss die Längsdehnung nochmals zu verbessern. Es ist ebenso möglich, eine indirekte Herangehensweise zu wählen.

## Tonusregulierung des M. pterygoideus medialis

▶ Abb. 5.11

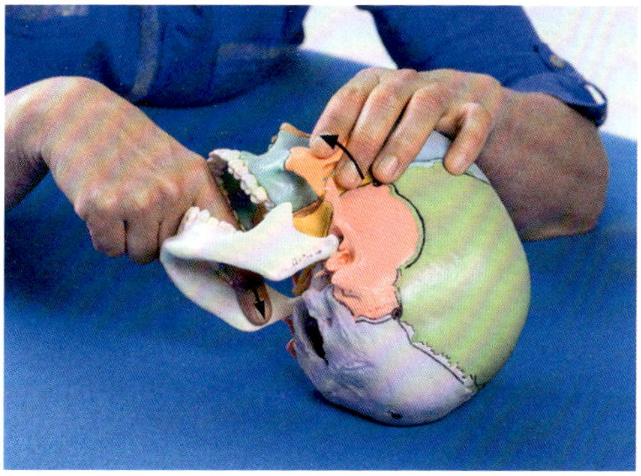

▶ **Abb. 5.11** Tonusregulierung des M. pterygoideus medialis.

Den M. pterygoideus medialis könnte man als Zwilling des M. masseter bezeichnen. Er nimmt dessen Ansatz als Ursprung und setzt sich intern an der Mandibula aufwärtssteigend fort. Seine Innervation erfolgt über den N. trigeminus.

**Ausgangsstellung Patient:** Rückenlage

**Ausgangsstellung Therapeut:** seitlich am Kopfende sitzend, ipsilateral der zu behandelnden Seite

**Griffe:** Daumen und Mittelfinger der kranialen Hand liegen auf den Alae majores des Os sphenoidale. Der Zeigefinger der kaudalen Hand palpiert entlang der unteren Zahnreihe, dann in Richtung Angulus mandibulae den Muskelbauch.

**Ausführung:** Die kraniale Hand initiiert eine Flexion des Os sphenoidale, während die kaudale Hand sanfte Querfriktionen auf den Muskelbauch ausübt.

## Tonusregulierung des M. pterygoideus lateralis

▶ Abb. 5.12

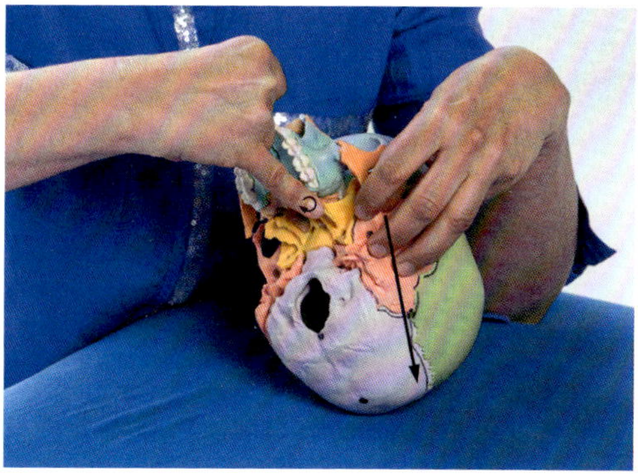

▶ **Abb. 5.12** Tonusregulierung des M. pterygoideus lateralis.

Wie bereits beschrieben, spielt der M. pterygoideus lateralis aufgrund seines Kontaktes mit Meniskus und Kapsel des Kiefergelenkes für dessen Funktion eine große Rolle. Seine Innervation erfolgt über den N. trigeminus.

**Ausgangsstellung Patient:** Rückenlage

**Ausgangsstellung Therapeut:** seitlich am Kopfende sitzend, kontralateral der zu behandelnden Seite

**Griffe:** Der Mittelfinger der kranialen Hand befindet sich im Meatus acusticus externus, die restlichen Finger dieser Hand verteilen sich locker auf dem Os temporale. Mit dem kleinen Finger der kaudalen Hand palpiert der Therapeut lateral der oberen Zahnreihe entlang, dann in Richtung Ohr. Um den Muskel zu erreichen, dreht er den Finger etwas lateralrotatorisch.

**Ausführung:** Die kraniale Hand setzt einen sanften Zug nach posterior ein, während die kaudale Hand sanfte Querfriktionen auf dem Muskelbauch ausübt.

## Mobilisation der Mm. sternocleidomastoideus, scaleni, trapezius, levator scapulae

▸ Abb. 5.13

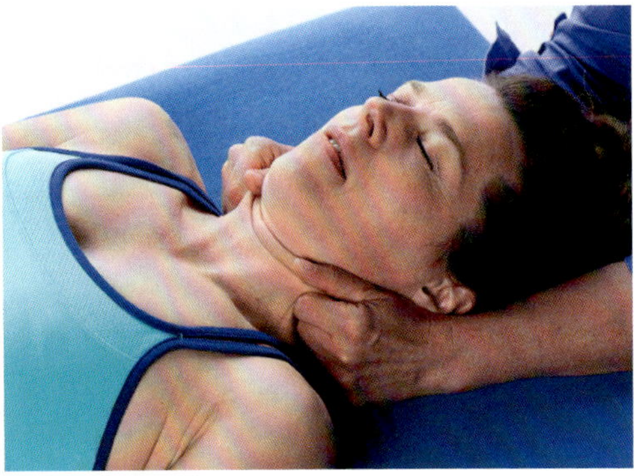

▸ **Abb. 5.13** Mobilisation der Mm. sternocleidomastoideus, scaleni, trapezius, levator scapulae.

**Ausgangsstellung Patient:** Rückenlage

**Ausgangsstellung Therapeut:** am Kopfende sitzend

**Griffe:** Die Fingerspitzen beider Hände palpieren den Verlauf des jeweiligen Muskels. Spannungsunterschiede, unterschiedliche Verschieblichkeit und Dehnbarkeit, Verhärtungen etc. werden wahrgenommen.

**Ausführung:** Die Behandlung kann im Sinne unterschiedlicher Muskeltechniken verlaufen, z. B. mobilisierende Massage, Querfriktionen, Querdehnung, Funktionsmassage, Triggerpunktbehandlung usw.

## Öffnen der Sutura occipitomastoidea

▸ Abb. 5.14

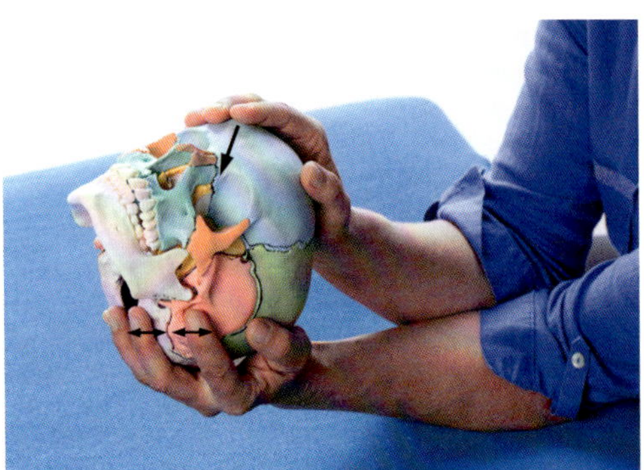

▸ **Abb. 5.14** Öffnen der Sutura occipitomastoidea.

**Ausgangsstellung Patient:** Rückenlage

**Ausgangsstellung Therapeut:** leicht seitlich am Kopfende des Patienten sitzend

**Griffe:** Zeige- und Mittelfinger der ipsilateralen Hand legen sich wie ein „V" entlang der Sutura occipitomastoidea. Sie zeigen dabei nach kaudal. Die andere Hand rotiert die HWS, um den Kopf auf die Sutur zu legen. Schon das Eigengewicht des Kopfes kann einen mobilisierenden Effekt haben. Im Anschluss sucht die andere Hand die Stelle, die diametral der Sutur liegt.

**Ausführung:** Im ersten Schritt werden das Okziput und das Os temporale einander angenähert auf der Suche nach dem *Point of balance* der Sutur. Stellt sich eine Entspannung der Gewebe ein, kann man übergehen zum zweiten Schritt. Die diametral gelegene, kontalaterale Hand schickt eine kleine Liquorwelle in Richtung der Sutur. Im Moment des Ankommes der Welle unterstützen die Finger der ipsilateralen Hand weich das Öffnen der Sutur.

## Öffnen des Foramen magnum

▸ Abb. 5.15

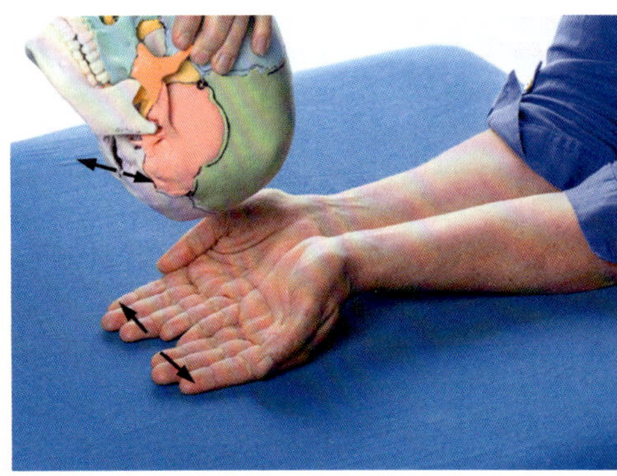

▸ **Abb. 5.15** Öffnen des Foramen magnum.

**Ausgangsstellung Patient:** Rückenlage

**Ausgangsstellung Therapeut:** am Kopfende des Patienten sitzend

**Griffe:** Beide Hände liegen flächig unter dem OCC und nehmen es auf wie eine Schale. Die Kleinfingerkanten berühren sich. Die Unterarme sind auf der Unterlage abgelegt.

**Ausführung:** Beide Therapeutenfinger streben sanft nach lateral, voneinander weg, um die Kondylen zu spreizen. Den Release und die Öffnung des Foramen magnum abwarten. Die Ausführung ist auch indirekt möglich.

## Intraossärer Ausgleich des Os occipitale

▸ Abb. 5.16

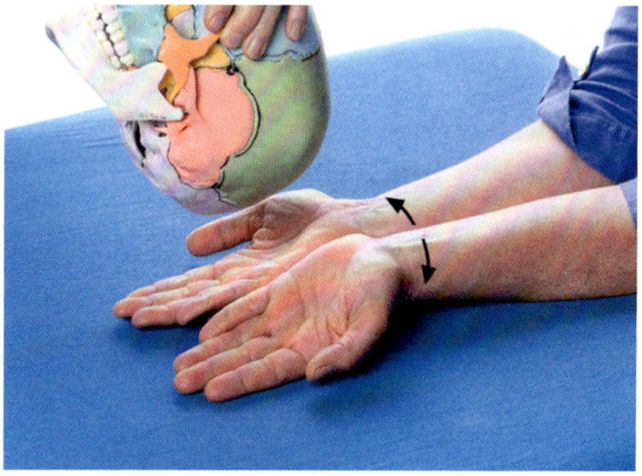

▸ **Abb. 5.16** Intraossärer Ausgleich des Os occipitale.

**Ausgangsstellung Patient:** Rückenlage

**Ausgangsstellung Therapeut:** am Kopfende des Patienten sitzend

**Griffe:** Beide Hände liegen flächig unter dem OCC und nehmen es auf wie eine Schale. Die Kleinfingerkanten berühren sich. Die Unterarme sind auf der Unterlage abgelegt.

**Ausführung:** Beide Unterarme des Therapeuten initiieren sanft in Richtung Supination, sodass die Hände sich wie eine Blume öffnen. Dabei bleiben sie ständig in Kommunikation mit dem Gewebe, dessen Form und Reaktion. Den Release abwarten.

## Mobilisation des Os temporale/anteriore und posteriore Rotation

▸ Abb. 5.17

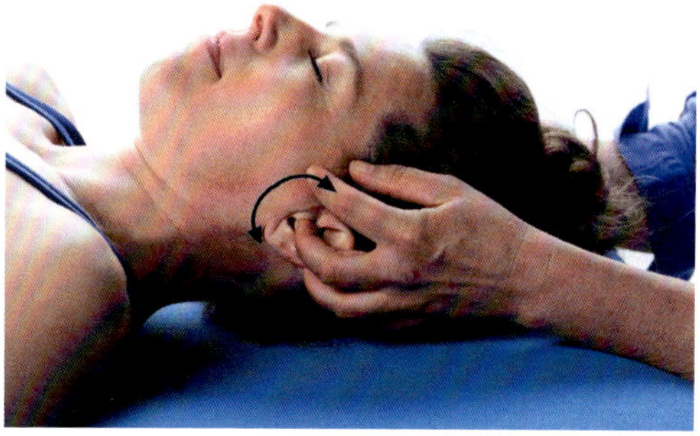

▸ **Abb. 5.17** Mobilisation des Os temporale/anteriore und posteriore Rotation.

**Ausgangsstellung Patient:** Rückenlage

**Ausgangsstellung Therapeut:** am Kopfende sitzend

**Griffe:** Die Mittelfinger beider Hände palpieren den Meatus acusticus externus, die restlichen Finger platzieren sich um das Ohr herum auf dem Os temporale.

**Ausführung:** Symmetrisch und dem Gewebe angepasst initiieren die Hände eine anteriore und posteriore Rotation im Sinne einer Mobilisation. Eventuell kann eine indirekte Vorgehensweise dieser Technik vorausgehen.

## Mobilisation des Os temporale/Außenrotation und Innenrotation

▸ Abb. 5.18

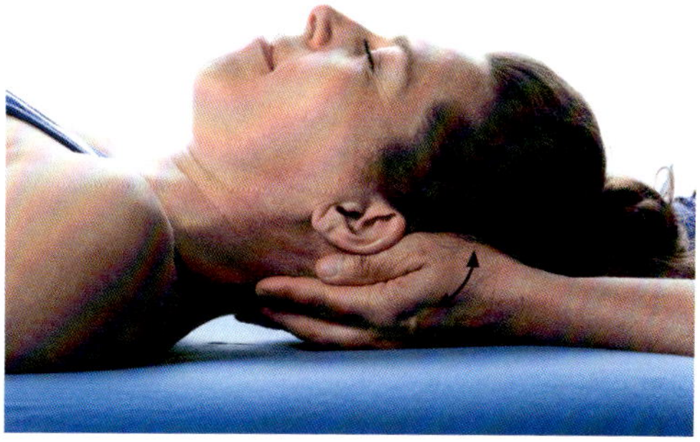

▸ **Abb. 5.18** Mobilisation des Os temporale (Außen- und Innenrotation).

**Ausgangsstellung Patient:** Rückenlage

**Ausgangsstellung Therapeut:** am Kopfende sitzend

**Griffe:** Die Daumenballen und Daumen liegen unterhalb des Ohres entlang des Processus mastoideus, die restlichen Finger sind locker gebeugt.

**Ausführung:** Symmetrisch und dem Gewebe angepasst initiieren die Hände eine Außenrotation und eine Innenrotation im Sinne einer Mobilisation. Eventuell kann eine indirekte Vorgehensweise dieser Technik vorausgehen.

## Globale Entspannung der Mandibula und Drainage des Plexus pterygoideus

► Abb. 5.19

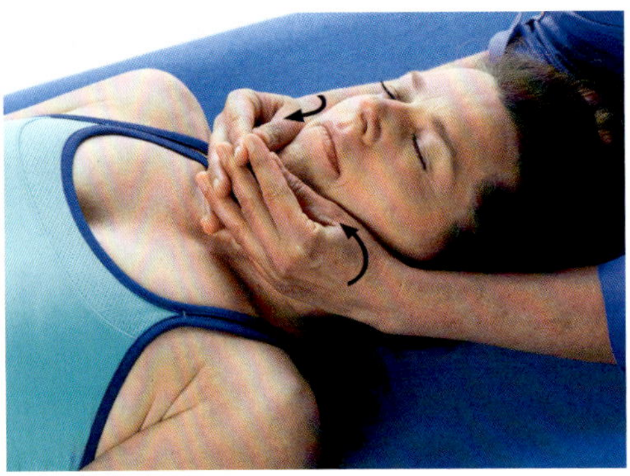

► **Abb. 5.19** Globale Entspannung der Mandibula und Drainage des Plexus pterygoideus.

**Ausgangsstellung Patient:** Rückenlage

**Ausgangsstellung Therapeut:** am Kopfende sitzend

**Griffe:** Beide Handballen nehmen sanft die Winkel der Mandibulae auf, die Fingerspitzen überkreuzen sich anterior/kaudal der Kinnspitze. Die Ellenbogen sind auf der Unterlage abgelegt, die Unterarme befinden sich in Verlängerung des horizontalen Mandibula-Astes.

**Ausführung:** Die Hände sinken weich in die Tiefe der Gewebe und mobilisieren die Mandibula bei gutem Kontakt mit sanften, kreisenden Bewegungen nach anterior. Je mehr die Gewebe entspannen, umso besser zirkuliert und drainiert der Plexus pterygoideus.

## Globale Entspannung der ligamentären Strukturen des Temporomandibulargelenks

► Abb. 5.19

**Ausgangsstellung Patient:** Rückenlage

**Ausgangsstellung Therapeut:** am Kopfende sitzend

**Griffe:** Beide Handballen nehmen sanft die Winkel der Mandibulae auf, die Fingerspitzen überkreuzen sich anterior/kaudal der Kinnspitze. Die Ellenbogen sind auf der Unterlage abgelegt, die Unterarme befinden sich in Verlängerung des horizontalen Mandibula-Astes.

**Ausführung:** Der Beginn der Technik geschieht im Sinne einer indirekten Vorgehensweise. Auf der Suche nach dem *Point of balance* nähert der Therapeut das Caput mandibulae der Fossa mandibula des Os temporale mit dem Ziel der Entspannung der ligamentären Strukturen des Temporomandibulargelenks. Nach Ablauf des Prozesses der Entspannung und Autoregulation lässt sich der Therapeut mitnehmen in die Korrekturrichtung und unterstützt diese in Richtung Dehnung der ligamentären Strukturen des Temporomandibulargelenks.

## Intraossärer Ausgleich der Mandibula

► Abb. 5.20

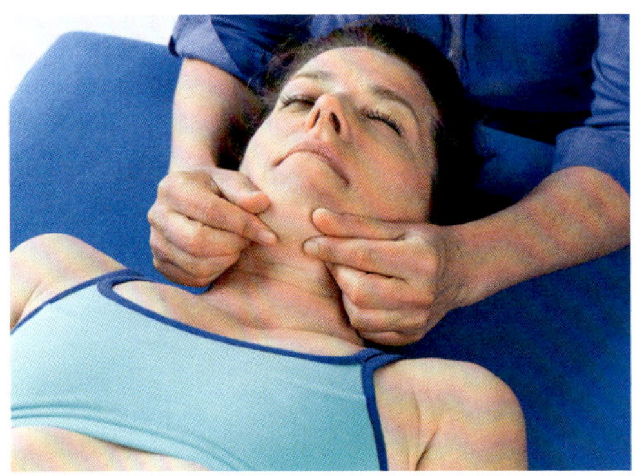

► **Abb. 5.20** Mandibula intraossär.

**Ausgangsstellung Patient:** Rückenlage

**Ausgangsstellung Therapeut:** am Kopfende sitzend

**Griffe:** Beide Handballen nehmen sanft die Winkel der Mandibula auf. Finger und Daumen modellieren sich den horizontalen Mandibula-Ästen an und zeigen Richtung Kinnspitze.

**Ausführung:** Die Hände nehmen Kontakt mit der Form der Mandibula auf, begleiten die intraossären Züge zum *Point of balance*, warten Entspannung und Autoregulation der Gewebe ab und lassen sich mitnehmen in die Korrekturrichtung. Unterstützend begleiten sie diese in Richtung Ausdehnug der Mandibula.

## Globale Technik zur Entspannung des Tentorium cerebelli

▶ Abb. 5.21

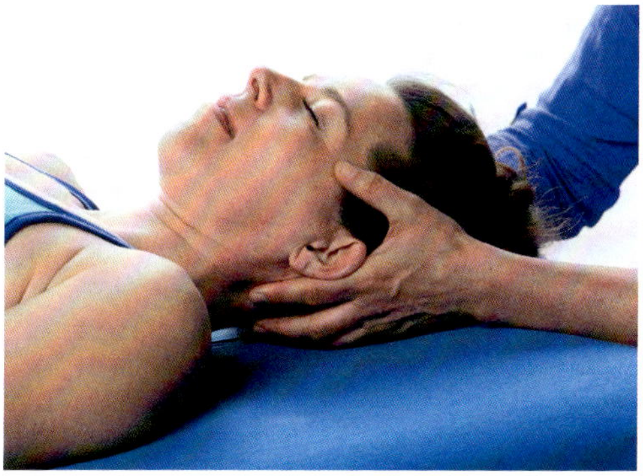

▶ **Abb. 5.21** Globale Technik zur Entspannung des Tentorium cerebelli.

**Ausgangsstellung Patient:** Rückenlage
**Ausgangsstellung Therapeut:** am Kopfende sitzend

**Griffe:** Die Daumenspitzen liegen auf der Ala major des Os sphenoidale, die Zeigefinger unterhalb des Ohres entlang des Processus mastoideus, die restlichen Finger unter dem Os occipitale.

**Ausführung:** Daumen und Finger umfassen die transversalen und anterior-posterior verlaufenden Fasern des Tentorium cerebelli und nähern diese einander an in Richtung *Point of balance*. Nach Ablauf des Prozesses der Entspannung und Autoregulation lässt sich der Therapeut mitnehmen in die Korrekturrichtung und unterstützt diese noch. Die Fasern des Tentorium cerebelli entfernen sich voneinander.

## Dura-Zug, ausgehend vom Os occipitale

▶ Abb. 5.22

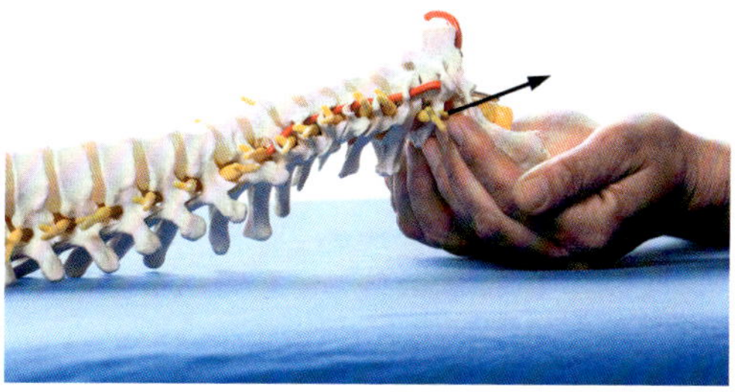

▶ **Abb. 5.22** Dura-Zug, ausgehend vom Os occipitale.

**Ausgangsstellung Patient:** Rückenlage
**Ausgangsstellung Therapeut:** am Kopfende sitzend

**Griffe:** Beide Hände liegen flächig unter dem OCC und nehmen es auf wie eine Schale. Die Kleinfingerkanten berühren sich. Die Fingerspitzen palpieren auf Höhe des Arcus des Atlas. Die Unterarme sind auf der Unterlage abgelegt.

**Ausführung:** Die Fingerspitzen nehmen Kontakt zu den Geweben zwischen sich und der Dura auf und stapeln diese aufeinander. Es ist, als ob sich die Gewebe wie ein Handschuh über die Finger stülpen. An der Dura angekommen wird der Zug in Richtung kranial aufgenommen, Segment für Segment, gegebenenfalls unter anhaltendem Zug den Release abwartend, kaudalwärts in Richtung Becken.

## Dura-Zug, ausgehend vom Sakrum

▶ Abb. 5.23

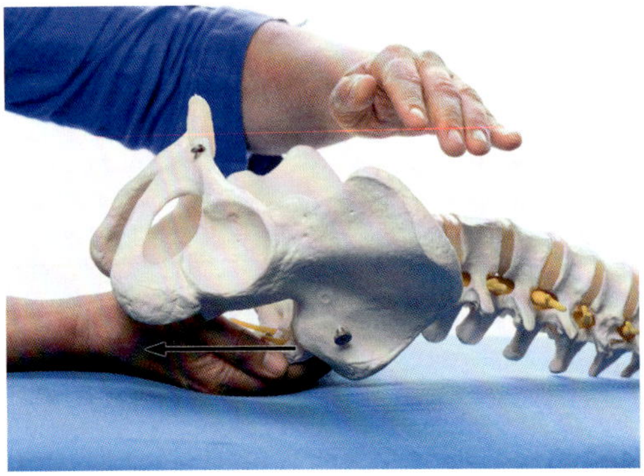

▶ **Abb. 5.23** Dura-Zug, ausgehend vom Sakrum.

**Ausgangsstellung Patient:** Rückenlage

**Ausgangsstellung Therapeut:** seitlich auf Höhe des Beckens sitzend

**Griffe:** Die dem Patienten nahe Hand liegt flächig unter dem Sakrum und nimmt es auf wie eine Schale. Die Fingerspitzen zeigen nach kranial und befinden sich auf Höhe des Übergangs der Sakrumbasis zu L 5. Der Unterarm ist auf der Unterlage abgelegt. Die zweite Hand ist auf dem Unterbauch des Patienten abgelegt.

**Ausführung:** Die dorsale Hand nimmt Kontakt zum Sakrum auf und nähert die Basis der unteren LWS im Sinne einer indirekten Technik auf der Suche nach dem *Point of balance* an. Im Anschluss an die Entspannung der Gewebe wird der Zug auf die Dura in Richtung kaudal aufgenommen, Segment für Segment, gegebenenfalls unter anhaltendem Zug den Release abwartend, kranialwärts in Richtung Kopf.

## CV 4 (nach W.G. Sutherland zur Beeinflussung lebenswichtiger Nervenzentren)

▶ Abb. 5.24

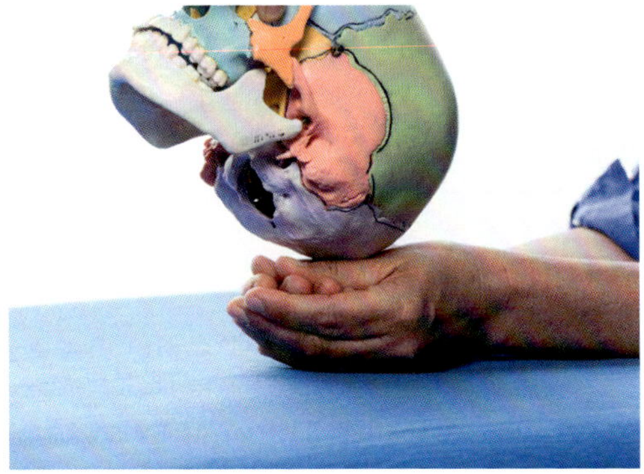

▶ **Abb. 5.24** CV 4.

**Ausgangsstellung Patient:** Rückenlage

**Ausgangsstellung Therapeut:** am Kopfende sitzend

**Griffe:** Beide Hände liegen übereinander und unter dem Os occipitale. Dabei ist es wichtig, ausschließlich das Okziput zu berühren, um nicht die Sutura occipitomastoidea zu verschließen. Die Daumen liegen entweder locker lateral den Zeigefingern an oder medial in den Handflächen, sodass das Os occipitale auf den Daumenballen zu liegen kommt.

**Ausführung:** Den PRM erspüren und dem Rhythmus 2- bis 3-mal folgen. Schließlich die Bewegung in die Extension/Innenrotation aufnehmen und begleiten, die Bewegung in die Flexion/Außenrotation sanft verhindern. Diese Vorgehensweise geschieht dem Rhythmus angepasst bis zum Erreichen des *Still point*. Dabei wird die Amplitude des PRM stetig kleiner und geht schließlich gegen Null. Das Os occipitale gerät immer mehr in Extension/Innenrotation. Der Liquor zirkuliert dennoch und vermisst die gewohnte Ausdehnung des Os occipitale während der Flexion/Außenrotation. Der Druck innerhalb des 4. Ventrikels steigt langsam an. Das ist der Moment, in dem das Os occipitale versucht, sich sozusagen „frei zu schwimmen". Es beginnt, sich unabhängig des kranialen Rhythmus hin- und herzubewegen, häufig im Sinne einer liegenden Acht. Auch hierbei wird die Bewegung stetig kleiner und langsamer, bis sie schließlich den *Still point* erreicht. Die Gewebe um das Os occipitale und der Knochen selbst kommen zur Ruhe, entspannen (Release) und erweichen (Softening). Nach einer Zeit der Stille strebt das Os occipitale im Sinne des PRM wieder in die Flexion/Außenrotation. Das ist der Augenblick, in dem der Therapeut die Bewegung zulässt und unterstützt. Die Liquorwelle kann sich mit aller Kraft in longitudinaler Richtung ausbreiten und alle Zellen des Organismus versorgen. Abschließend begleitet der Therapeut den PRM mindestens über drei Zyklen hinweg.

Diese Technik unterstützt den Organismus bezüglich der Tonusreguliereng seiner Stoffwechselsysteme. Das sympathische Nervensystem, Puls und Blutdruck werden gedrosselt, Stauungen aufgelöst und die Zirkulation angeregt, hormonelle Prozesse koordiniert und das Immunsystem aktiviert. Der Therapeut kann entweder mit Druck auf den Knochen über die Dura eine Wirkung auf den 4. Ventrikel erzielen oder er lenkt seine Aufmerksamkeit direkt auf die intrakraniellen Flüssigkeiten. In keinem Falle wirkt er den Rhythmus verändernd ein.

### Mobilisation des Os hyoideum

▶ Abb. 5.25

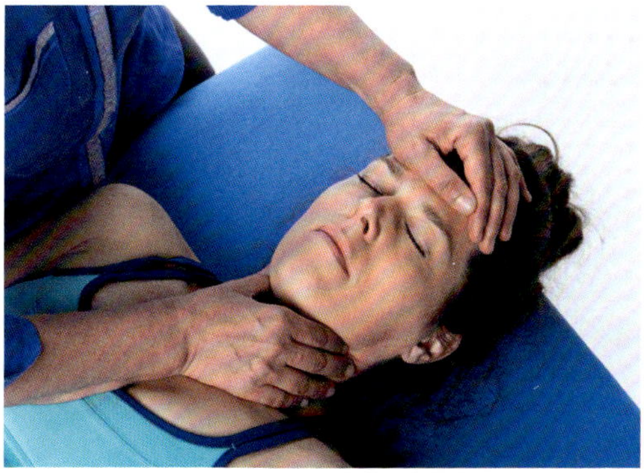

▶ **Abb. 5.25** Mobilisation des Os hyoideum.

**Ausgangsstellung Patient:** Rückenlage

**Ausgangsstellung Therapeut:** seitlich an der Bankkante stehend

**Griffe:** Die kaudale Hand des Therapeuten umfasst vorsichtig von anterior das Os hyoideum, die kraniale Hand liegt flächig auf der Stirn.

**Ausführung:** Im Seitenvergleich testet der Therapeut die Bewegungsmöglichkeit nach rechts und links lateral. Die Hand an der Stirn kümmert sich darum, dass der Kopf Punctum fixum bleibt. Sollte eine Seitendifferenz vorliegen, empfiehlt sich Im ersten Schritt entweder eine indirekte Herangehensweise bis zum *Point of balance* oder eine direkte Herangehensweise bis zum Release. Somit wird eine symmetrische Dehnbarkeit der Gewebe erreicht. Nun testet der Therapeut die kraniale und kaudale Bewegung des Os hyoideum. Auch in Bezug auf diese Bewegungsrichtung empfiehlt es sich, indirekt oder direkt vorzugehen, um eine Entspannung der Gewebe zu erreichen. Im Anschluss wird eine gegensinnige Rotation des Kopfes und des Hyoids initiiert, um mobilisierend auf die Gewebe einzuwirken.

## 5.3.2 Eigenübungen

Aufgrund des starken Einflusses der Muskulatur im Bereich des Mundbodens und der oberen Kopfgelenke, insbesondere der Zungenmuskulatur, sehe ich im Bereich der Fachdisziplin „Logopädie" die wirksamsten Übungen, um eine langfristige Verbesserung der funktionellen Situation der Region zu erreichen. Therapieansätze bei orofazialen Dysfunktionen finden sich in der Myofunktionellen Therapie nach Anita M. Kittel und in der orofazialen Regulationstherapie nach Rodolfo Castillo Morales. Ebenso verfügt die Logopädie über zahlreiche Ideen und Hilfsmittel, um ein ausführliches Hausaufgabenprogramm zu entwickeln.

# 6 Obere Thoraxapertur

▸ Abb. 6.1

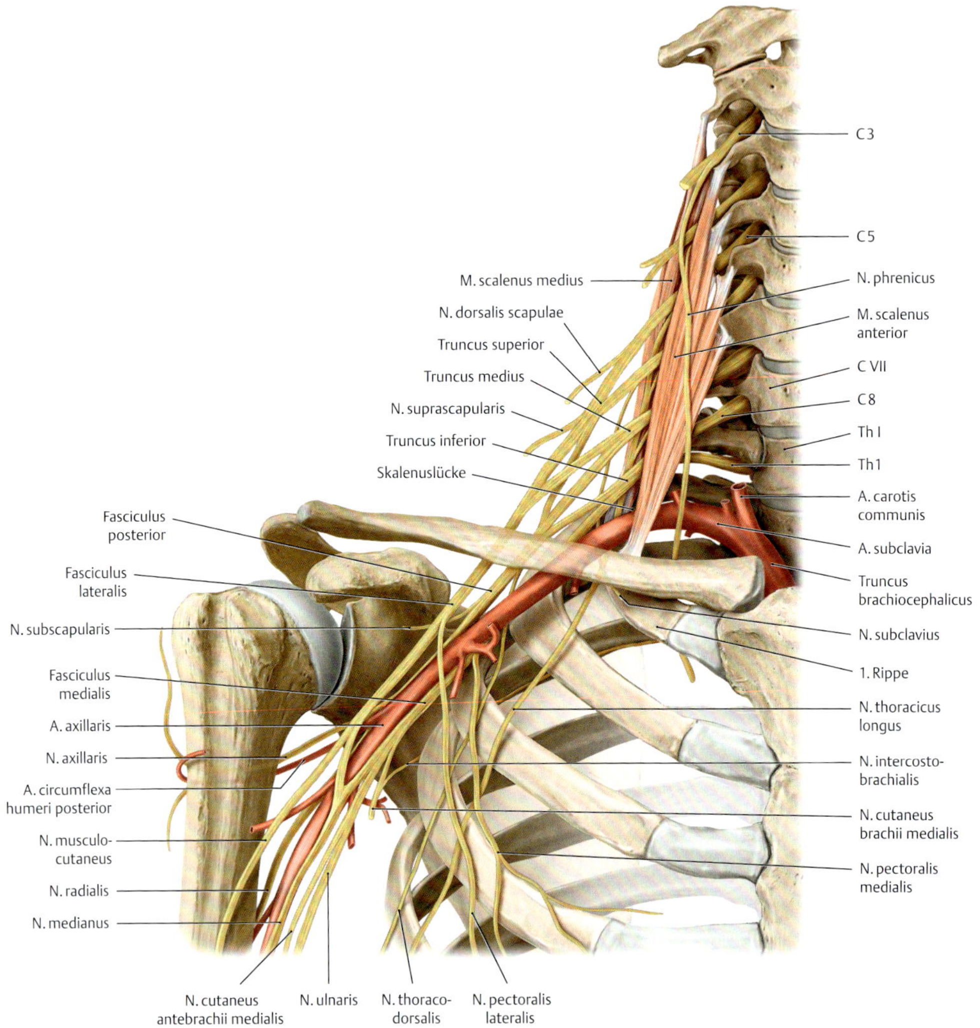


▸ **Abb. 6.1** Exemplarisch nervale Leitungsbahnen. (Schünke M, Schulte E, Schumacher U. Prometheus LernAtlas Anatomie. Allgemeine Anatomie und Bewegungssystem. Illustrationen von M. Voll und K. Wesker. 3. Aufl. Stuttgart: Thieme; 2011: 361 C)

## 6.1 Anatomie und Funktion

Die obere Thoraxapertur, das obere Thoraxdiaphragma, Thoracic inlet/outlet oder das thorakale Operkulum (Deckel) lässt sich mit einem indianischen Zelt vergleichen. Der kaudale knöcherne Rand wird gebildet aus dem Manubrium sterni, den vorderen Extremitäten beider Claviculae, den medialen Rändern der rechten und linken 1. Rippen und dem Wirbelkörper von TH1. Sich nach oben hin verjüngend wird der kraniale Rand von der Okziput-Atlas-Axis-Region, dem Mundboden, der suprahyalen Muskulatur und der Mandibula gebildet.

Über der kranialen Öffnung sind die Halsfaszie mit ihren Laminae superficialis, praetrachialis und praevertebralis und myofasziale Strukturen gespannt. Genau genommen ist die Sibson-Faszie als eigentliches zervikothorakales Diaphragma zu verstehen. Sie stammt aus der Faszie der beiden Mm. longus colli, die bis auf Höhe der 4.–5. Thorakalwirbel reichen, und dem viszeralen Blatt der Scalenushülle. Die Lungenspitzen bedeckend ist sie mit den Gefäßen der Thoraxapertur und der Pleurakuppel verwachsen Pleura (S. 90). Besonders zu erwähnen ist die fasziale Verbindung der Pleurakuppel mit der Membran der A. subclavia und den oberen Sympathikusganglien.

Um die kraniokaudale Elastizität zu gewährleisten, sind die drei Laminae der Halsfaszie durch lockeres Bindegewebe miteinander verbunden. So können sie ihrer Rolle als Gleitlager für Muskulatur, Organe und Leitungsbahnen gerecht werden. Die A. carotis communis, die V. jugularis interna und der N. vagus verlaufen in einer zusätzlichen, bindegewebigen Scheide, der Vagina carotica dextra und sinistra.

### 6.1.1 Muskulatur

Die für die obere Thoraxapertur wichtigen Muskeln lassen sich unter der Gruppe der **prävertebralen Muskeln** zusammenfassen. Diese werden in eine tiefe, mittlere und oberflächliche Schicht eingeteilt.

Zur **tiefen Schicht** gehören:

- M. longus colli
- M. longus capitis
- M. rectus capitis anterior
- Mm. intertransversarii anteriores cervicis
- M. rectus capitis lateralis

Zur **mittleren Schicht** gehören:

- Mm. scaleni anterior, medius und posterior

Zur **oberflächlichen Schicht** gehört:

- M. sternocleidomastoideus

Weitere wichtige Muskeln für die obere Thoraxapertur und deren Elastizität sind:

- M. trapezius
- M. transversus thoracis
- M. serratus posterior inferior und posterior superior
- M. serratus anterior
- M. pectoralis minor
- supra- und infrahyale Muskulatur

### 6.1.2 Topografische Verhältnisse innerhalb der Halsfaszie

Der M. trapezius und der M. sternocleidomastoideus sind in die **Lamina superficialis** der Halsfaszie eingebettet.

Die infrahyale Muskulatur ist in die **Lamina praetrachialis** der Halsfaszie eingebettet. Die Zwischensehne des M. omohyoideus, die Faszie des M. sternocleidomastoideus, die Klavikula, die 1. Rippe und die Vagina carotica haben ebenfalls bindegewebige Kontakte zur Lamina praetrachialis.

Die prävertebralen Muskeln, die Mm. scaleni und die Nackenmuskeln sind in die **Lamina praevertebralis** der Halsfaszie eingebettet. Über die Mm. scaleni bildet die Lamina praevertebralis ein bindegewebiges Kontinuum von der HWS bis zur Hand.

### 6.1.3 Obere Thoraxapertur als Durchtrittspforte

Im **medialen Bereich** dient die obere Thoraxapertur als Durchtrittspforte für:

- Trachea und Ösophagus
- Truncus brachiocephalicus mit der A. carotis communis und der A. subclavia
- Truncus venosus brachiocephalicus rechts mit der V. jugularis und der V. subclavia

- Truncus venosus brachiocephalicus links mit Bildung der V. cava superior
- Thymus
- N. vagus
- N. phrenicus

Im **lateralen Bereich** befinden sich:

- Pleurakuppel
- Gefäße und Nerven der Supraklavikularregion
- Ligg. transversopleuralis, costopleuralis, vertebropleuralis

### 6.1.4 Mediastinum

Die obere Thoraxapertur bildet gewissermaßen den „Deckel" für das Mediastinum. Als Mediastinum wird der Raum bezeichnet, der sich zwischen dem Sternum (anterior), der Wirbelsäule (posterior), dem Diaphragma abdominale (kaudal) und den beiden Lungenflügeln (lateral) befindet.

Das Mediastinum beherbergt eine Vielzahl lebenswichtiger Organe und Leitungsbahnen:

- Herz mit dem Herzbeutel
- Aorta
- A. pulmonalis
- V. cava superior
- Vv. pulmonales
- Ösophagus
- Trachea
- Hauptbronchien
- N. vagus
- N. phrenicus
- sympathischer Grenzstrang
- Vv. azygos und hemiazygos
- Ductus thoracicus

### 6.1.5 Lücken und Engpässe der oberen Thoraxapertur und des Mediastinums

Der den M. serratus anterior innervierende N. thoracicus longus verläuft hinter dem M. scalenus medius nach kaudal in Richtung Achselhöhle an der lateralen Thoraxwand.

Die Lücke zwischen M. scalenus anterior und M. scalenus medius, die nach kaudal hin von der 1. Rippe begrenzt wird, ist die **hintere Skalenuslücke**. Durch sie verlaufen der Plexus brachialis und die A. subclavia.

Als **vordere Skalenuslücke** wird die Lücke zwischen dem M. scalenus anterior und dem M. sternocleidomastoideus bezeichnet. Hier verlaufen die V. subclavia und der N. phrenicus.

Der **N. phrenicus** tritt in seinem weiteren Verlauf vor der A. subclavia und hinter der V. subclavia in den Thoraxraum ein. Er zieht dann in engem Kontakt zu Pleura und Perikard zwischen beiden durch das vordere Mediastinum bis zum Zwerchfell. Durch das Foramen venae cavae verlässt er mit seinen sensiblen Rr. phrenicoabdominales das Mediastinum, um das viszerale und parietale Peritoneum der angrenzenden Oberbauchorgane zu erreichen.

Der **N. vagus** verläuft im Mediastinum in der Nähe, im unteren Bereich sogar mit seinem Plexus oesophageus in unmittelbarem Kontakt zum Ösophagus, bis er mit ihm durch den Hiatus oesophageus die Brusthöhle verlässt. Aufgrund der embryonalen Drehung des Magens und des unteren Anteils der Speiseröhre befindet sich der linke N. vagus in diesem Abschnitt an der Ventralseite, der rechte N. vagus an der Dorsalseite des Ösophagus. Im oberen Abschnitt verläuft der Hauptstamm vor der A. subclavia und dem Aortenbogen und gibt einen N. laryngeus recurrens ab, der sich rechts um die A. subclavia und links um den Aortenbogen schlingt. Dieser rückläufige Ast hat seinen Verlauf aufgrund des embryologischen Abstiegs des Herzens. Zum Herzen gibt er die Rr. cardiaci thoracici und zur Lunge die Rr. bronchiales ab.

Als **kostoklavikuläre Lücke** wird der Raum zwischen Klavikula und 1. Rippe bezeichnet, durch den der Plexus brachialis zusammen mit der A. und V. subclavia zieht. Durch Retraktion und Depression des Schultergürtels wird dieser Raum enger. Im weiteren Verlauf Richtung Achselhöhle müssen die drei Strukturen unter dem M. pectoralis minor und dem Processus coracoideus hindurch. Bei einer endgradigen Abduktion im Schultergelenk erfahren sie eine Dehnung um den sehnigen Anteil des M. pectoralis minor herum.

### 6.1.6 Pleura

Wie bereits in der Einleitung beschrieben kleidet die **Fascia endothoracica** das Innere des Brustkorbs aus. Unmittelbar nach intern hin angrenzend liegt das parietale Blatt der Pleura. Es lässt sich, in Abhängigkeit seiner topographischen Lagebeziehung, in drei Abschnitte einteilen. Die Pleura costalis, diaphragmatis und mediastinalis, die sich nach kaudal hin fortsetzen und die Recessus pleurales, die Ausdehnungsräume der Lungen bilden.

Die **Pleura costalis** hat ihrerseits über die Fascia endothoracica Verbindung zu den Rippen, die **Pleura diaphragmatis** zum Zwerchfell und die **Pleura mediastinalis** zum Perikard.

Nach kranial hin überdeckt die Pleurakuppel die Lungenspitzen. Sie ist hier fest mit der Fascia endothoracica verwachsen, die im posterioren Bereich an der 1. Rippe und im anterioren Bereich an der Gefäßscheide der A. subclavia und somit indirekt an der Halsfaszie anhaftet. Die Fascia endothoracica bildet hier ein fibröses Septum, in dem sich drei ligamentäre Strukturen unterscheiden lassen, die Ligg. costopleurale, transversopleurale und vertebropleurale. Diese dienen der Pleurakuppel als Aufhängeapparat.

Das viszerale Blatt der Pleura umhüllt die Lungen, dringt als Pleura pulmonalis in die Spalten zwischen die Lungenlappen hinein und legt sich um diese herum. Die Umschlagsfalte der Pleura visceralis im Bereich des Lungenhilus ist der Übergang zur Pleura parietalis. Unterhalb des Hilus setzt sich die Umschlagsfalte als Lig. pulmonale fort.

### 6.1.7 Perikard

Als fibröse Hülle umschließt das Perikard das Herz wie ein Beutel. Es besteht aus zwei Schichten: einem inneren, **serösen Blatt** mit einer viszeralen und parietalen Schicht und einem äußeren, **fibrösen Blatt**, das das Herz dicht abschließt, es schützt und stabilisiert.

Die großen Herzgefäße durchqueren das fibröse Perikard. Als kaudale Fortsetzung der Fascia pharyngobasilaris ist es durch starke ligamentäre Strukturen an Zwerchfell, Vorder- und Hinterwand des Thorax und der Halswirbelsäule befestigt:

- Ligg. phrenicopericardiaca aus der Fascia endothoracica mit Verbindung zum Zwerchfell
- Ligg. sternopericardiaca superior mit Verbindung zum Manubrium sterni und zur Lamina praetrachialis der Halsfaszie und inferior mit Verbindung zum Processus xyphoideus sterni.
- Ligg. vertebropericardiaca, die sich vom 6. Halswirbel bis zum 3. Brustwirbel zusammen mit der Lamina praevertebralis der Halsfaszie ausspannen und Verbindung mit dem Perikard eingehen
- Ligg. cervicopericardiaca als Fortsetzung des Anteiles der Halsfaszie, der aus der Schilddrüsenfaszie kommt, mit Verbindung zur Vorderfläche des Perikards
- Ligg. visceropericardiaca, die das Perikard mit dem Ösophagus, der Bifurcatio trachea und den Lungenvenen verbinden

Das seröse Perikard legt sich mit seinen beiden Schichten um die großen Herzgefäße herum und begrenzt den geschlossenen Raum.

### 6.1.8 Leitungsbahnen

Die sympathische Innervation des Herzens erfolgt über die Nn. cardiaci aus den Hals- und oberen Brustganglien, den Ganglia cervicale superius, cervicale medius, cervicothoracicum (stellatum) und thoracica.

Die parasymphatische Innervation des Herzens erfolgt über die Rr. cardiaci des N. vagus unterhalb des Ganglion inferius des N. vagus, vom Hauptstamm des N. vagus und/oder vom N. laryngeus superior und recurrens.

Am Truncus pulmonalis und an der Aorta ascendens bilden sympathische und parasympathische Fasern den Plexus cardiacus, ein Nervengeflecht, das die Herzkranzgefäße begleitet und sich an der Herzwand verzweigt.

Die sympathische Innervation von Lunge und Bronchien, Luftröhre und Speiseröhre erfolgt über die Rr. pulmonales und oesophageales aus den Ganglia thoracica II–V.

Die parasympathische Innervation von Lunge, Bronchien und Luftröhre erfolgt über den N. laryngeus recurrens des N. vagus, die der Speiseröhre aus dem Plexus oesophageus des N. vagus.

Aus C3–C5 kommend übernimmt der N. phrenicus mit seinen afferenten Fasern die sensible Innervation der Gewebe des Mediastinums. Mit seinen efferenten Fasern innerviert er das Zwerchfell motorisch.

Die Drainage der Gewebe oberhalb des Zwerchfells, außer von Herz und Lunge, erfolgt über die V. cava superior, die Vv. azygos und hemiazygos.

Der Ductus thoracicus befördert die Lymphe von ¾ des Körpers (die gesamte untere Hälfte und das linke, obere Viertel). Er mündet in den linken Venenwinkel. Der in den rechten Venenwinkel mündende Ductus lymphaticus dexter befördert die Lymphe des rechten, oberen Viertels des Körpers.

Die Pars ascendens aortae versorgt den Herzmuskel. Aus dem Arcus aortae werden Hals, Kopf, Schulter, Arm, vordere Brustwand und obere, vordere Bauchwand (über die A. thoracica interna) versorgt. Die Brustaorta versorgt die hintere und seitliche Bauchwand, die hinteren Abschnitte des Mediastinums, den Bronchialbaum, Teile des Zwerchfells und des Rückenmarks.

## 6.2 Theoretische und funktionelle Zusammenhänge

Bei der Betrachtung der anatomischen Besonderheiten der oberen Thoraxapertur und des Mediastinums wird deutlich, welch wesentliche Rolle diese Region bezüglich der Zirkulation der Körperflüssigkeiten spielt. Dysbalancen und Dysfunktionen haben entsprechend weitreichende Auswirkungen.

Der sensible Bereich des zervikothorakalen Übergangs übernimmt häufig die Rolle des „funktionellen Opfers".

Aufgrund seiner Verbindungen nach kaudal zur Fascia endothoracica und somit zum knöchernen Thorax, zur Pleura, zum Perikard, zum Diaphragma abdominale und zur Fascia transversalis finden wir häufig Dysfunktionen im Bereich dieser Strukturen, die den zervikothorakalen Übergang erheblich in seiner Elastizität einschränken. Die Fascia transversalis weiter nach kaudal verfolgend, stellt diese wiederum Verbindungen zu tiefen Abdominalaponeurosen, zur Fascia renalis, zum Peritoneum, zur A./V. iliaca externa, zu Faszien des kleinen Beckens und über das Lig. inguinale zu Faszien der unteren Extremitäten und somit zur Körperaußenseite her. Parietale und viszerale Dysfunktionen hängen sich sozusagen an den zervikothorakalen Übergang. Auch diese machen dem zervikothorakalen Übergang das Leben schwer und behindern ihn in seiner Funktion.

Nach kranial hin stellt der zervikothorakale Übergang über die Lamina cervicalis profunda durch deren Ursprung an der Pars basilaris des Okziputs einen direkten Kontakt zum Schädel her. Kraniosakrale Dysfunktionen bilden durch die unmittelbare Verbindung mit der Synchondrosis sphenobasilaris und dem duralen System sowohl absteigende als auch über das Sakrum und die Dura mater spinalis aufsteigende Ketten mit entsprechenden, die Funktion einschränkenden Folgen für den zervikothorakalen Übergang.

Die Lamina cervicalis profunda trägt überdies einen wesentlichen Anteil zur Stützfunktion der Gewebe des Plexus brachialis und des sympathischen Nervensystems dieser Region bei. Mangelnde Gleitfähigkeit der Halsfaszie bewirkt nicht selten eine Irritation auf nervaler und vegetativer Ebene.

Aufgrund der Verbindungen aller drei Schichten der Halsfaszien untereinander findet im Bereich des zervikothorakalen Überganges eine rege Kommunikation der parietalen, viszeralen und kraniosakralen Systeme statt. Selbst hormonelle Schwankungen der Schilddrüse können funktionellen Ursprungs sein und lassen sich dann auf Spannungen der Halsfaszie zurückführen.

Die Tatsache, dass auf Höhe des zervikothorakalen Übergangs die Lordose der HWS in die Kyphose der BWS übergeht und die obere Extremität über den Schultergürtel mit ihm eine funktionelle Einheit bildet, macht diesen auch statisch angreifbar. In einer Welt, in der wir Menschen viel Zeit des beruflichen Lebens mit Tätigkeiten im Sitzen, womöglich an einem Bildschirmarbeitsplatz, verbringen, verliert der zervikothorakale Übergang immer mehr an Geschmeidigkeit. Insbesondere dann, wenn muskuläre Überbelastung und Tonuserhöhung von Seiten der oberen Extremitäten bestehen. Die weitreichenden myofaszialen Verbindungen der Klavikula stellen ein wichtiges funktionelles Bindeglied zwischen der oberen Extremität, dem Bereich des Halses und des Thorax dar.

Besonders erwähnt sei an dieser Stelle der **M. subclavius,** der aus den Segmenten C 5–6 versorgt wird. Er lässt sich gerne von aufsteigenden Dysfunktionen aus den Bereichen der Oberbauchorgane, des Diaphragma abdominale und den diaphragmalen Recessus über eine Fazilitation des N. phrenicus irritieren, da dieser den Segmenten C 3–5 zuzuordnen ist. Ein langanhaltender Hypertonus des M. subclavius wird nachhaltig die Zirkulation der oberen Extremität behindern, da er u. a. die Fascia clavipectoralis spannt. Insbesondere die V. subclavia, tiefe Lymphbahnen und der Plexus brachialis sind in ihrer Funktion beeinträchtigt, sobald die Fascia clavipectoralis unter vermehrte Spannung gerät.

Spätestens hier wird deutlich, mit welch großer Sorgfalt es den zervikothorakalen Übergang und seine Umgebung zu behandeln gilt. Die große Aufgabe des Therapeuten liegt darin, sich auf den Weg zu machen, um Dysfunktionen zu entdecken, die dessen Funktionalität einschränken.

Der M. rectus capitis lateralis, der M. omohyoideus und der SCM spielen für die OAA-Region eine vielleicht größere Rolle als für die obere Thoraxapertur.

Der **M. rectus capitis lateralis** ist mit der Gelenkkapsel von C 1/C 2 verwachsen und verläuft in unmittelbarer Nähe zum Foramen jugulare. Bei einer Tonuserhöhung kann er sowohl das harmonische Gelenkspiel von Atlas und Axis stören als auch die Strukturen, die das Foramen jugulare passieren, irritieren.

Der zur infrahyalen Muskulatur zählende **M. omohyoideus** stellt eine Verbindung zwischen Schädel, Os hyoideum und Schultergürtel her. Er kreuzt auf Höhe des 6. Halswirbels den M. sternocleidomastoideus. An dieser Stelle teilt ihn eine Zwischensehne in einen Venter anterior und einen Venter posterior. Bindegewebige Verbindungen zur V. jugularis ermöglichen ihm hier Einfluss auf deren Lumen zu nehmen. Seine Elastizität spielt demnach eine wichtige Rolle für die Drainage des venösen Blutes des Schädels. Mit den Mm. sternohyoideus, sternothyroideus und thyrohyoideus zieht er das Os hyoideum und den Larynx nach kaudal, unterstützt die Stabilisation des Kehlkopfes und hat somit Einfluss auf die Phonation.

Der Ansatz des **SCM** am Manubrium sterni und an der Klavikula dient diesem als Punctum fixum für die Bewegungen des Kopfes. Eine Tonuserhöhung seinerseits geht aufgrund seiner Insertion an der Sutura occipitomastoidea ebenfalls einher mit ihrer Irritation und einer Irritation ihrer durchtretenden Strukturen.

Das Mediastinum lässt sich als Bindegewebslager für den Brustraum bezeichnen. Die serösen Höhlen des Brustraumes sind das Perikard bzw. die Herzbeutelhöhle und die Pleura bzw. Brustfellhöhle.

Die Lamina visceralis der Herzbeutelhöhle ist das Epicardium, die Lamina parietalis das Pericardium, bestehend aus dem Pericardium fibosum und dem Pericardium serosum und der Perikardflüssigkeit.

Die Herzbeutelhöhle und ihre Flüssigkeit schaffen die Voraussetzung für die Verlagerung des Herzens in Abhängigkeit der Atembewegung und für die Verformung in Folge der Eigenkontraktion. Gleichzeitig schützt sie das Herz aufgrund ihrer – wenn auch elastischen, so doch relativ festen – Struktur vor übermäßiger Füllung. Wie oben bereits beschrieben stellt der fibröse Anteil des Herzbeutels ligamentären Kontakt zu Diaphragma abdominale, Sternum, Wirbelsäule, Speiseröhre, Luftröhre, Thymus und Schilddrüse und Aorta her – fasziale Strukturen, die in dieser Region zu den myofaszialen Anteilen der Zentralsehne zählen.

Die Lamina visceralis der Brustfellhöhle ist die Pleura pulmonalis, die Lamina parietalis die Pleura parietalis. Dazwischen befindet sich der Pleuraspalt, der mit wenig seröser Flüssigkeit gefüllt ist. Sein rhythmisch schwankender Unterdruck bewirkt, dass die Lunge sich nicht vom Thorax lösen kann und der Atembewegung folgen muss. Zusammen mit der Zwerchfellaktion unterstützt er die Aufnahme der Pleuraflüssigkeit durch die Lymphgefäße im Bereich des Zwerchfells.

Die Pleurahöhlen bilden nach anterior, posterior und lateral eine Art Reserveräume, die die Lungen bei forcierter Atmung ausfüllen, die sog. Recessus pleurales. Nach Entzündungen und/oder chronisch herabgesetzter Compliance neigen diese zu Verklebungen. Eingeschränkte Beweglichkeit von Pleura und Perikard, Diaphragma abdominale, Rippen und Sternum können die Folge sein (▸ **Tab. 6.1**).

► **Tab. 6.1** Übersicht der topografischen und funktionellen Zusammenhänge der oberen Thoraxapertur.

| | |
|---|---|
| Vegetative Nerven | TH1–TH6: Truncus sympathicus |
| | C1–C4: Ganglion cervicale superius |
| | C5–C6: Ganglion cervicale medius |
| | C7–TH2: Ganglion stellatum |
| | Plexus cardiacus |
| | N. vagus |
| | N. laryngeus recurrens |
| Periphere Nerven | N. phrenicus |
| | Plexus cervicobrachialis |
| Arterien | Truncus brachiocephalicus |
| | A. carotis communis |
| | A. subclavia |
| | A. thoracica interna |
| | Aa. intercostales |
| | A. thyroidea |
| | Rami bronchiales |
| | A. pulmonalis |
| | Aa. coronariae |
| | A. pericardiacophrenica |
| | A. vertebralis |
| Venen | Truncus brachiocephalicus |
| | Vv. jugularis interna/externa |
| | V. subclavia |
| | Vv. intercostales |
| | V. thyroidea |
| | Vv. bronchiales |
| | Vv. pulmonales |
| | Sinus coronarius |
| | V. pericardiacophrenica |
| | V. azygos |
| | V. hemiazygos |
| | V. cava superior |
| Lymphbahnen | Ductus lymphaticus dexter |
| | Ductus thoracicus |
| | mediastinale, intercostale und thorakale Lmphknoten |
| Knochen | Mandibula |
| | HWS |
| | BWS |
| | Rippen |

► **Tab. 6.1** Fortsetzung.

| | |
|---|---|
| | Sternum |
| | Klavikula |
| | Skapula |
| Muskulatur | supra- und infrahyale Muskeln |
| | M. longus colli |
| | M. longus capitis |
| | M. rectus capitis anterior |
| | M. rectus capitis lateralis |
| | Mm. intertransversarii anteriores cervicis |
| | Mm. scaleni |
| | M. sternocleidomastoideus |
| | M. trapezius |
| | Mm. serrati |
| | M. pectoralis minor |
| | M. omohyoideus |
| | M. transversus thoracis |
| | Mm. intercostales |
| | M. levator scapulae |
| | M. rhomboideus |
| | M. splenius capitis |
| Ligamente, Faszien, Bindegwebe | Bandapparat der WS, der Rippen, des Schultergürtels |
| | mediastinales und thorakales Bindegewebe |
| | Ligg. costopleurale, transversopleurale und vertebropleurale |
| | Ligg. Phrenopericardiaca, sternopericardiaca, vertebropericardiaca, visceropericardiaca |
| | Lig. phrenicooesophageum |
| | Fascia cervicalis |
| | Dura mater spinalis |
| Organe | Lunge, Pleura |
| | Bronchien |
| | Herz, Perikard |
| | Thymus |
| | Ösophagus |
| | Trachea |
| | Schilddrüse |
| | Larynx |
| | Pharynx |

6.3
# Praxis

## 6.3.1 Behandlungstechniken

Die im Folgenden beschriebenen Techniken wirken alle im Sinne einer Verbesserung der Zirkulation der Körperflüssigkeiten, je nach Lokalisation der Technik die entsprechenden anatomischen Strukturen betreffend.

Die gewählte Reihenfolge startet mit der Behandlung der Halsfaszie, um sowohl global als auch in ihren einzelnen Anteilen eine Entspannung zu erreichen und somit eine wichtige Voraussetzung für die Zirkulation sämtlicher Leitungsbahnen zu schaffen. Dann folgt die Behandlung der myofaszialen und ligamentären Strukturen. Hierfür eignen sich neben direkten und indirekten muskelspezifischen Techniken die **BLT**-Techniken nach W.G. Sutherland. Diesen liegt eine grundsätzliche Vorgehensweise zugrunde. Es gilt sich durch vorerst globale, dann verfeinerte Tests dem jeweiligen Muster des Gewebes und seiner umgebenden Strukturen zu nähern (willkürliche Phase). Die ligamentären, faszialen Strukturen sind angesprochen und gehen sozusagen auf Entdeckungsreise. Hier beginnt die unwillkürliche Phase. Die Gewebe des Patienten unterliegen nicht mehr seiner Kontrolle. Selbstkorrektur und Autoregulation können stattfinden, die Ligamente führen das Gelenk nach Hause. Der Therapeut löst den Kontakt zum Gewebe erst, wenn der korrigierende, regulierende Prozess abgeschlossen ist und begleitet die Gewebe abschließend in die Neutralstellung.

Schließlich wird die direkte und/oder indirekte Behandlung der Organe und Leitungsbahnen dieser Region vorgestellt.

Die endgültige Auswahl der jeweiligen Techniken ist abhängig von Ergebnis und Analyse der Befundung, der Zielsetzung der Behandlung und des Individuums Patient und auch Therapeut. Die Freiheit der Behandlung basiert auf Grundprinzipien, nicht auf Rezepten.

### Halsfaszie (myofasziale Release-Technik)

▸ Abb. 6.2

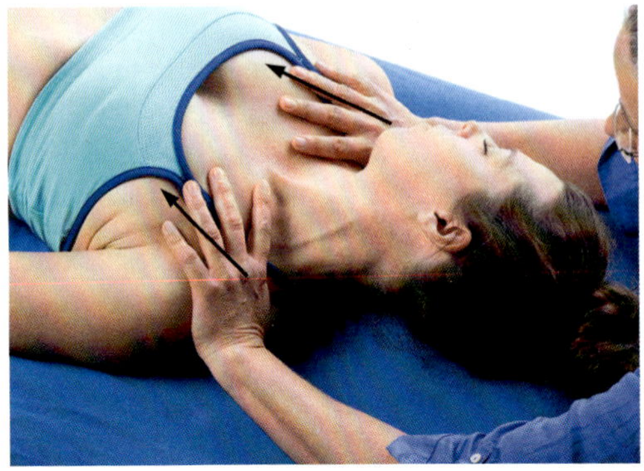

▸ **Abb. 6.2** Halsfaszie (myofasziale Release-Technik).

**Ausgangsstellung Patient:** Rückenlage

**Ausgangsstellung Therapeut:** am Kopfende sitzend

**Griffe:** Beide Hände liegen rechts und links auf der oberen Thoraxapertur, die Fingerspitzen in Richtung Claviculae und SCG, die Daumen oberhalb entlang der Spina scapulae in Richtung CTÜ.

**Ausführung:** Beide Hände des Therapeuten aproximieren nacheinander die Gewebe in Richtung kaudal, um im Seitenvergleich deren Elastizität zu testen. Die weniger elastische Seite wird zuerst behandelt, wobei sich bei einem Retest häufig die andere Seite als weniger elastisch zeigt und ebenso behandelt werden möchte. Der Patient wird aufgefordert seine Schulter fusswärts zu schieben und seinen Kopf auf die entgegengesetzte Seite zu drehen. Der Therapeut unterstützt die Bewegung der Schulter und fixiert diese nach kaudal. Nach der nächsten tiefen Einatmung erfolgt eine EA-Apnoe, die so lange wie möglich gehalten wird. Sobald der Patient weiter atmet, wird die Schulter gelöst, der Kopf zurückgedreht und der Therapeut mobilisiert mit Hilfe rhythmischer Aproximationen das gelöste Gewebe mehrmals nach kaudal.

Der Retest erfolgt wie oben beschrieben im Seitenvergleich.

### Halsfaszie (ventrale, laterale, dorsale Anteile)

▶ Abb. 6.3, ▶ Abb. 6.4, ▶ Abb. 6.5

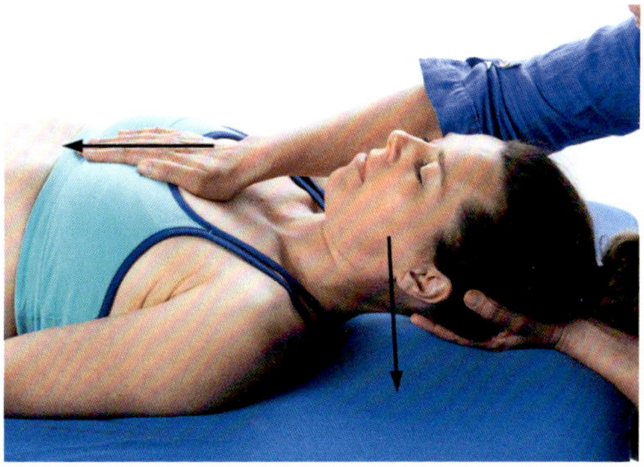

▶ **Abb. 6.3** Halsfaszie (ventrale Anteile).

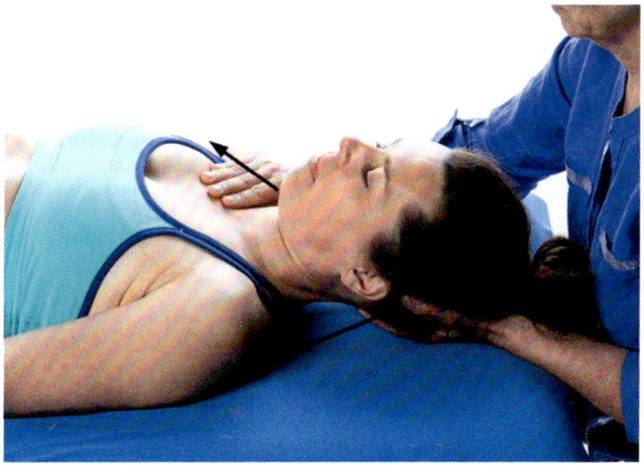

▶ **Abb. 6.4** Halsfaszie (laterale Anteile).

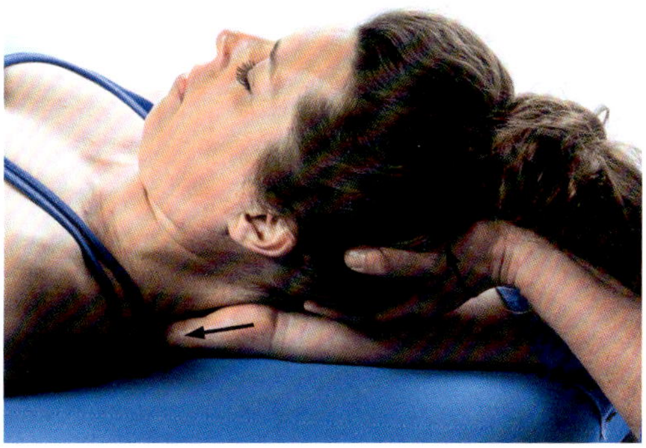

▶ **Abb. 6.5** Halsfaszie (dorsale Anteile).

**Ausgangsstellung Patient:** Rückenlage

**Ausgangsstellung Therapeut:** sitzend am Kopfende

**Griffe:** Für die **ventralen** Anteile liegt die kaudale Hand flächig auf dem Sternum und fixiert es nach kaudal. Die kraniale Hand liegt unter dem Okziput und der oberen HWS und unterstützt den Kopf (ggf. wird das Kopfteil heruntergeklappt). Für die **lateralen** Anteile liegt die kaudale Hand an der zu behandelnden Seite auf Klavikula und Schulter und fixiert diese nach lateral und kaudal. Die kraniale Hand liegt unter dem Okziput und der oberen HWS und unterstützt den Kopf. Für die **dorsalen** Anteile liegt die kaudale Hand unter dem CTÜ und fixiert diesen nach kaudal. Die kraniale Hand liegt unter dem Okziput und der oberen HWS und unterstützt den Kopf.

**Ausführung:** Um die **ventralen** Anteile zu testen und als direkte myofasziale Technik zu dehnen, führt die kraniale Hand den Kopf bei geschlossenem Mund sanft in Richtung Extension. Um die **lateralen** Anteile zu testen und als direkte myofasziale Technik zu dehnen, führt die kraniale Hand den Kopf sanft in kontralaterale SN. Um die **dorsalen** Anteile zu testen und als direkte myofasziale Technik zu dehnen, führt die kraniale Hand den Kopf sanft in Flexion.

**Variante:** Es ist ebenso möglich, die jeweiligen Anteile im Sinne einer indirekten Technik zu behandeln. Hierzu führt der Therapeut die Gewebe in ihre jeweils freie Richtung. Auf der Suche nach dem *Point of balance* bewegt er aufmerksam und behutsam den kranialen Hebel Kopf um die möglichen Bewegungsachsen. Ist dieser erreicht, wird die Stellung bis zur Gewebeentspannung, dem *Still point* und der Gewebeentfaltung gehalten. Der Ellenbogen/Unterarm des Therapeuten wird auf seinem Oberschenkel abgelegt und dient als Fulcrum. Der Therapeut begleitet nach Abschluss des Prozesses die Gewebe in ihre Dehnung und legt schließlich den Kopf des Patienten passiv auf der Unterlage ab. Bei vorliegenden Verklebungen im Bereich der myofaszialen Strukturen empfiehlt es sich, die Gewebe vorher direkt lokal zu behandeln. Dazu werden mit der Daumen- oder Fingerkuppe sanfte, dem Gewebe angepasste Striche entlang der verschiedenen Faserrichtungen von kranial nach kaudal ausgeführt.

## Tonusregulation der Ligamente der Pleurakuppel (Lig. transversopleurale, costopleurale, vertebropleurale)

▶ Abb. 6.6

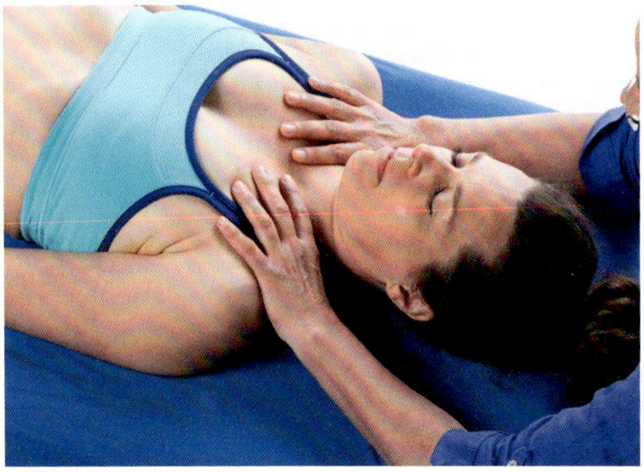

▶ **Abb. 6.6** Tonusregulation der Ligamente der Pleurakuppel.

Aufgrund der Verbindung mit der Membran der A. subclavia und den oberen thorakalen sympathischen Ganglien hat diese Technik eine vegetativ regulierende und durchblutungsfördernde Wirkung.

**Ausgangsstellung Patient:** Rückenlage

**Ausgangsstellung Therapeut:** sitzend am Kopfende des Patienten

**Griffe:** Beide Hände liegen flächig am lateralen Anteil der oberen Thoraxapertur. Die Fingerspitzen befinden sich ventral und zeigen nach medial/kaudal. Die Daumen befinden sich dorsal und zeigen Richtung CTÜ.

**Ausführung:** Sanft werden die Gewebe unter den Handflächen bis hin zur Pleurakuppel aufeinandergestapelt. Auf der Suche nach dem *Point of balance* folgt der Therapeut den Gewebezügen in ihre freie Richtung. Dies kann um mehrere Bewegungsachsen herum und auf der rechten und linken Seite unterschiedlich stattfinden. Dort angekommen gibt er dem Gewebe Zeit, sich zu korrigieren. Nach Erreichen des *Still point* wird sich das Gewebe ausdehnen, um schließlich aus der Ruhe heraus wieder in die Kraft zu kommen. Diesen Prozess begleitet der Therapeut mit seinen Händen.

## BLT, 1. Rippe (Periphere Technik nach W.G. Sutherland)

▶ Abb. 6.7

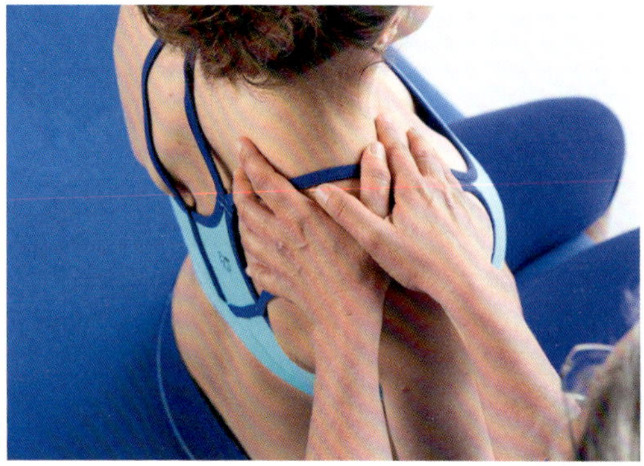

▶ **Abb. 6.7** BLT, 1. Rippe.

**Ausgangsstellung Patient:** Sitz

**Ausgangsstellung Therapeut:** stehend an der zu behandelnden Seite des Patienten

**Griffe:** Der Zeigefinger der dorsalen Hand liegt entlang der 1. Rippe bis zur Articulatio costotransversaria, die restlichen Finger liegen flächig auf der Skapula, der Daumen dorsal der Klavikula auf dem lateralen Teil der 1. Rippe. Der Zeigefinger der ventralen Hand liegt auf dem knorpeligen Anteil der 1. Rippe, die Daumen werden überkreuzt und bilden ein Fulcrum.

**Ausführung:** Der Patient lehnt sich leicht gegen die Hände des Therapeuten und bewegt die Schulter der Gegenseite ein wenig nach hinten. Um das kostovertebrale Gelenk anzusprechen, liften die Therapeutenhände weich nach kranial, dann nach lateral. Um das kostotransversale Gelenk zu erreichen, bewegt der Patient seinen Kopf wenig in kontralaterale Rotation und/oder SN. Der Prozess des PBLT beginnt. In dieser Position die Gewebeentspannung, den *Still point* und die Gewebeentfaltung abwarten. Erst im Anschluss wird der Kontakt gelöst. Es ist möglich, die Atmung im Sinne einer EA- oder AA-Apnoe als Verstärker (Enhancer) einzusetzen.

## BLT, zervikothorakaler Übergang (periphere Technik nach W.G. Sutherland)

▸ Abb. 6.8

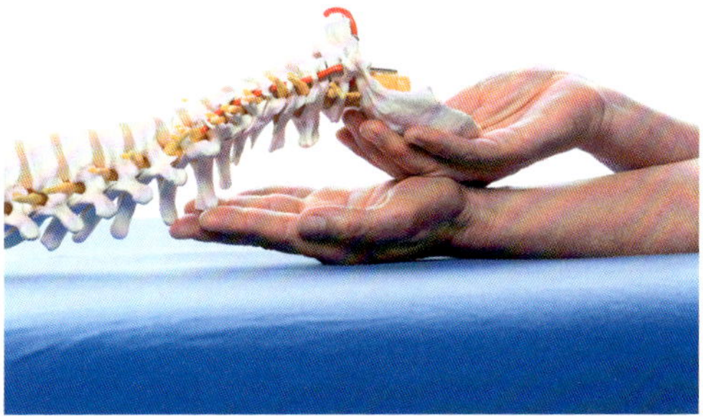

▸ **Abb. 6.8** BLT, zervikothorakaler Übergang.

**Ausgangsstellung Patient:** Rückenlage

**Ausgangsstellung Therapeut:** sitzend am Kopfende

**Griffe:** Die kraniale Hand liegt flächig unter dem Okziput, die Fingerspitzen reichen bis an die obere HWS, die kaudale Hand flächig auf der Suche nach dem PBLT in Längsrichtung unter dem CTÜ.

**Ausführung:** Die obere Thoraxapertur und das Mediastinum mit all ihren Geweben visualisieren, aufstapeln und aufladen. Dabei wird die kaudale Hand nach anterior gehoben. Der Ellenbogen dient als Fulcrum, Hand- und Fingergelenke bleiben stabil. Der Prozess der PBLT beginnt. In dieser Position die Gewebeentspannung, den *Still point* und die Gewebeentfaltung abwarten. Der Prozess ist abgeschlossen, wenn eine Längung der Gewebe eintritt. Erst im Anschluss wird der Kontakt gelöst.

## BLT, Lift der vorderen Halsfaszie (periphere Technik nach W.G. Sutherland)

▸ Abb. 6.9

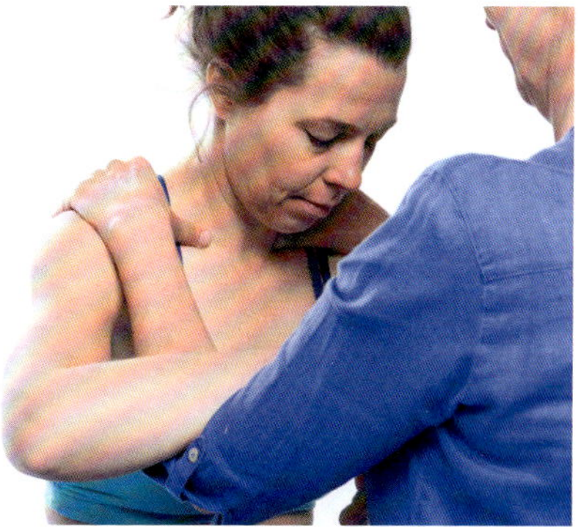

▸ **Abb. 6.9** BLT, Lift der vorderen Halsfaszie.

**Ausgangsstellung Patient:** Sitz

**Ausgangsstellung Therapeut:** stehend vor dem Patienten

**Griffe:** Die Daumen beider Hände palpieren rechts und links oberhalb der Claviculae lateral der Ansätze der Mm. sternocleidomastoidei und sinken dort weich in die Tiefe der Gewebe. Im Anschluss werden sie ein wenig Richtung kranial gedreht.

**Ausführung:** Der Patient legt seine Arme von lateral auf die Arme des Therapeuten, lehnt sich langsam nach vorne und lässt seinen Kopf hängen. Je weiter das Gewicht des Patienten nach vorne kommt, umso tiefer gelangen die Daumen des Therapeuten ins Gewebe: die Daumen sozusagen Richtung Perikard denken und alle Faszien aufsammeln. Der Prozess des Lifts der Halsfaszie beginnt. Währenddessen wird der Patient aufgefordert, sich mit der nächsten Einatmung aufzurichten, wobei der Kopf dies als Letztes tut. Das ist auch der Moment, in dem der Therapeut den Lift der Halsfaszien begleitet. Am Ende des Prozesses streicht der Therapeut sanft nach hinten über den M. trapezius und die Oberarme des Patienten, die er dann seitlich ablegt.

## BLT, obere und mittlere Rippen (periphere Technik nach W.G. Sutherland)

▸ Abb. 6.10

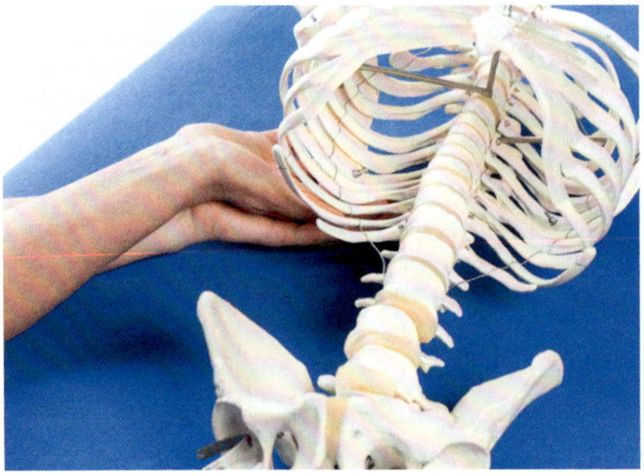

▸ **Abb. 6.10** BLT, obere und mittlere Rippen.

**Ausgangsstellung Patient:** Rückenlage

**Ausgangsstellung Therapeut:** seitlich an der Bank sitzend

**Griffe:** Beide Hände liegen übereinander unter der zu behandelnden Thorax-Seite, die unten liegende als motorische Hand, die oben liegende als sensorische Hand. Die Fingerspitzen haben Kontakt mit dem Angulus costae der jeweiligen Rippe.

**Ausführung:** Der PBLT wird eingestellt in Richtung der Dysfunktion der Rippe, d. h. in die freie Richtung. Der Patient dreht seinen Kopf soweit in kontralaterale Rotation, bis der Wirbel weg von der Rippe dreht, sodass die ligamentären Strukturen auf Spannung kommen. Das Collum costae bleibt Punctum fixum. Ggf. können EA- oder AA-Apnoe und/oder eine Dorsalextension der Füße zur Aktivierung der dorsalen Körperfaszie als Verstärker eingesetzt werden. Nach Abschluss des Prozesses wird der Kontakt unter leichter Traktion nach lateral gelöst.

## BLT, Manubrium-Lift (periphere Technik nach W.G. Sutherland)

▸ Abb. 6.11

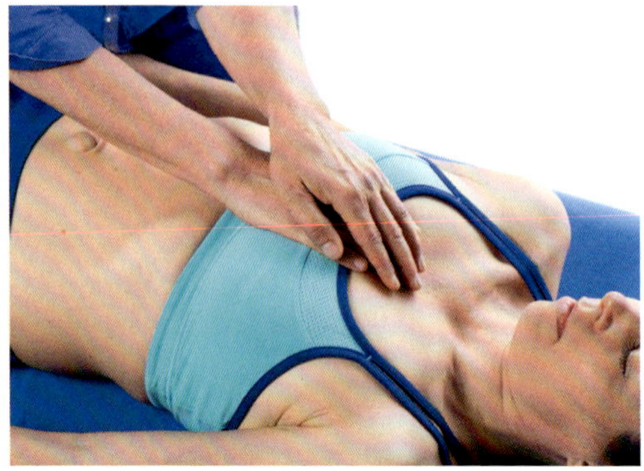

▸ **Abb. 6.11** BLT, Manubrium-Lift.

**Ausgangsstellung Patient:** Rückenlage

**Ausgangsstellung Therapeut:** seitlich neben der Bank stehend

**Griffe:** Beide Hände des Therapeuten liegen flächig längs auf dem Sternum, die Fingerspitzen auf dem Manubrium sterni.

**Ausführung:** Durch einen sanften Druck nach dorsal/etwas kranial wird der PBLT gesucht. Der Prozess beginnt. In dieser Position die Gewebeentspannung, den *Still point* und die Gewebeentfaltung abwarten. Der Prozess ist abgeschlossen, wenn der Lift des Manubriums, der vom Therapeuten begleitet wird, einsetzt und ein Öffnen des Thorax geschieht. Erst im Anschluss wird der Kontakt gelöst.

## Tonusregulierung der Mm. scaleni

▸ Abb. 6.12

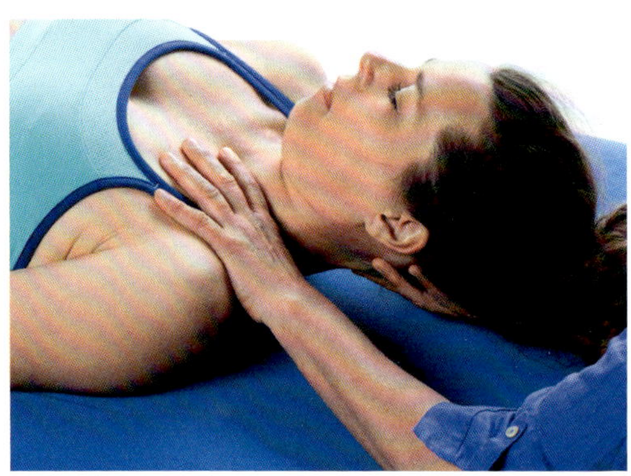

▸ **Abb. 6.12** Tonusregulierung der Mm. scaleni.

**Ausgangsstellung Patient:** Rückenlage

**Ausgangsstellung Therapeut:** sitzend am Kopfende

**Griffe:** Die kraniale Hand liegt unter dem Okziput, die Finger flächig entlang der HWS. Die kaudale Hand an der zu behandelnden Seite bedeckt den lateralen Abschnitt der oberen Thoraxapertur, der Zeigefingerballen palpiert die 1. Rippe.

**Ausführung:** Der Zeigefingerballen der kaudalen Hand stapelt durch sanften Druck nach kaudal die 1. Rippe auf die 2. Rippe und fixiert die Gewebe in dieser Stellung. Die kraniale Hand übt durch sanfte Einstellung des Kopfes in wenig Flexion, kontralaterale Rotation und ipsilaterale SN eine Dehnung auf die Mm. scaleni anterior und medius aus. Der Therapeut hält diese Position Im Sinne einer direkten Technik bis zum Release. Um eine Wirkung auf den M. scalenus zu erzielen, übt die kraniale Hand durch sanfte Einstellung des Kopfes in wenig Extension, kontralaterale Rotation und ipsilaterale SN eine Dehnung auf diesen aus. Der Therapeut hält diese Position ebenso im Sinne einer direkten Technik bis zum Release.

## Tonusregulierung des M. sternocleidomastoideus

**Ausgangsstellung Patient:** Rückenlage

**Ausgangsstellung Therapeut:** sitzend am Kopfende

**Griffe:** Auf einer Hand wird der Kopf so abgelegt, dass diese ihn in unterschiedliche Richtung drehen oder neigen kann, ohne ihn heben zu müssen. Die andere Hand umgreift den M. sternocleidomastoideus sanft im Zangengriff.

**Ausführung:** Die Hand wandert mit schlängelnden Bewegungen von kranial nach kaudal entlang des Muskelbauches und testet dessen Elastizität bzw. dessen Beweglichkeit innerhalb der Halsfaszie. Auffällige Gewebe werden in gleicher Weise mobilisierend behandelt. Die kontralaterale Hand variiert die Richtung der Einstellung des Kopfes, um eine Annäherung oder eine Dehnung des Gewebes zu erreichen.

## Tonusregulierung des M. trapezius

▸ Abb. 6.13

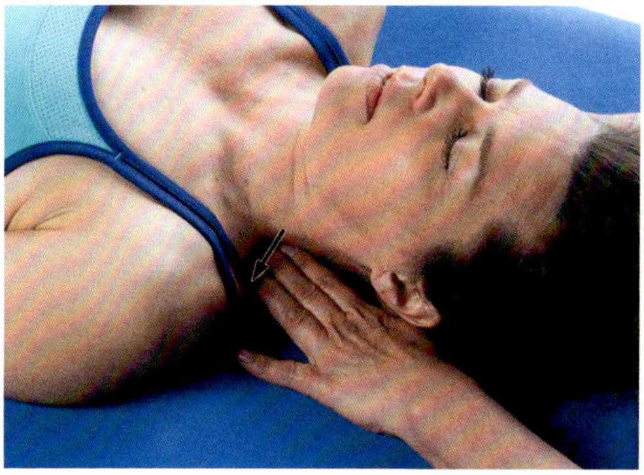

▸ **Abb. 6.13** Tonusregulierung des M. trapezius.

**Ausgangsstellung Patient:** Rückenlage

**Ausgangsstellung Therapeut:** sitzend am Kopfende

**Griffe:** Die Finger beider Hände palpieren anterior des vorderen Trapeziusrandes.

**Ausführung:** Mit sanftem, die Gewebespannung respektierendem Druck gleiten sie dort nach kaudal/dorsal. Mit dem Ziel, die Faszie des M. trapezius gegen tiefer liegende Gewebe der Halsfaszie zu mobilisieren, bewegen die Finger den M. trapezius mit seiner Faszie dann rhythmisch nach dorsal/lateral und verweilen bei Bedarf in direkter Dehnung bis zum Release.

## Tonusregulierung von M. subclavius und Lig. costoclaviculare

▸ Abb. 6.14

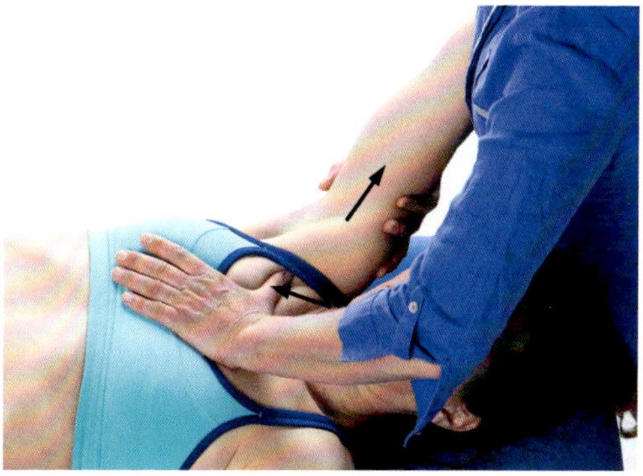

▸ **Abb. 6.14** Tonusregulierung von M. subclavius und Lig. costoclaviculare.

**Ausgangsstellung Patient:** Rückenlage

**Ausgangsstellung Therapeut:** seitlich am Kopfende mit Blick zu den Füßen des Patienten stehend

**Griffe:** Die laterale Hand umgreift so proximal und flächig wie möglich den Oberarm des Patienten, der sich in ca. 90°-Flexion und leichter Abduktion befindet. Der Daumen der medialen Hand palpiert unterhalb der Klavikula die erste Rippe.

**Ausführung:** Der Daumen der medialen Hand fixiert die erste Rippe nach kaudal/dorsal, während die laterale Hand einen sanften Zug auf den Arm nach ventral/kranial ausübt. Somit wird die Klavikula von der ersten Rippe entfernt und der M. subclavius gedehnt. Aus dieser Position heraus mobilisiert der Therapeut die Gewebe über weiche Zirkumduktionen des Armes nach dorsal.

## Tonusregulierung des M. transversus thoracis nach Barral

▸ Abb. 6.15

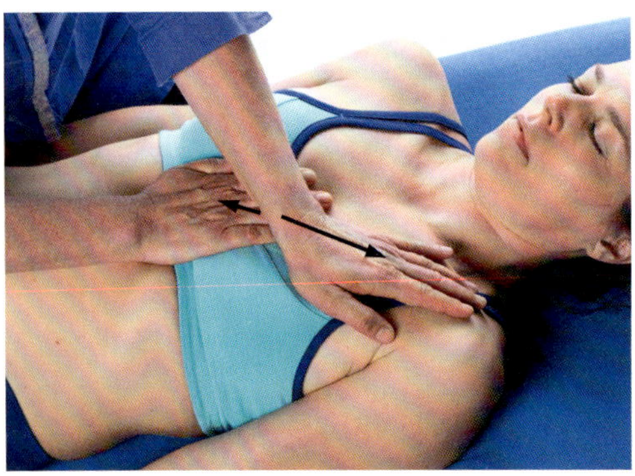

▸ **Abb. 6.15** Tonusregulierung des M. transversus thoracis nach Barral.

**Ausgangsstellung Patient:** Rückenlage

**Ausgangsstellung Therapeut:** seitlich an der Bankkante stehend

**Griffe:** Die kaudale Hand liegt mit dem Handballen flächig auf dem unteren Drittel des Sternums. Die kraniale Hand überkreuzt und liegt flächig auf dem gegenüberliegenden, kostochondralen Übergang der Rippen 2–5 (links) und 3–6 (rechts).

**Ausführung:** Der Therapeut erhöht den Druck beider Hände so weit nach posterior, bis er die Ebene des M. transversus thoracis erreicht. Hier erfolgt eine Dehnung des Muskels, indem beide Hände entgegengesetzt auseinanderstreben, ohne die erreichte Ebene zu verlieren. Mit einem Recoil wird die Dehnung gelöst. Die Technik lässt sich auf jeder Ansatzrippe 3- bis 4-mal wiederholen. Eine Tonusregulierung des M. transversus thoracis ermöglicht sowohl eine Verbesserung der Beweglichkeit des Sternums und der Rippen als auch eine Verbesserung der Zirkulation der A./V. thoracica interna und des lymphatischen Truncus parasternalis.

## Tonusregulierung des M. omohyoideus und der Lamina praetrachialis fasciae cervicalis

▸ Abb. 6.16

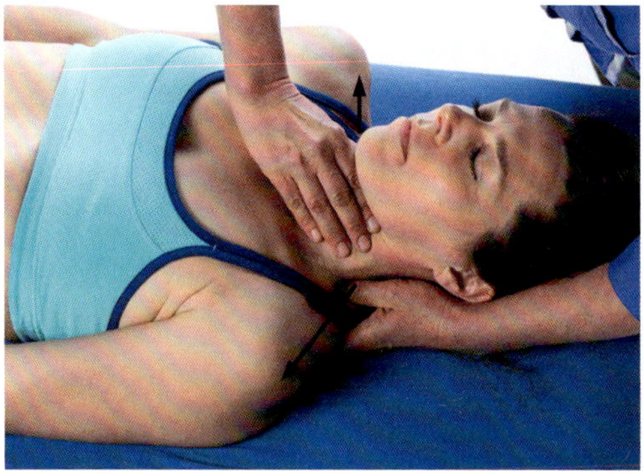

▸ **Abb. 6.16** Tonusregulierung des M. omohyoideus und der Lamina praetrachialis fasciae.

**Ausgangsstellung Patient:** Rückenlage

**Ausgangsstellung Therapeut:** stehend an der kontralateralen Seite

**Griffe:** Der Daumen der kranialen Hand palpiert sanft in Richtung des Muskelansatzes des Venter inferior an der Margo superior der Skapula. Die Fingerspitzen liegen dorsal auf der Skapula. Die kaudale Hand palpiert an der zu behandelnden Seite von ventral das Os hyoideum. Die Fingerspitzen liegen über dem Ansatz des Venter superior am Os hyoideum, der Daumen gegenüberliegend.

**Ausführung:** In der ersten Phase übt der Daumen der kranialen Hand weiche Querfriktionen nahe des Muskelansatzes des Venter inferior aus. Es ist wichtig, dem M. trapezius ausreichend Zeit zur Entspannung zu geben, damit es möglich wird, tief in die Gewebe zu gleiten. Nachdem der Tonus des M. omohyoideus sich reguliert hat, wird er nach lateral in Dehnung fixiert. Die Tonusregulierung/Dehnung des Venter superior erfolgt in der zweiten Phase über eine weiche, dem Gewebe angepasste Mobilisation des Os hyoideum nach kontralateral. Nachdem der Tonus des M. omohyoideus sich reguliert hat, wird das Os hyoideum nach lateral/wenig kranial fixiert. Abschließend hält der Therapeut beide Anteile im Sinne einer direkten Technik in Dehnungshaltung und wartet auf den Release.

## Tonusregulierung des M. serratus posterior superior

► Abb. 6.17

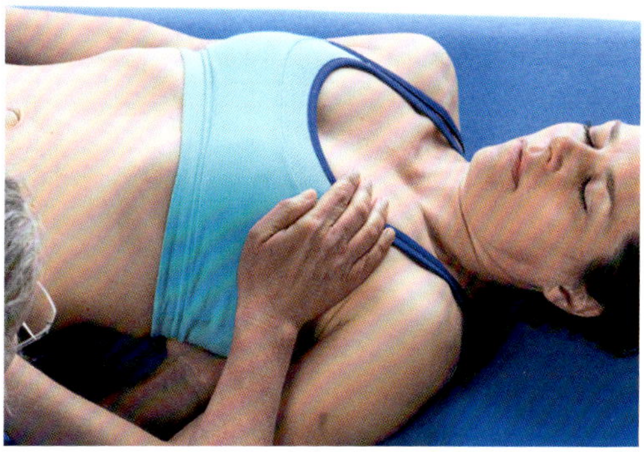

► **Abb. 6.17** Tonusregulierung des M. serratus posterior superior.

**Ausgangsstellung Patient:** Rückenlage

**Ausgangsstellung Therapeut:** seitlich an der Bankkante stehend

**Griffe:** Der Therapeut umfasst ventral und dorsal flächig von lateral den Thorax auf Höhe der Rippen 2–6, die Fingerspitzen zeigen nach kranial/medial.

**Ausführung:** Mit einem guten Kontakt an den Rippen wird die Thorax-Seite in leichte Rotation nach dorsal geführt. Im Sinne einer indirekten Technik begleitet der Therapeut die Gewebe in Richtung obere BWS/untere HWS nach kranial/medial zum *Point of balance*. In dieser Position die Gewebeentspannung, den *Still point* und die Gewebeentfaltung abwarten. Anschließend in die Korrekturrichtung/Dehnung begleiten und einige Male in Zirkumduktion nach ventral/kaudal mobilisieren.

## Tonusregulierung des M. serratus posterior inferior

► Abb. 6.18

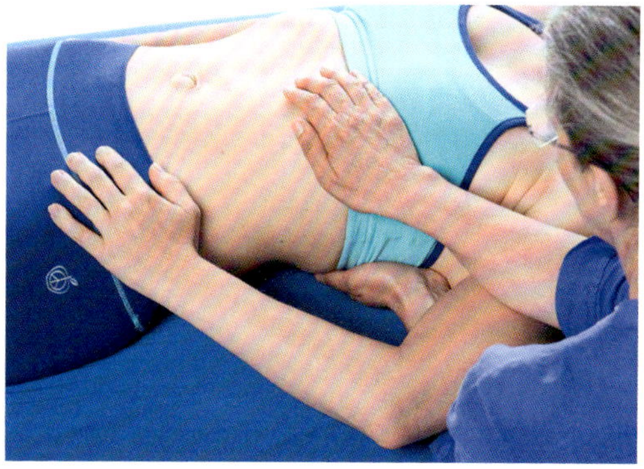

► **Abb. 6.18** Tonusregulierung des M. serratus posterior inferior.

**Ausgangsstellung Patient:** Rückenlage

**Ausgangsstellung Therapeut:** seitlich an der Bankkante stehend

**Griffe:** Der Therapeut umfasst ventral und dorsal flächig von lateral den Thorax auf Höhe der Rippen 9–12, die Fingerspitzen zeigen nach kaudal/medial.

**Ausführung:** Mit einem guten Kontakt an den Rippen wird die Thorax-Seite in leichte Rotation nach dorsal geführt. Im Sinne einer indirekten Technik begleitet der Therapeut die Gewebe in Richtung untere BWS/obere LWS nach kaudal/medial zum *Point of balance*. In dieser Position die Gewebeentspannung, den *Still point* und die Gewebeentfaltung abwarten. Anschließend in die Korrekturrichtung/Dehnung begleiten und einige Male in Zirkumduktion nach ventral/kranial mobilisieren.

## Tonusregulierung des M. serratus anterior

▸ Abb. 6.19

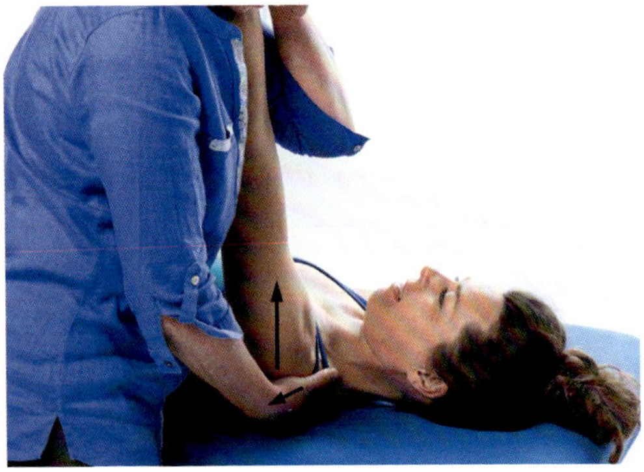

▸ **Abb. 6.19** Tonusregulierung des M. serratus anterior.

**Ausgangsstellung Patient:** Rückenlage; der Arm der zu behandelnden Seite ist in 90°-Flexion eingestellt

**Ausgangsstellung Therapeut:** seitlich an der Bankkante stehend

**Griffe:** Die laterale Hand liegt quer unter der Skapula, die Fingerspitzen zeigen Richtung WS. Die mediale Hand umgreift das Handgelenk des Patienten und unterstützt somit die Flexion im Schultergelenk und die Extension im Ellenbogengelenk.

**Ausführung:** Der Therapeut führt die Hand Richtung Decke und die Skapula weg von der WS. Aus dieser Position heraus wird der Patient aufgefordert, die Skapula der WS anzunähern. Dieser Bewegung setzt der Therapeut einen Widerstand entgegen. Ist die Margo medialis scapulae nahe der WS angekommen, zieht sie der Therapeut weg von der WS. Dieser Bewegung setzt der Patient einen Widerstand entgegen. Somit arbeiten die Mm. rhomboidei konzentrisch und exzentrisch im Wechsel, was über die Antagonisten-Hemmung zu einer Detonisierung des M. serratus anterior führt.

## Globale Entspannung der ligamentären Strukturen des Schultergürtels

▸ Abb. 6.20

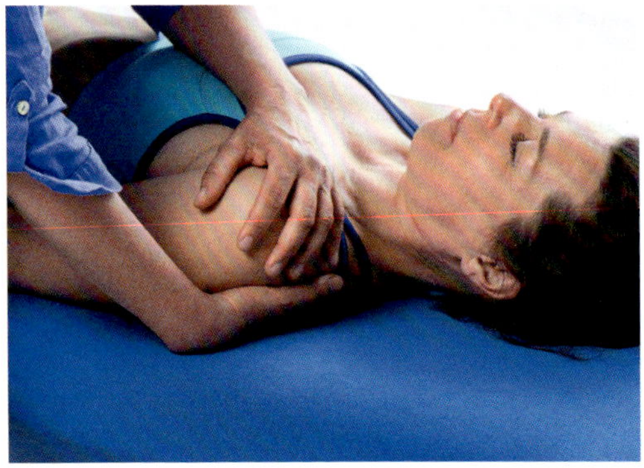

▸ **Abb. 6.20** Globale Entspannung der ligamentären Strukturen des Schultergürtels.

**Ausgangsstellung Patient:** Rückenlage

**Ausgangsstellung Therapeut:** seitlich an der Bankkante stehend

**Griffe:** Beide Hände umfassen flächig von lateral/kranial/dorsal und lateral/kaudal/ventral die Schulter der zu behandelnden Seite.

**Ausführung:** Die ligamentären Strukturen des Schultergelenks (Ligg. gleno- und coracohumerale und die Gelenkkapsel) und des ACG (Ligg. acromioclaviculare, coracoacromiale, conoideum, trapezoideum) werden visualisiert, aufgestapelt und aufgeladen. Durch sanfte Annäherung der Gewebe wird der *Point of balance* gesucht. In dieser Position die Gewebeentspannung, den *Still point* und die Gewebeentfaltung abwarten. Anschließend in die Korrekturrichtung/Dehnung begleiten und einige Male in Zirkumduktion nach dorsal/kranial, dann dorsal/lateral mobilisieren.

## Mobilisation der Klavikula und Aktivierung der Zirkulation des Venenwinkels

▶ Abb. 6.21, ▶ Abb. 6.22

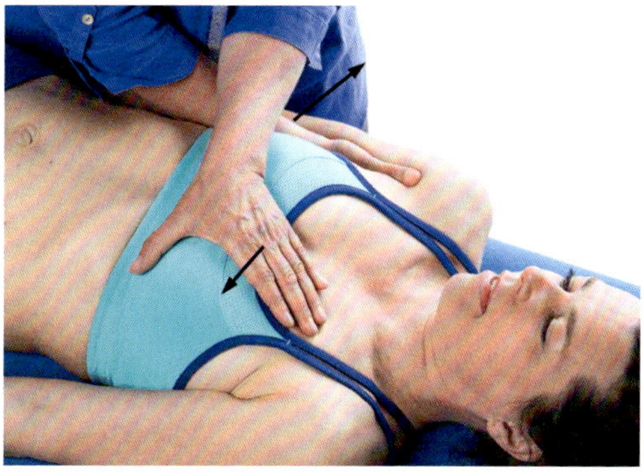

▶ **Abb. 6.21** Mobilisation der Klavikula und Aktivierung der Zirkulation des Venenwinkels (1).

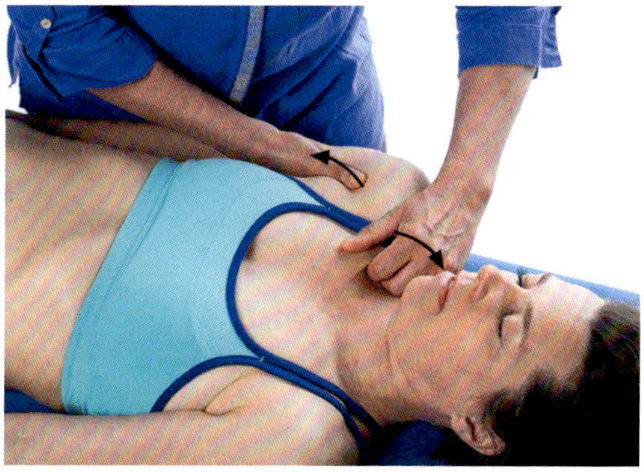

▶ **Abb. 6.22** Mobilisation der Klavikula und Aktivierung der Zirkulation des Venenwinkels (2).

**Ausgangsstellung Patient:** Rückenlage

**Ausgangsstellung Therapeut:** seitlich an der Bankkante stehend

**Griffe:** Der Therapeut umgreift an der zu behandelnden Seite mit seiner lateralen Hand von medial den proximalen Oberarm des Patienten im Untergriff. Der Handballen der medialen Hand liegt flächig auf dem unteren Drittel des Sternums.

**Ausführung:** Während einer tiefen Einatmung wird in der ersten Phase der Arm weiter in Flexion/Abduktion geführt und eine Traktion in Richtung der Oberarmlängsachse ausgeführt. Dabei wird das Sternum zur kontralateralen Seite hin mobilisiert, sodass sich der Raum um die V. subclavia herum öffnet. Während der Ausatmung werden Klavikula und Sternum wieder etwas zueinander geschoben. Dies geschieht rhythmisch über ca. 3–4 Atemzyklen hinweg. In der zweiten Phase wechselt die mediale Hand an die Klavikula und umgreift diese von lateral. Beide Hebel werden in Form einer gegensinnigen Zirkumduktion mobilisiert, die Klavikula nach ventral/kranial, der Arm nach ventral/kaudal. Zwischen beiden Phasen kann die oben beschriebene Mobilisationstechnik des M. subclavius ausgeführt werden.

## Mobilisation des Sternums und Aktivierung der thorakalen und mediastinalen Zirkulation

▶ Abb. 6.23

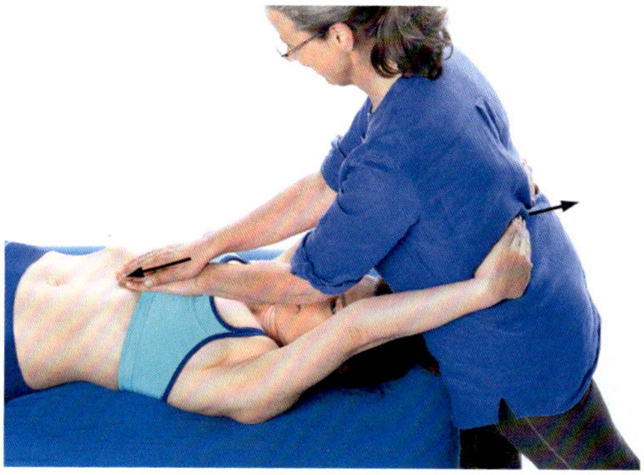

▶ **Abb. 6.23** Mobilisation des Sternums und Aktivierung der thorakalen und mediastinalen Zirkulation.

**Ausgangsstellung Patient:** Rückenlage; der Patient umgreift mit seinen Armen das Becken des Therapeuten

**Ausgangsstellung Therapeut:** stehend am Kopfende

**Griffe:** Beide Hände liegen flächig übereinander auf dem Sternum des Patienten.

**Ausführung:** Über mehrere Atemzyklen hinweg wird die tiefe Ausatmung des Patienten mit sanften Vibrationen in Richtung dorsal/kaudal begleitet. Dann umgreift der Therapeut die Arme des Patienten und übt eine Traktion auf den Thorax aus, indem er sich leicht zurücklehnt. Diese Traktion wird während der Einatmung leicht verstärkt und während der Ausatmung aufrechterhalten. Beides kann nun, ebenfalls über mehrere Atemzyklen, miteinander kombiniert werden. Die Hände des Therapeuten liegen erneut auf dem Sternum und begleiten es mit sanften Vibrationen während der Ausatmung nach dorsal/kaudal. Während der Einatmung lehnt sich der Therapeut ein wenig zurück, um eine Traktion auszuüben.

## Behandlung der präaortalen Plexus für den vegetativen Ausgleich nach Kuchera

▸ Abb. 6.24

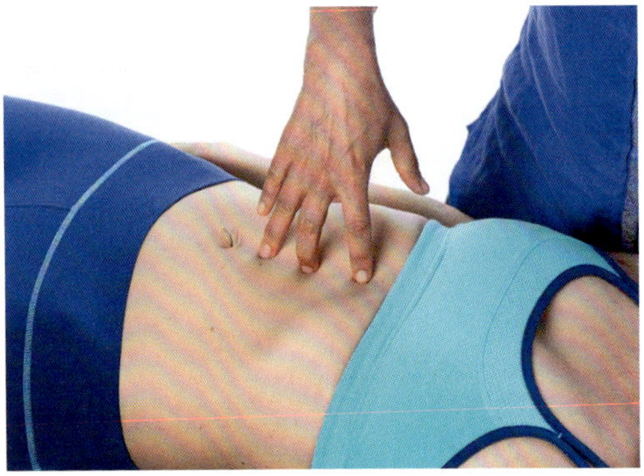

▸ **Abb. 6.24** Behandlung der präaortalen Plexus für den vegetativen Ausgleich nach Kuchera.

**Ausgangsstellung Patient:** Rückenlage

**Ausgangsstellung Therapeut:** seitlich an der Bankkante stehend

**Griffe:** Die Finger beider Hände palpieren zwischen Processus xyphoideus und Bauchnabel entlang der Medianlinie auf Projektionshöhe der drei vegetativen Plexus Ganglion coliacum, mesentericum superior und mesentericum inferior.

**Ausführung:** Die aufgestellten Finger beider Hände gleiten in die Tiefe der Gewebe, bis sie auf der Ebene der Plexus angekommen sind. Dies geschieht langsam und Schritt für Schritt in Abhängigkeit der Gewebeentspannung. Auf der Ebene der Plexus angekommen wird bei gleichbleibendem Druck ein Release abgewartet. Im Anschluss erfolgt eine Stimulation der Plexus über kleine, sich wiederholende Rebounds. Aufgrund der unmittelbaren topographischen Beziehung zu den Aa. coeliaca, mesenterica superior und inferior überträgt sich der stimulierende Effekt auch auf sie.

## Mediastinum-Mobilisation nach Barral

▸ Abb. 6.25

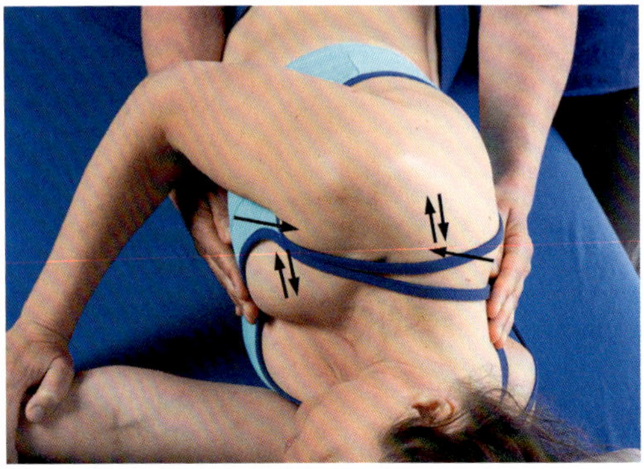

▸ **Abb. 6.25** Mediastinum-Mobilisation nach Barral.

**Ausgangsstellung Patient:** Seitenlage

**Ausgangsstellung Therapeut:** hinter dem Patienten stehend

**Griffe:** Die ventrale Hand liegt längs auf dem unteren Drittel des Sternums, die Fingerspitzen zeigen kopfwärts. Die dorsale Hand liegt in Relation etwas weiter kranial längs auf der oberen BWS, die Fingerspitzen zeigen ebenfalls kopfwärts.

**Ausführung:** In der ersten Phase erhöhen beide Hände den Druck aufeinander zu, die ventrale Hand zusätzlich nach kaudal, die dorsale Hand zusätzlich nach kranial. Dabei werden die Gewebe innerhalb des Mediastinums visualisiert, aufeinandergestapelt und aufgeladen. Somit geraten sie von dorsokranial nach ventrokaudal auf Spannung. Der Druck wird gleichzeitig und plötzlich im Sinne einer Rebound-Technik gelöst. Dieser Vorgang kann 8–10-mal wiederholt werden. Während der zweiten Phase wird die Spannung von dorsokaudal nach ventrokranial aufgebaut. Dazu liegt die ventrale Hand längs auf dem oberen Drittel des Sternums/Manubrium sterni, die dorsale längs auf der mittleren BWS auf Höhe der Projektion des unteren Sternum- Drittels. Die Vorgehensweise entspricht der oben beschriebenen. Diese Technik hat sowohl zirkulationsverbessernde als auch mobilisierende Wirkung auf sämtliche Gewebe innerhalb des Mediastinums.

## Aktivierung der Thymusdrüse

▸ Abb. 6.26

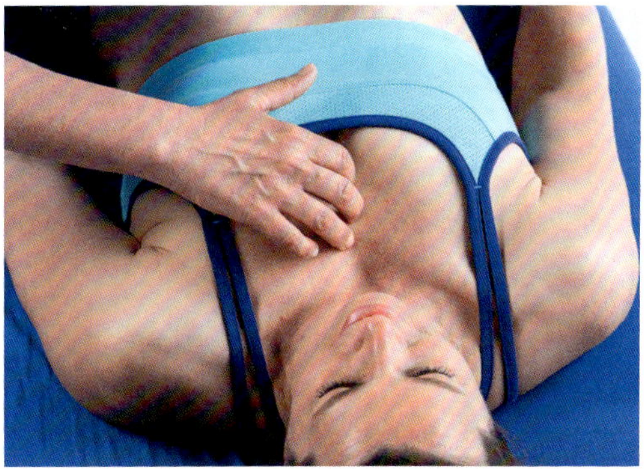

▸ **Abb. 6.26** Aktivierung der Thymusdrüse.

**Ausgangsstellung Patient:** Rückenlage

**Ausgangsstellung Therapeut:** seitlich an der Bankkante stehend

**Griffe:** Die Fingerspitzen einer Hand berühren locker die Oberfläche des Sternums.

**Ausführung:** weiche, mit den Fingern abwechselnde, rhythmische Klopfungen auf dem Sternum über ca. 1 Minute

## Azygos-System

▸ Abb. 6.27

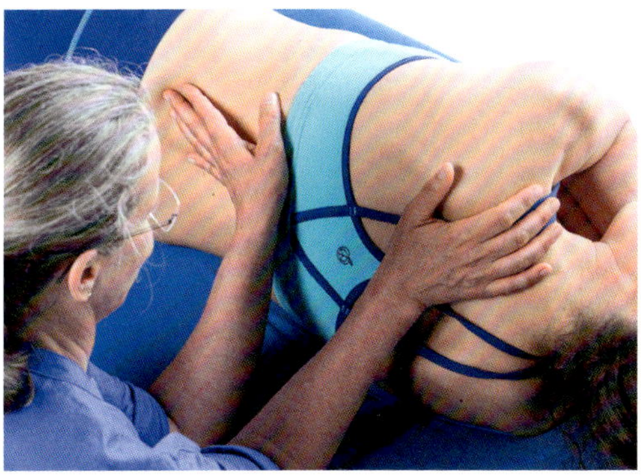

▸ **Abb. 6.27** Azygos-System.

**Ausgangsstellung Patient:** Seitenlage; die zu behandelnde Seite zeigt nach oben. Die WS liegt in leichter Flexion.

**Ausgangsstellung Therapeut:** hinter dem Patienten sitzend

**Griffe:** Die kraniale Hand liegt flächig paravertebral auf Höhe der oberen BWS, die Fingerspitzen zeigen nach kranial. Die kaudale Hand liegt flächig paravertebral auf der Psoasarkade und dem TLÜ, die Fingerspitzen zeigen nach kaudal.

**Ausführung:** Beide Hände stellen einen guten Kontakt zum Gewebe her. Der Therapeut visualisiert den Verlauf des Azygos-Systems durch das Mediastinum, die jeweiligen WS- Segmente, die Intervertebralräume und die Passage am Lig. arcuatum mediale. Auf der Suche nach dem *Point of balance* werden die Gewebe durch sanfte Einstellung über beide Hände um die jeweiligen Achsen aufgestapelt und aufgeladen. Zum Abschluss des Prozesses geschieht eine Ausdehnung der Gewebe in longitudinaler Richtung. Erst danach wird der Kontakt gelöst. Ausreichende Mobilität des Diaphragma abdominale und des M. iliopsoas sind Voraussetzungen für die Effizienz dieser Technik.

## Wirbelsäulenpumpe an den Processus transversi

▸ Abb. 6.28

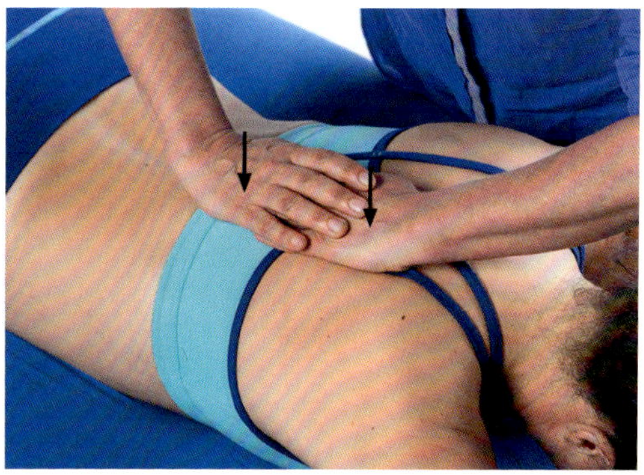

▸ **Abb. 6.28** Wirbelsäulenpumpe an den Processus transversi.

**Ausgangsstellung Patient:** Bauchlage

**Ausgangsstellung Therapeut:** seitlich neben dem Patienten stehend

**Griffe:** Beide Hände liegen übereinander, die Fingerspitzen der einen Hand nach kaudal, die der anderen Hand nach kranial zeigend. Es wird Kontakt zu den Processus transversi hergestellt.

**Ausführung:** Während der Ausatmung die Bewegung der Processus transversi nach ventral begleiten und dabei den Thorax sanft komprimieren, eventuell leichte Vibrationen hinzufügen.

### Wirbelsäulenpumpe an den Anguli costae

► Abb. 6.29

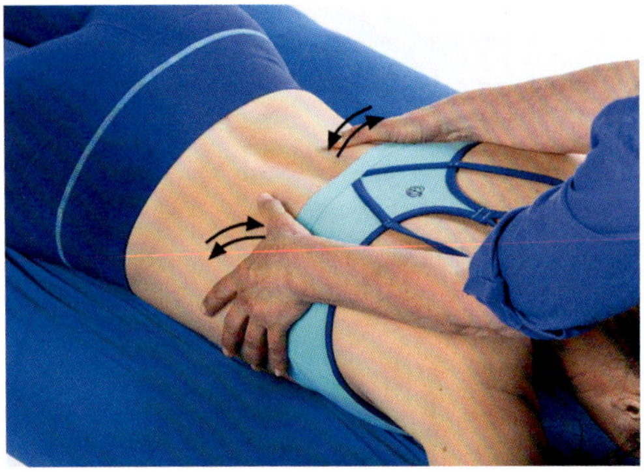

► **Abb. 6.29** Wirbelsäulenpumpe an den Anguli costae.

**Ausgangsstellung Patient:** Bauchlage

**Ausgangsstellung Therapeut:** am Kopfende des Patienten stehend

**Griffe:** Die Hände liegen rechts und links an der dorsalen, unteren Thoraxhälfte, wobei die Handballen Kontakt mit den Anguli costae aufnehmen und die Fingerspitzen nach lateral zeigen.

**Ausführung:** Während der Einatmung die Rippen nach lateral rotieren und dort über mehrere Atemzyklen halten. Während der Ausatmung die Rippen nach medial rotieren und dort über mehrere Atemzyklen halten. Im Anschluss während mehrerer Atemzyklen die Rippen rhythmisch bei jeder Einatmung nach lateral und bei jeder Ausatmung nach medial rotierend mobilisieren.

## 6.3.2 Eigenübungen

► Abb. 6.30

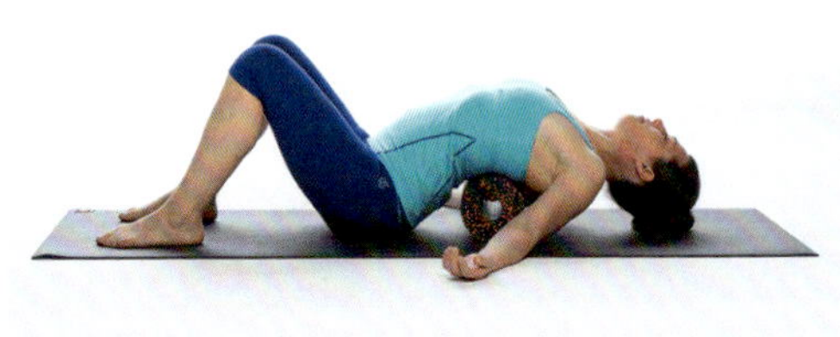

► **Abb. 6.30** Blackroll.

Die Blackroll ist, wie ich finde, ein geeignetes Hilfsmittel, um innerhalb eines Eigenübungsprogramms eine langfristige Entspannung der myofaszialen Strukturen zu unterstützen. Dabei sind der Fantasie des Ausführenden keine Grenzen gesetzt.

Hier ein Beispiel zur Unterstützung des zervikothorakalen und lumbothorakalen Überganges.

**Ausgangsstellung Patient:** Rückenlage; beide Beine sind angestellt

**Ausführung:** Der Ausführende legt sich die Blackroll quer unter den thorakolumbalen Übergang. Vorsichtig legt er seinen Oberkörper in Richtung Unterlage ab, bis auch der Hinterkopf Kontakt mit ihr hat. Dabei kann er sich seitlich mit den Unterarmen abstützen und ggf. das Becken von der Unterlage lösen. Durch langsame Kranial- /Kaudalbewegungen erfährt der thorakolumbale Übergang eine mobilisierende Massage. Segment für Segment wird die Blackroll weiter kranial positioniert und entsprechend mobilisiert. Schließlich liegt die Blackroll unterhalb des zervikothorakalen Übergangs. Die Mobilisation erfolgt wie oben beschrieben. Dabei soll der Ausführende bewusst die Schultern und Schlüsselbeine Richtung Unterlage sinken lassen. Eine zusätzliche Dehnung wird durch tiefes Ein- und Ausatmen erreicht.

# 7 Beckenboden

▸ Abb. 7.1

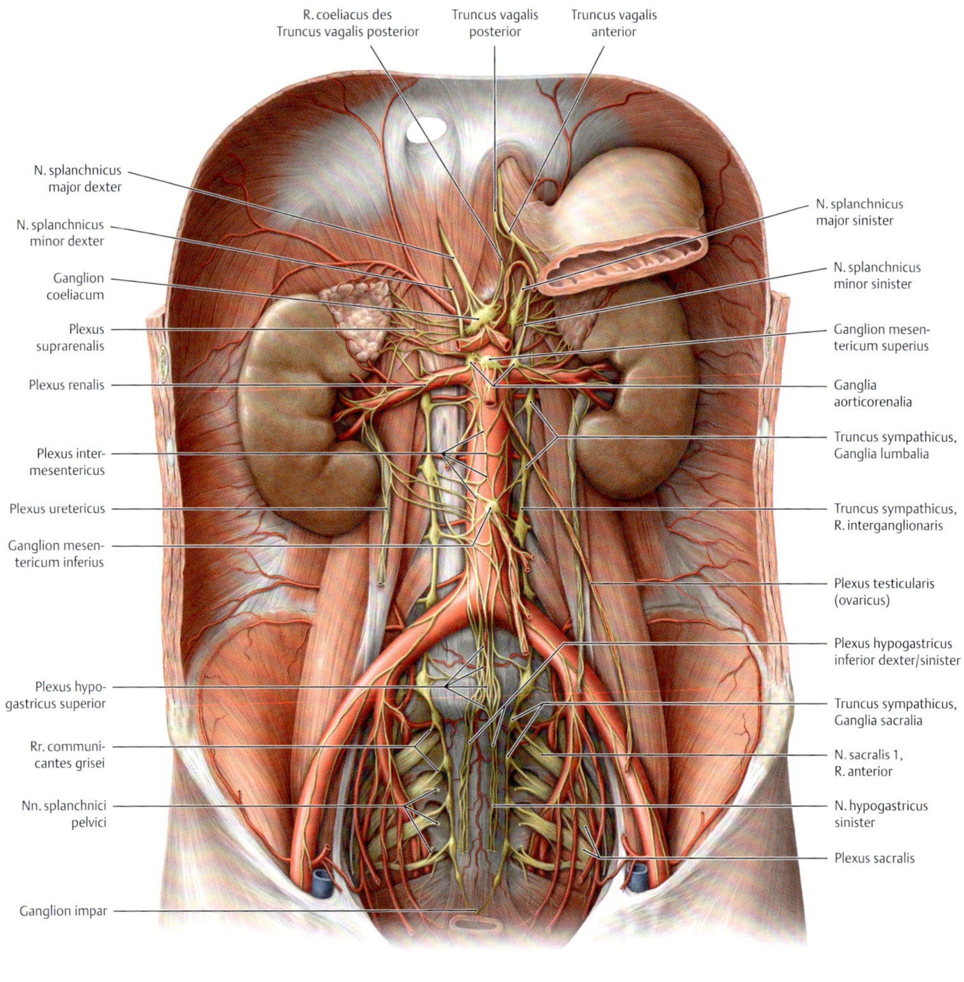


▸ **Abb. 7.1** Exemplarisch vegetative Leitungsbahnen. (Schünke M, Schulte E, Schumacher U. Prometheus LernAtlas der Anatomie. Innere Organe. Illustrationen von M. Voll und K. Wesker. 3. Aufl. Stuttgart: Thieme; 2012: 216 A)

7.1
# Anatomie und Funktion

Der Beckenboden besteht aus mehreren Schichten quergestreifter Muskulatur und dazwischenliegenden Bindegewebes.

## 7.1.1 Kranialer Anteil

Der **kraniale Anteil** des Beckenbodens wird als **Diaphragma pelvis** bezeichnet.

- Es wird gebildet durch den M. levator ani und dem häufig nur rudimentär ausgebildeten M. coccygeus.
- Der M. levator ani hat einen trichterförmigen Verlauf, dessen Auslauf den Analkanal bildet. Der Arcus tendineus musculi levatoris ani, der sich von der Innenseite des Os pubis bis zur Spina ischiadica ausspannt, dient dem Levator ani als Ursprung. Über diesen Bogen entsteht die Verbindung zum M. obturatorius internus und dessen Faszie.
- Der M. levator ani lässt sich in drei einzelne Muskeln aufspalten: vorne der M. puborectalis, der mit den Fasern der Gegenseite eine Schlinge um das Rektum legt, in der Mitte der M. pubococcygeus, der beidseits am Lig. anococygeum inseriert und zum Sakrum ausstrahlt, hinten der M. iliococygeus, der direkt am Os coccygis und am Sakrum angeheftet ist.
- Im hinteren Anteil des M. levator ani vereinigen sich die Muskelfasern beider Seiten in der Medianebene und bilden nach posterior hin die sog. „Levatorschenkel". Im vorderen Anteil bleibt zwischen den rechten und linken Fasern eine Lücke, der Hiatus urogenitalis, der auch „Levatortor" genannt wird. Dies dient den drei großen Beckenorganen als Durchtrittspforte.
- Der M. coccygeus entspringt an der Innenfäche der Spina ischiadica und findet seinen Ansatz am Os coccygis und am unteren Teil des Os sacrum. Er ist mit dem Lig. sacrospinale verschmolzen und dient dessen Entlastung sowie der Entlastung des Lig. sacrotuberale.
- Kranial und kaudal ist das Diaphragma pelvis bedeckt von der Fascia diaphragmatis pelvis superior und inferior.
- Die Funktionen des Diaphragma pelvis sind:
  - kaudaler, trichterförmiger Abschluss des Bauchraums und Bildung des Analkanals
  - Konstriktion von Rektum, Vagina, Urethra
  - Stützfunktion und Druckausgleich für Becken- und Bauchinhalt
  - Heben des Anus bei der Defäkation
  - anale Kontinenzerhaltung durch Aufbau des anorektalen Winkels
- Die Innervation des Diaphragma pelvis geht über die Rami musculares des N. pudendus (S 3-S 4).

Oberhalb des Diaphragma pelvis und der Fascia diaphragmatica pelvis superior liegen die großen Beckenorgane und der subperitoneale Bindegewebsraum.

## 7.1.2 Kaudaler Anteil

Der **kaudale Anteil** des Beckenbodens wird als **Diaphragma urogenitale** bezeichnet.

- Das Diaphragma urogenitale, auch „Regio urogenitalis und Dammmembran", besteht aus dem M. transversus perinei profundus, dessen kranialer und kaudaler Faszie, die sich im Bereich der Symphyse zum Lig. transversum perinei ausbildet und dem rudimentär vorhandenen M. transversus perinei superficialis.
- Der M. sphincter urethrae, der die Urethra ringförmig umschließt, zählt ebenso zum Diaphragma urogenitale und dient dem willkürlichen Verschluss des Harnwegs.
- Das Diaphragma urogenitale spannt sich als Muskel-Bindegewebs-Platte zwischen beiden Tubera ischiadicae und den Rami inferiores ossis pubis aus, umschließt Vagina und Urethra, lässt jedoch den Analkanal frei.
- Mit dem M. transversus perinei profundus verschließt es sozusagen das Levatortor von kaudal und sichert so die Lage der Beckenorgane. Im anterioren Bereich durchbricht die V. dorsalis clitoridis profunda/penis profunda das Lig. transversum perinei und zieht zum Plexus venosus vesicalis/plexus prostaticus.

- An die bindegewebige Dammmembran lagern sich noch folgende weitere Dammmuskeln (Mm. perinei) an:
  - M. ischiocavernosus, der durch Kompression des hinteren Teils des Corpus cavernosus clitoridis/penis die Erektion verstärkt.
  - M. bulbospongiosus, der bei der Frau den Scheidengang verengt und die Bartholin-Drüsen auspresst. Beim Mann komprimiert er die Harnröhre, entleert sie am Ende der Miktion und bei der Ejakulation und verstärkt die Erektion.
  - M. sphincter ani externus, der dem willkürlichen Verschluss des Anus dient. Er ist dorsal mit dem Lig. anocoxygeum verbunden und strahlt ventral in das Centrum perinei ein. Seine Innervation geht vom N. rectalis inferior aus, einem Ast des N. pudendus.
  - M. sphincter ani internus, der als unwillkürlicher Muskel ständig angespannt ist und sich nur bei der Defäkation entspannt. Sympathische und parasympathische Nerven innervieren diesen Muskel.
  - M. sphincter urethrovaginalis, der Harnröhre und Scheide verengt.
- Die Innervation des Diaphragma urogenitale, außer den Mm. sphincter ani externus und internus, geht über die Rami musculares des N. pudendus (S 3–S 4).

Der M. piriformis zählt genau genommen nicht zum muskulären Beckenboden, ist allerdings im funktionellen Sinne eng mit diesem verbunden. Als birnenförmiger Muskel verbindet er die Facies pelvica des Sakrums mit dem Trochanter major. In seinem Verlauf zieht er durch das Foramen ischiadicum majus und bildet hier ein Foramen supra- bzw. infrapiriforme für den Durchtritt von Nerven und Gefäßen. Die A. und V. glutea superior und der N. glutaeus superior verlassen suprapiriform das kleine Becken. Infrapiriform sind dies die A. und Vv. gluteae inferiores, der N. glutaeus inferior, der N. ischiadicus und der N. cutaneus femoris posterior.

### 7.1.3 Stoßdämpferfunktion

Weitere **Gewebe mit Stoßdämpfungsfunktion** im Bereich des Beckens sind die Mm. obturatorii und die Membrana obturatoria.

- Die Membrana obturatoria verschließt das Foramen obturatum und besteht aus zwei straffen Bindegewebsschichten (Membrana obturatoria interna und externa), die durch lockeres, fettreiches Bindegewebe voneinander getrennt sind. Die äußere Schicht wird durch schräg verlaufende Faserzüge verstärkt und hat Verbindung mit der Fascia iliaca und dem Parazystikum. Weitere Faserverbindungen bestehen zur Capsula articularis der Hüfte. Innerhalb dieses bindegewebigen Netzes verschiedener Schichten und Zugrichtungen bleiben Lücken für durchtretende Gefäße und Nerven, die A. und V. obturatoria, der N. obturatorius und Lymphgefäße. Neben ihrer Stoßdämpferfunktion ist sie demnach auch funktionell verbindendes Element von Beckenboden und Beckengelenken, Harnblase, Hüftgelenken und Kniegelenken.
- Die Mm. obturatorii haben zusammen mit den pelvitrochanteren Muskeln eine tragende Funktion für das Becken und eine Stoßdämpferfunktion für die Hüftgelenke. Synergistisch mit der Beckenbodenmuskulatur kann man sich deren Arbeit ähnlich dem Bild einer „Hängematte" vorstellen. Die Mm. obturatorii fixieren das Becken an den Oberschenkeln, sodass sich die Organe des Beckens auf der Beckenbodenmuskulatur ablegen können.
- Die Vasa obturatoria und der N. obturatorius ziehen durch beide Mm. obturatorii.
- Der M. obturatorius internus nimmt sich die Membrana obturatoria als Ursprung und macht auf seinem Weg zum Trochanter major einen spitzen Knick um die Incisura ischiadica minor herum, die er als Hypomochlion nutzt. Er wird von der Fascia obturatoria überzogen und hat somit eine direkte fasziale Verbindung zum M. levator ani. Als laterale Begrenzung der Fossa ischioanalis führt er in seiner Faszie die A. und V. pudenda und den N. pudendus. Sowohl funktionell biomechanisch als auch zirkulatorisch spielt der M. obturatorius internus eine große Rolle für die Viskoelastizität des Beckenbodens. Seine Innnervation variiert zwischen dem

Plexus sacralis, dem N. glutaeus und selten dem N. pudendus.
- Der M. obturatorius externus nimmt seinen Ursprung an der Außenfläche der Membrana obturatoria und gibt Fasern an die Zona orbicularis ab. Durch seinen spiraligen Verlauf um den Schenkelhals legt er zusammen mit dem Lig. ischiofemorale eine Achtertour um diesen. Er wird innerviert vom N. obturatorius (L 3–L 4).

### 7.1.4 Muskuloligamentäre Verbindungen

Wichtige **muskuloligamentäre Verbindungen** in der Beckenregion, die ihrer Stabilisation dienen, sind die Ligg. sacroiliaca, sacrotuberale, sacrospinale und iliolumbale, die symphysialen und die sakrokokzygealen Bänder.

- Ligg. sacroiliaca
  - Die Ligg. sacroiliaca anteriora verlaufen von S 1/S 2 zum Os ilium, sind relativ dünn und verstärken im anterioren Bereich die Gelenkkapsel.
  - Die Ligg. sacroiliaca interossea sind starke, den Sakralsulcus ausfüllende Bänder, die stabilisierende Funktion übernehmen. Beim Anteriorisieren des Sakrums geraten sie unter Spannung.
  - Die Ligg. sacroiliaca posteriora verbinden dorsal das Sakrum und das Ilium. Demnach sind sie im Sulcus gut palpabel. Sie werden von der Tiefe nach oben hin immer länger und vertikalisieren sich während ihres Verlaufs nach oben. Eine Anteriorisierung des Sakrums bringt sie unter Spannung. Einzelne Fasern ziehen von der Spina iliaca posterior superior zur Rückseite des Sakrums. Diese Fasern (Lig. sacroiliacale dorsale longum) haben Verbindung zur Fascia thoracolumbalis, zum Lig. sacrotuberale und zum M. bizeps femoris. Sie geraten bei einer Posteriorisierung des Sakrums unter Spannung.
- Das Lig. sacrotuberale verbindet das Tuber ischiadicum mit dem Sakrum und dem Os coccygis. Es gerät bei einer Anteriorisierung des Sakrums unter Spannung und wird deshalb als „Nutationsbremser" bezeichnet. Sein lateraler Teil hat Verbindung zum M. piriformis, die Fasern des medialen Teils sind spiralförmig gedreht und die oberflächlich liegenden Fasern des superioren Teils erhalten sowohl Fasern aus der Fascia thoracolumbalis als auch Fasern vom M. glutaeus maximus. Dieser superiore Teil des Lig. sacrotuberale entspricht dem Lig. sacroiliacale dorsale longum.
- Das Lig. sacrospinale verläuft von der Spina ischiadica zu Sakrum und Os coccygis. Es gilt ebenfalls als Nutationsbremser und hat Verbindung zum M. levator ani.
- Die Ligg. iliolumbale lassen sich in anterior und posterior ausgerichtete Fasern einteilen. Die anterioren Fasern verlaufen vom anterioren Rand der Crista iliaca und der Linea terminalis des Iliums zum Processus transversus des 5. Lendenwirbels. Sie haben Verbindung zum M. quadratus lumborum. Die posterioren Fasern verbinden den Processus transversus von L 4 mit dem hinteren Rand der Crista iliaca. Mit Hilfe der Ligg. sacroiliaca anteriora, mit denen sie Kontakt haben, stabilisieren sie das Iliasakralgelenk im anterioren Bereich. Außerdem spielen sie eine Rolle bei der Koppelung der Bewegung der unteren Lendenwirbelsäule und des Iliums.
- Die Bänder der Symphyse sind mit dem Discus interpubicus verwachsen:
  - Das Lig. pubicum anterius besitzt sowohl transversal verlaufende Faserzüge als auch schräge und longitudinal verlaufende. Diese stehen in Verbindung mit den Mm. obliquus abdominis externus, rectus abdominis, pyramidalis, adductor longus und gracilis.
  - Das Lig. pubicus posterius breitet sich dünn und flächig am dorsalen Teil der Symphyse aus.
  - Das Lig. pubicum superius verbindet beide Tuberculi pubici und hat Kontakt zu Fasern des Lig. inguinale.
  - Das Lig. arcuatum pubicum verläuft kaudal der Symphysenfuge im Arcus pubis.
- Die Bänder der Articulatio sacrococcygalis sind
  - das dorsal der Crista mediana verlaufende Lig. sacrococcygeum posterius,
  - das dorsal über das Gelenk verlaufende Lig. sacrococcygeum articulare,
  - das die Processus transversi und den unteren Sakrumwinkel verbindende Lig. sacrococcygeum laterale (hier verläuft zwischen Knochen und Band der N. coccygeus),

- das als Fortsetzung des Lig. longitudinale anterius verlaufende Lig. sacrococcygeum anterius, dessen Fasern sich auf Höhe des 3. und 4. Kokzygalwirbels überkreuzen,
- das die Processus laterales und den Pars caudalis coccygis verbindende Lig. intercoccygeum.

Die **Lamina von Delbet** ist eine unmittelbar oberhalb des muskulären Beckenbodens, von anterior nach posterior verlaufende Befestigungslinie. Sie verbindet Harnblase, Uterus/Prostata und Rektum miteinander. Im Einzelnen wird sie gebildet aus den Ligg. pubovesicale, vesicouterinum, rectouterinum, sacrouterinum und rectosacrale. Im faszialen Modell der Zentralsehne betrachtet bildet sie deren kaudalen Abschluss und macht aus den Organen des kleinen Beckens, dem knöchernen Beckenring und dem muskulären Beckenboden eine funktionelle Einheit.

### 7.1.5 Leitungsbahnen

Die im Bereich des Beckenbodens verlaufenden **Leitungsbahnen** sind bezüglich des arteriellen Systems Äste der A. iliaca interna, die Sakrum und Beckenorgane versorgen. Die venöse Drainage erfolgt aus den Venen des Beckenbodens, der Beckenhöhle und der Beckenwand in die V. iliaca interna. Parietale Lymphknoten verlaufen entlang der Gefäße und viszerale Lymphknoten sind den Beckenorganen angelagert. An der Hinterwand des kleinen Beckens liegt der Plexus sacralis mit seinen Hauptästen N. glutaeus superior und inferior, N. cutaneus femoralis posterior, N. ischiadicus und N. pudendus. Der sympathische Grenzstrang setzt sich aus dem Lendenwirbelsäulenbereich ins kleine Becken fort und bildet dort vier Ganglia sacralia und ein Ganglion impar. Die parasympathischen Zellkörper liegen im Rückenmark auf Höhe S 2–S 5. Seitlich von Rektum und Harnblase bildet sich der aus sympathischen und parasympathischen Fasern bestehende Plexus hypogastricus inferior.

## 7.2 Theoretische und funktionelle Zusammenhänge

Zwischen Zwerchfell und Beckenboden-Sphinkter-Muskulatur besteht eine physiologische Wechselbeziehung. Jede Zwerchfellaktion und die daraus resultierende Atembewegung wirkt dynamisch in Kraft und Richtung und rhythmisch auf die beweglichen Wände der Bauchkapsel. Das Zwerchfell dient den Wänden der Bauchkapsel und den Bauchorganen als Bewegungsvermittler.

Muskuläre Anteile der Wände des Bauchkapselsystems sind:

- kranial das Zwerchfell
- kaudal die Beckenboden-Sphinkter-Muskulatur
- ventral und lateral die Bauchwandmuskulatur
- dorsal sowohl die kurzen, tiefen als auch die langen, oberflächlichen Rückenmuskeln

Die Anteile der o. g. Wände des Bauchkapselsystems stehen funktionell in einer synergistischen Beziehung zueinander. Dies bedeutet, dass jeder Anteil zwar seine eigene Funktion einzeln erfüllen kann, im funktionellen Sinne allerdings benötigen wir das Zusammenspiel aller Anteile miteinander.

Synergistische Funktionen dieses Systems sind im Wesentlichen:

- Atemmechanik
- Regulation des intraabdominalen und intrathorakalen Druckausgleiches
- Kontinenzerhaltung des ösophagealen Sphinkters
- rhythmische Stimulation des Tonus der Muskulatur der Bauchwandkapsel
- Stabilisierung der KLA, ausbalancierte Bewegungen des Beckens in den Hüftgelenken, Posturalität
- Beckenboden-Sphinkter-Funktionen für den unteren Harntrakt, den Enddarm und die Genitalorgane

Eine wichtige Voraussetzung hierfür stellen die aufrechte Haltung der Wirbelsäule und ein freier lumbosakraler Übergang dar.

Finet und William bezeichnen das Diaphragma abdominale, den M. transversus abdominis und die Beckenbodenmuskulatur als Serienmuskeln 1.

Ordnung, die sowohl respiratorische als auch posturale Funktion haben. Zusätzlich zur Atmung sorgt diese Muskulatur für Stabilisation, steigert den intraabdominalen Druck und wirkt somit im Sinne einer Koaptation für die Wirbelsäule.

Eine Spannungsveränderung innerhalb eines Teilsystems wirkt sich auf den Spannungszustand des gesamten Bauchkapselsystems aus. Dies führt meist dazu, dass auch der Synergismus im Gesamten gestört ist.

Dysfunktion der Atemmechanik, Dysregulationen innerhalb des abdominalen Druckes, Belastungssyndrome für die Wirbelsäule und die großen Gelenke und Reaktionsschwäche der Beckenboden-Sphinkter-Muskulatur werden funktionelle Folgen für den unteren Harntrakt, den Enddarm und die genitalen Organe haben.

Wie in Kap. 2.1.1 bereits beschrieben, hängen die Homöostase der Organe des kleinen Beckens und die Erhaltung der viskoelastischen Beschaffenheit der unterschiedlichen Gewebe von dem Druck ab, der auf diese Organe, deren Aufhängepunkte und deren Inhalt (Arterien, Venen, Lymphgefäße und Nerven) ausgeübt wird.

Oberhalb des Diaphragma abdominale ist der Druck niedriger als unterhalb. Dieser supradiaphragmale Unterdruck ist dafür verantwortlich, dass die inneren Organe die Möglichkeit bekommen, sich sozusagen an das Zwerchfell zu hängen. Innerhalb des Abdomens ist der intraperitoneale Druck niedriger als der Druck innerhalb des kleinen Beckens. Dies unterstützt die Lage der Organe des kleinen Beckens und ermöglicht ihnen, sich über das Peritoneum am Diaphragma abdominale und in der Folge am Thorax aufzuhängen. Durch Kontraktion und Absinken des Zwerchfells während der Einatmung werden der negative Druck innerhalb des Thorax und der positive Druck innerhalb des Abdominalraums erhöht. Die potenzielle Beweglichkeit des Zwerchfells, des thorakolumbalen Übergangs und der Rippen ist ebenso Voraussetzung für die Funktionalität der Organe des kleinen Beckens wie die physiologischen Druckverhältnisse von Thorax und Abdomen.

Eine chronische Steigerung des abdominalen Druckes durch z. B. Dysposturalität, Übergewicht, postchirurgischen Zustand etc. übt exzessive Druckkräfte auf die unterschiedlichen Organe des kleinen Beckens und umliegende zirkulatorische Strukturen aus. Dies kann die viszeroelastische Beschaffenheit dieser Gewebe verändern. Die Druckkräfte wirken auf muskuloparietale, viszeroabdominale, thorakale und kraniale Sphären.

Bei einer funktionellen Hiatushernie ermüdet der krurale Anteil des Diaphragma abdominale, der ca. 44 % der Kontinenzerhaltung des ösophagealen Sphinkters übernimmt, in Folge chronisch erhöhten abdominellen Druckes.

Bei einer Harninkontinenz sinken die Organe aufgrund des permanent erhöhten abdominellen Druckes und/oder einer Ptose im Falle geschwächter Haltestrukturen bis zu 5 cm unterhalb die pubokoxygeale Linie. Die Blase gleitet vermehrt nach dorsal und der Blasentrichter verformt sich verfrüht. Zusätzlich verändert die Ermüdung und dennoch Anspannung der Beckenbodenmuskulatur deren vegetative Information. Sie kontrahiert zu spät. Im Übrigen bildet der Druck innerhalb der Harnblase bezüglich der Druckverhältnisse im kleinen Becken eine Ausnahme. Er muss niedriger sein, damit der Urin von den Uretern in die Harnblase fließen und sich dort sammeln kann.

Physiologisch liegt der permanente abdominelle Druck bei 5–7 mmHG, der eines Übergewichtigen bei 9–12 mmHG. Mehr als 10 mmHG über längere Zeit hinweg müssen als abdominaler Überdruck angesehen werden und können, wie oben beschrieben, zu Dysfunktionen innerhalb der Anteile des Bauchkapselsystems führen. Ab einem permanenten Druck von mehr als 20 mmHg kann es zu einem abdominellem Compartement Syndrom (ACS) mit 50 % Todesfolge kommen.

Auch am Beispiel des Beckenbodens als kaudaler Abschluss der beschriebenen Diaphragmen wird klar, wie wichtig die Rolle der Diaphragmen als Druckregulatoren des gesamten Systems ist. Ihre querverlaufende bindegewebige Struktur aus kollagenem Maschengewebe, das mit Wasser gefüllt ist, ermöglicht ihnen, funktionelle Stützelemente für Haltung und Bewegung zu sein (▸ Tab. 7.1).

▸ **Tab. 7.1** Übersicht der funktionellen und topografischen Zusammenhänge des Beckenbodens.

| | |
|---|---|
| Vegetatives Nervensystem | sympathisch aus TH 10–12 |
| | Ganglia sacralia |
| | Ganglion impar/ sakraler Parasympathikus aus S 2–4/ Plexus hypogastricus inferior |
| Zentrales Nervensytem | Über die Dura |
| Peripheres Nervensystem | Plexus lumbosacralis |
| Arterien | A. iliaca externa und interna |
| | A. vesicalis |
| | A. pudenda |
| | A. obturaoria |
| | A. testicularis/ovarica |
| | A. uterina |
| | A. mesenterica inferior |
| | A. dorsalis clitoridis/enis profunda |
| | A. glutaeus superior und inferior |
| Venen | V. iliaca externa und interna |
| | V. vesicalis |
| | V. pudenda |
| | V. obturaoria |
| | V. testicularis/ovarica |
| | V. mesenterica inferior |
| | V. dorsalis clitoridis/penis profunda |
| | Plexus venosus vesicalis |
| | Plexus uterinus und vaginalis |
| | Plexus prostaticus |
| | V. glutaeus superior und inferior |
| Lymphbahnen | viszerale und parietale Beckenlymphknoten, iliacal, lumbal, inguinal, obturatorisch, mesenterisch |
| Knochen | Os ilium |
| | Os ischii |
| | Os pubis |
| | Os sacrum |
| | Os coccygis |
| | LWS |
| Muskulatur | M. levator ani internus mit seiner Faszie |
| | M. coccygeus |
| | M. transversus perinei profundus und superficialis |
| | M. sphincter urethrae |
| | Mm. perinei |
| | M. piriformis |

▸ **Tab. 7.1** Fortsetzung.

| | |
|---|---|
| | M. bizeps femoris |
| | M. glutaeus maximus |
| | M. quadratus lumborum |
| | M. iliopsoas |
| | M. obturatorius |
| Ligamente, Faszien, Bindegwebe, Dura | Kapsel-, Bandapparat von Hüfte, Becken und LWS |
| | Symphyse |
| | Symphysiale und sakrokokzygeale Bänder, Lig. anococcygeum, sacrospinale, sacrotuberale, Ligg. sacroiliaca, transversum perinei, Parazysticum |
| | Faszie von Delbet |
| | Membrana obturatoria |
| | Lig. inguinale |
| | Fascia iliaca |
| | Psoasfaszie |
| | Fascia thoracolumbalis |
| | Faszie von Toldt |
| | Fascia diaphragmatis pelvis superior und inferior |
| | Mesenterium |
| | Mesocolon sigmoideum |
| | Lig. umbilicale medianum und mediale |
| | Ligg. suspensoria ovarica, ovarii proprium, teres uteri, lata |
| | retro-, extra-, infraperitoneales Bindegewebe |
| | Peritoneum |
| | Dura mater spinalis |
| Organe | Blase |
| | Urethra |
| | Vagina |
| | Prostata, Ductus deferens |
| | Rectum |
| | Uterus, Tuben, Ovar |
| | Dünndarm, Caecum, Appendix, Sigmoid |

## 7.3 Praxis

### 7.3.1 Behandlungstechniken

Die im Folgenden beschriebenen Techniken wirken alle im Sinne einer Verbesserung der Zirkulation der Körperflüssigkeiten, je nach Lokalisation der Technik die entsprechenden anatomischen Strukturen betreffend. Die gewählte Reihenfolge richtet sich nach dem Prinzip von der globalen Entlastung und Tonusregulierung der Gewebe hin zur globalen Aktivierung der Zirkulation der Leitungsbahnen, gefolgt von spezifischen Techniken für die ligamentären und muskulären Strukturen dieser Region.

Am Ende stehen die **BLT**-Techniken, da nur diese sämtliche Strukturen und deren faszialen Verbindungen in ihrer speziellen Art der Herangehensweise ansprechen. Als grundsätzliche Vorgehensweise gilt es, sich durch vorerst globale, dann verfeinerte Tests dem jeweiligen Muster des Gewebes und seiner umgebenden Strukturen zu nähern. Dies wird als willkürliche Phase bezeichnet. Die ligamentären, faszialen Strukturen sind angesprochen und gehen sozusagen auf Entdeckungsreise. Hier beginnt die unwillkürliche Phase. Die Gewebe des Patienten unterliegen nicht mehr seiner Kontrolle. Selbstkorrektur und Autoregulation können stattfinden, die Ligamente führen das Gelenk nach Hause. Der Therapeut löst den Kontakt zum Gewebe erst, wenn der korrigierende, regulierende Prozess abgeschlossen ist, und begleitet die Gewebe abschließend in die Neutralstellung.

Die endgültige Auswahl der jeweiligen Techniken ist abhängig von Ergebnis und Analyse der Befundung, der Zielsetzung der Behandlung und des Individuums Patient und auch Therapeut. Die Freiheit der Behandlung basiert auf Grundprinzipien, nicht auf Rezepten.

#### Grand Manœuvre/Zirkulatorische Technik nach Kuchera zur Entlastung und Mobilisation der Gewebe des kleinen Beckens

▶ Abb. 7.2

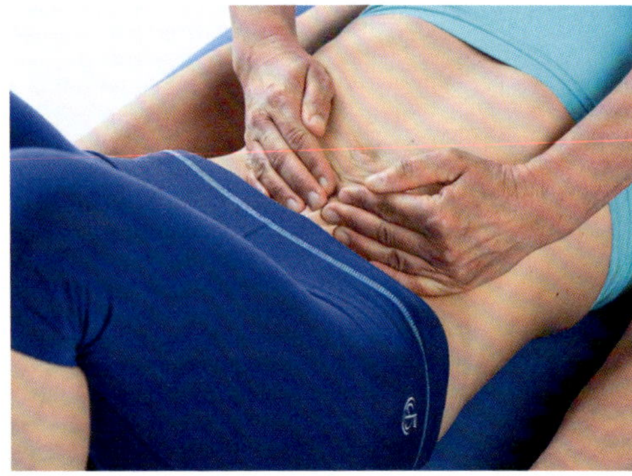

▶ **Abb. 7.2** Grand Manœuvre.

**Ausgangsstellung Patient:** Rückenlage; beide Beine sind angestellt

**Ausgangsstellung Therapeut:** seitlich mit Blickrichtung zu den Füßen des Patienten stehend

**Griffe:** Mit beiden Händen medial der Beckenschaufeln tief in das Abdomen greifen, um das gesamte Darmpaket zu erfassen.

**Ausführung:** Nach einer tiefen Einatmung wird während der folgenden Ausatmung das gesamte Darmpaket nach kranial in Richtung des Diaphragma abdominale geschoben. Während der nächsten Einatmung nachgeben und das Darmpaket nach kaudal begleiten. Dies 5- bis 6-mal wiederholen. In der zweiten Phase wird das Darmpaket wie oben beschrieben in der Ausatmung nach kranial verschoben, allerdings während der Einatmung kranial gehalten, um ein Verschieben nach kaudal zu verhindern. Dies 2- bis 3-mal wiederholen. Am Ende der Technik lässt der Therapeut das Darmpaket während der Einatmung plötzlich los, sodass es nach kaudal gleiten kann.

**Variante:** Zur Verstärkung kann der Patient während einer AA-Apnoe ein angestelltes Bein nach dem anderen in die Luft strecken und im Wechsel den Fuß plantar flexorisch und dorsal extensorisch bewegen (pumpen), um den venösen Rückstrom zu erhöhen. Eine andere Möglichkeit der Verstärkung ist gegeben, wenn der Patient während einer AA-Apnoe bei angestellten Beinen das Becken von der Unterlage hebt.

## Globale Tonusregulation Unterbauch

▸ Abb. 7.3

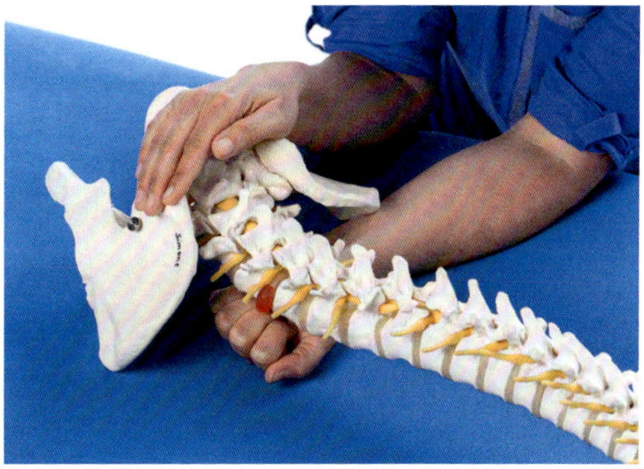

▸ **Abb. 7.3** Globale Tonusregulation Unterbauch.

**Ausgangsstellung Patient:** Bauchlage

**Ausgangsstellung Therapeut:** sitzend an der Bankkante

**Griffe:** Die dorsale Hand liegt flächig und quer auf dem Sakrum. Die ventrale Hand liegt als geschlossene Faust zwischen Unterbauch des Patienten und Behandlungsbank, sodass sie kranial des Os pubis und kaudal des Bauchnabels platziert ist.

**Ausführung:** Je mehr sich die Strukturen des Unterbauchs entspannen, umso tiefer gleitet die Faust nach posterior in die Gewebe. Die Schwerkraft und das Gewicht des Patienten helfen dabei. Hat sich genügend Gewebeentspannung eingestellt, versetzt der Therapeut das Becken über die dorsale Hand am Sakrum in Schwingung. Die Schwingungsimpulse gehen in Richtung rechts/links lateral. Die Frequenz und der Rhythmus orientieren sich an der Gewebespannung des Patienten.

## Oszillationen auf dem Sakrum zur Tonusregulierung der arteriellen, venösen, lymphatischen, vegetativen und nervalen Leitungsbahnen

▸ Abb. 7.4

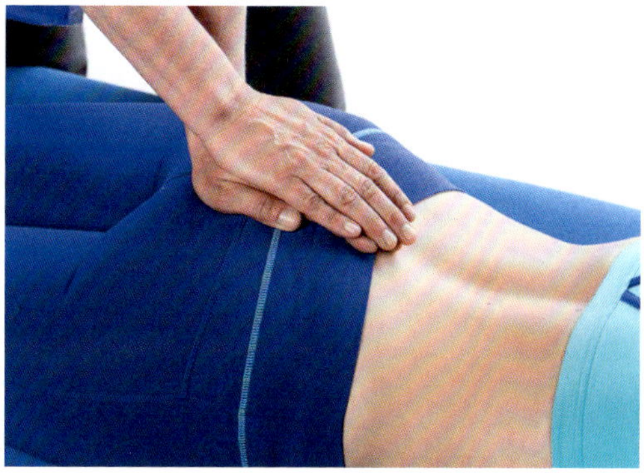

▸ **Abb. 7.4** Oszillationen auf dem Sakrum zur Tonusregulierung der arteriellen, venösen, lymphatischen, vegetativen und nervalen Leitungsbahnen.

**Ausgangsstellung Patient:** Bauchlage

**Ausgangsstellung Therapeut:** seitlich an der Bankkante

**Griffe:** Beide Hände liegen flächig übereinander auf dem unteren Drittel des Sakrums. Die Höhe der Behandlungsbank ist entsprechend niedrig eingestellt, damit die Ellenbogen des Therapeuten beinahe in Extension sind.

**Ausführung:** Der Therapeut erhöht den Druck auf das Sakrum nach anterior/wenig kranial und löst ihn wieder, ohne den Handkontakt zu lösen. Die Frequenz liegt bei 150–180/Min. und wird über mindestens zwei Minuten ausgeführt.

## Tonusregulierung des Foramen obturatorium zur Aktivierung der Zirkulation der Leitungsbahnen

▶ Abb. 7.5

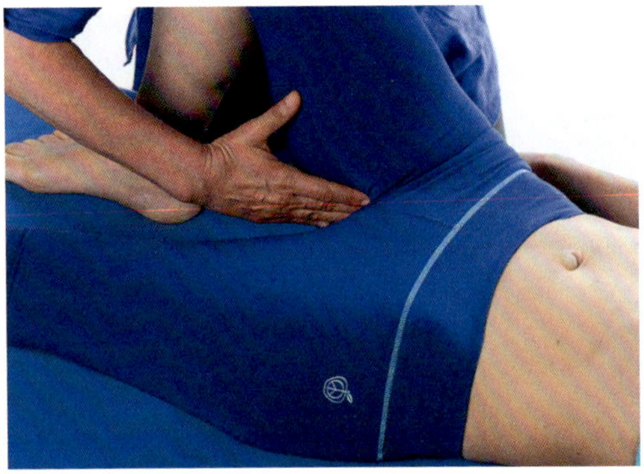

▶ **Abb. 7.5** Tonusregulierung des Foramen obturatorium zur Aktivierung der Zirkulation der Leitungsbahnen.

**Ausgangsstellung Patient:** Rückenlage; die Beine sind angestellt

**Ausgangsstellung Therapeut:** stehend an der zu behandelnden Seite

**Griffe:** Der Patient lehnt das Bein der zu behandelnden Seite am Abdomen des Therapeuten an. Dieser fixiert es mit seiner kaudalen Hand. Mit zwei Fingern seiner kranialen Hand palpiert der Therapeut dorsal der Adduktorenmuskelgruppe das Os pubis, um dann in Richtung kranial/lateral auf die Strukturen des Foramen obturatorium zu gleiten.

**Ausführung:** Je mehr sich die Strukturen entspannen, umso tiefer sinken die Finger in das Gewebe hinein. Dabei soll kein Druck von Seiten des Therapeuten ausgeübt werden. Vielmehr stülpt sich das Gewebe beim Nachgeben geradezu wie ein Handschuh über die Finger des Therapeuten. Sanfte Zirkelungen und/oder Rebounds sind möglich, um die zirkulatorische Wirkung auf die Organe des kleinen Beckens zu erhöhen.

**Variante:** Zur zusätzlichen Mobilisation der faszialen Gewebe von Harnblase, Uterus und Ovar wird die kraniale Hand zur kaudalen. Die freie, jetzt kraniale Hand gleitet sanft lateral/kranial des Os pubis in die Tiefe der Gewebe. Hat sich genügend Gewebeentspannung eingestellt, mobilisiert der Therapeut mit der kranialen Hand nach kranial/lateral. Die genaue Richtung der Mobilisation ist abhängig von der Lokalisation und der Stärke der Gewebespannung. Es ist auch möglich, beide Hände synchron zu bewegen.

## Tonusregulierung der Fossa ischioanale

▶ Abb. 7.6

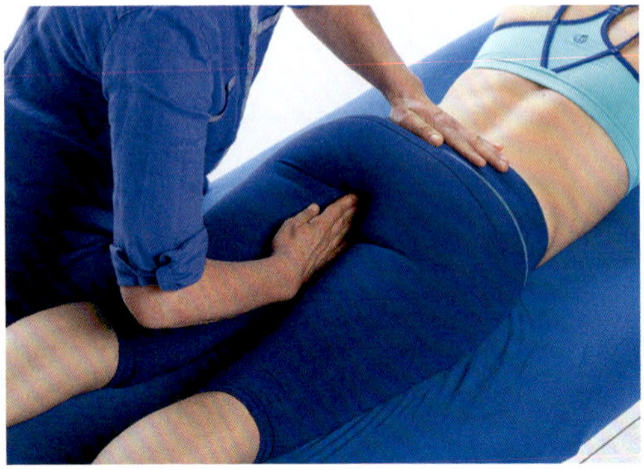

▶ **Abb. 7.6** Tonusregulierung der Fossa ischioanale.

**Ausgangsstellung Patient:** Bauchlage

**Ausgangsstellung Therapeut:** seitlich an der zu behandelnden Seite stehend

**Griffe:** Die kraniale Hand liegt flächig auf der Crista iliaca oder wird auf der Behandlungsbank neben dem Patienten abgelegt. Die Finger der kaudalen Hand palpieren medial des Tuber ischiadicum und lateral des Os coccygis die Fossa ischioanale.

**Ausführung:** Ein sanfter Druck in Richtung kranial/wenig anterior wird ausgeübt. Je mehr sich die Strukturen entspannen, umso tiefer sinken die Finger in das Gewebe hinein. Dabei soll der Druck von Seiten des Therapeuten sehr gering sein. Vielmehr stülpt sich das Gewebe beim Nachgeben geradezu wie ein Handschuh über die Finger des Therapeuten. Sanfte Zirkelungen und/oder Rebounds sind möglich, um die zirkulatorische Wirkung auf die Organe des kleinen Beckens zu erhöhen.

**Variante:** Die oben beschriebene Mobilisationsrichtung wirkt global auf die Strukturen in der Umgebung der Fossa ischioanale. Durch spezifische Anpassung der Mobilisationsrichtung kann eine Tonus regulierende Wirkung auf den M. transversus perinei profundus, den Alcock-Kanal, das Foramen obturatorium und die Raphe anococcygea erreicht werden. Die genaue Richtung der Mobilisation ist abhängig von der Lokalisation und der Stärke der Gewebespannung.

### Tonusregulierung und Aktivierung der Zirkulation der Gewebe des kleinen Beckens in horizontaler Richtung

▸ Abb. 7.7

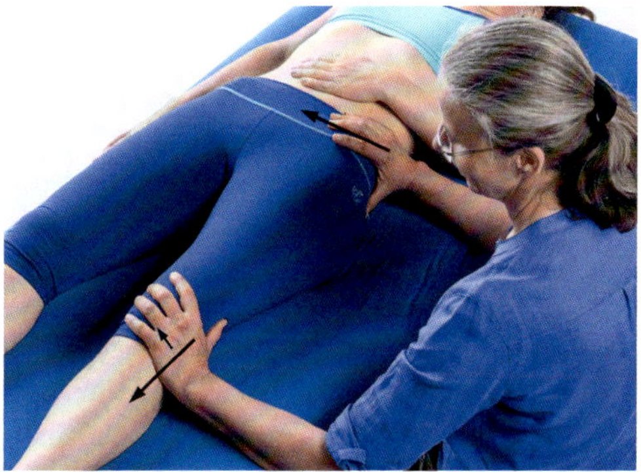

▸ **Abb. 7.7** Tonusregulierung und Aktivierung der Zirkulation der Gewebe des kleinen Beckens in horizontaler Richtung.

**Ausgangsstellung Patient:** Rückenlage; die Beine sind gestreckt

**Ausgangsstellung Therapeut:** seitlich an der Bankkante stehend

**Griffe:** Die kraniale Hand liegt flächig lateral auf dem Trochanter major, die kaudale Hand am lateralen Kniegelenkspalt.

**Ausführung:** Der Therapeut induziert mit seiner kranialen Hand rhythmische, dem Gewebe angepasste Schwingungsimpulse nach medial, deren Richtung auf horizontaler Ebene quer durch das Becken verläuft. Die kaudale Hand übt eine sanfte Traktion nach kaudal aus und/oder übt ebenso wie die kraniale Hand Schwingungsimpulse nach medial aus.

### Tonusregulierung und Aktivierung der Zirkulation der Gewebe des kleinen Beckens in longitudinaler Richtung

▸ Abb. 7.8

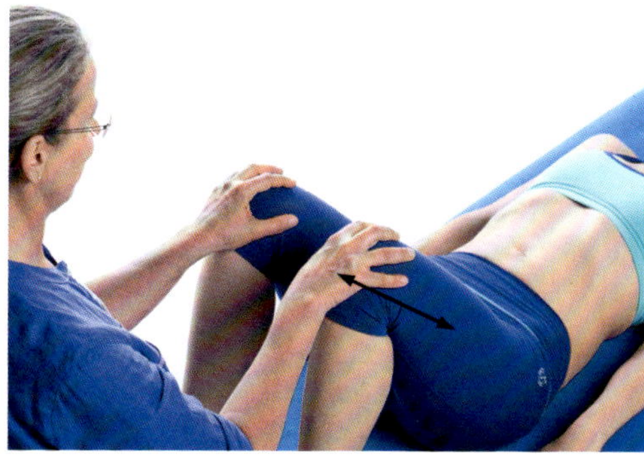

▸ **Abb. 7.8** Tonusregulierung und Aktivierung der Zirkulation der Gewebe des kleinen Beckens in longitudinaler Richtung.

**Ausgangsstellung Patient:** Rückenlage; die Beine sind angestellt

**Ausgangsstellung Therapeut:** stehend am Fußende der Behandlungsbank

**Griffe:** Beide Hände liegen auf den Knien des Patienten.

**Ausführung:** Der Therapeut induziert mit beiden Händen rhythmische, dem Gewebe angepasste Schwingungsimpulse nach kranial posterior im Wechsel zu leichten Zügen nach kaudal anterior, deren Wirkung somit in longitudinaler Richtung durch das Becken und die untere LWS verläuft.

## Mobilisation Ligg. interossea und Lig. sacrospinale

▸ Abb. 7.9, ▸ Abb. 7.10

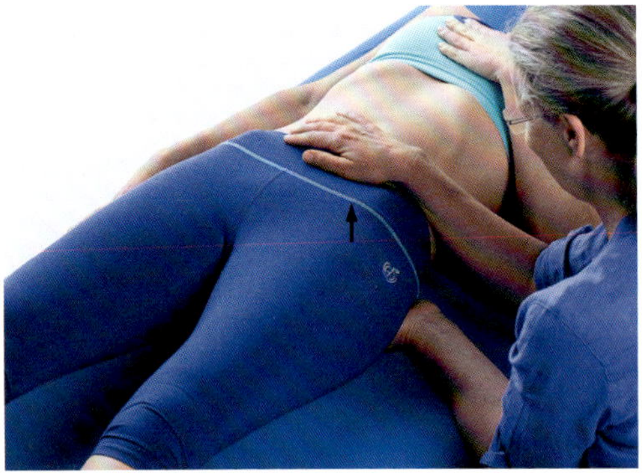

▸ **Abb. 7.9** Mobilisation Ligg. interossea und Lig. sacrospinale (1).

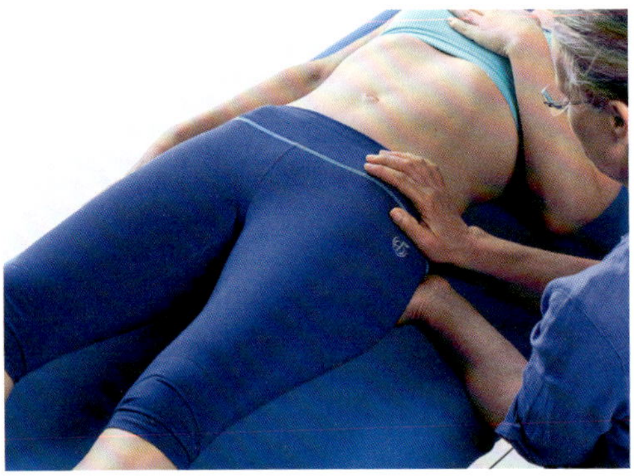

▸ **Abb. 7.10** Mobilisation Ligg. interossea und Lig. sacrospinale (2).

**Ausgangsstellung Patient:** Rückenlage; die Beine sind gestreckt bzw. in leichter Flexion entspannt gelagert

**Ausgangsstellung Therapeut:** seitlich an der Bankkante sitzend

**Griffe:** Die Finger der lateralen Hand liegen unter der zu behandelnden Beckenseite und palpieren entlang des Sulkus zwischen Ilium und Sakrum. Die mediale Hand liegt flächig auf dem Unterbauch. Sie wechselt am Ende der ersten Phase der Technik ihre Position und wird auf die SIAS gelegt.

**Ausführung:** Die erste Phase der Technik verfolgt das Ziel der Entspannung der Ligg. interossea. Die Finger entlang des Sulkus werden ein wenig aufgestellt, leicht extendiert, sodass eine Art Pfeiler entsteht, auf dessen einen Seite das Sakrum, auf der anderen Seite das Ilium die Gelegenheit haben, sich mit der Schwerkraft nach posterior hängen zu lassen. Nach und nach werden die ligamentären Strukturen entspannen und die Finger tiefer in die Gewebe sinken. Ist die Gewebeentspannung/der Release der Ligamente erfolgt, wird das Ilium weich gegen das Sakrum in dorsale Richtung im Sinne einer Zirkumduktion mobilisiert. Hierzu wird die Handhaltung der medialen Hand wie oben beschrieben verändert.

Die zweite Phase der Technik verfolgt das Ziel der Entspannung des Lig. sacrospinale. Bei gleichbleibenden Griffen sucht der Therapeut den *Point of balance* für dieses Band in dessen Annäherung. Sind die korrigierenden Prozesse des Gewebes abgeschlossen, der *Still point* und seine Kraft der Autoregulation erfolgt, übt der Therapeut einen dehnenden Impuls auf das Lig. sacrospinale in Richtung lateral aus. Anschließende Schwingungsimpulse in horizontaler Richtung, wie sie bereits beschrieben wurden, unterstützen die Wirkung dieser Technik.

## Mobilisation von Os coccygis und Ligg. sacrotuberale, sacrospinale

▸ Abb. 7.11

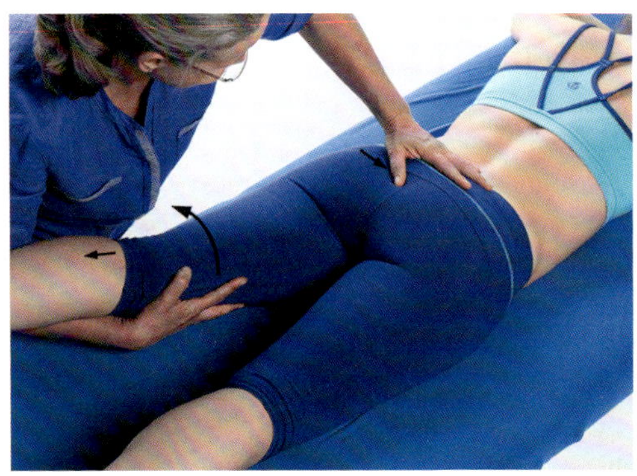

▸ **Abb. 7.11** Mobilisation Os coccygis und Ligg. sacrotuberale, sacrospinale.

**Ausgangsstellung Patient:** Bauchlage

**Ausgangsstellung Therapeut:** stehend an der zu behandelnden Seite

**Griffe:** Die kraniale Hand palpiert mit dem Daumen den lateralen, kaudalen Rand des Os sacrum bzw. die laterale Seite des Os coccygis, die kaudale

Hand nimmt das gestreckte Bein derselben Seite in den Untergriff.

**Ausführung:** Das Os sacrum bzw. das Os coccygis werden sanft nach medial fixiert und durch eine leichte Abduktion im HG wird das Lig. sacrospinale bzw. das Lig. sacrotuberale auf Zug gebracht. Nun erfolgen kleine Zirkumduktionen nach lateral, um eine Mobilisation des Lig. sacrospinale und zusätzlich unter leichter Traktion um eine Mobilisation des Lig. sacrotuberale zu erreichen. Gegebenenfalls sind vorbereitende Querfriktionen am Os sacrum bzw. am Os coccygis notwendig.

## Mobilisation von Lig. pubovesicale/ venöser Plexus

▸ Abb. 7.12

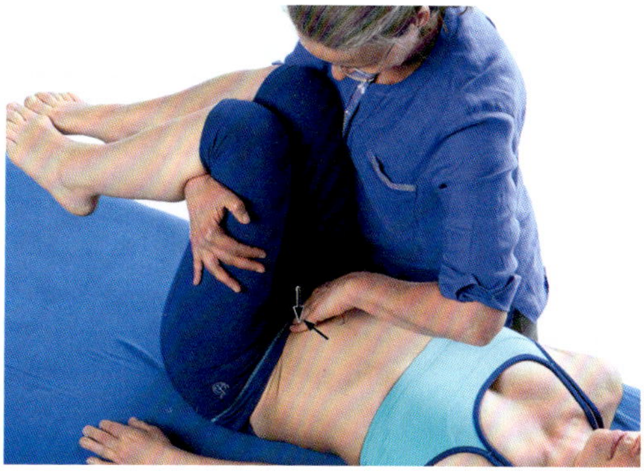

▸ **Abb. 7.12** Mobilisation von Lig. pubovesicale/venöser Plexus.

**Ausgangsstellung Patient:** Rückenlage; die Beine sind angestellt

**Ausgangsstellung Therapeut:** stehend an der Bankkante, mit dem Blick zu den Füßen des Patienten

**Griffe:** Die Finger der kranialen Hand palpieren mit ein wenig Hautvorschub oberhalb der Symphyse. Sie zeigen nach posterior/etwas kaudal.

**Ausführung:** Je mehr sich die Strukturen des Unterbauches entspannen, umso tiefer gleiten die Finger nach posterior ins Gewebe. Tief im Gewebe angelangt ändert sich die Richtung der palpierenden Finger von posterior nach kaudal. Ziel ist es, unter und hinter die Symphyse zu gelangen, um die erwünschte Mobilisation des Lig. pubovesicale und eine Tonusregulation des venösen Plexus zu bewirken. Leichte Zirkelungen und/oder Rebound sind möglich. Gerade im Falle rezidivierender Harnwegsinfekte ist eine Verbesserung der venösen Drainage eine sinnvolle Unterstützung der Autoregulation des Systems.

**Variante:** Um eine vermehrte Flexion der LWS und somit ein vermehrt angenähertes Gewebe des Unterbauchs zu erreichen, ist es möglich, die Beine des Patienten im Untergriff zu heben, deren Gewicht komplett zu übernehmen und sie über 100°-Flexion in den Hüftgelenken hinauszuführen.

## Tonusregulierung der Faszie von Delbet, insbesondere der Ligg. uterosacralia

▸ Abb. 7.13

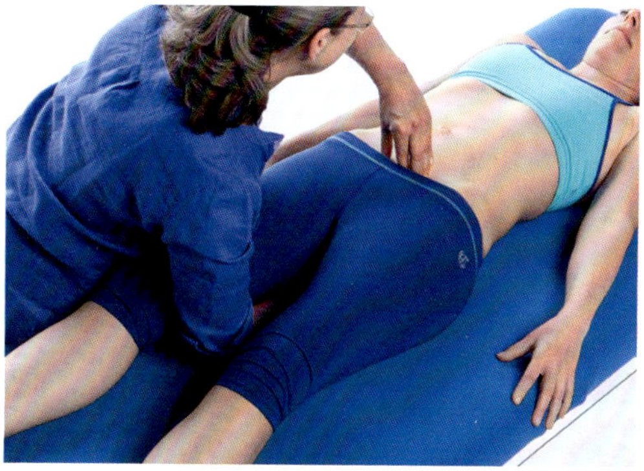

▸ **Abb. 7.13** Tonusregulierung der Faszie von Delbet, insbesondere der Ligg. uterosacralia.

**Ausgangsstellung Patient:** Rückenlage; die Beine sind ggf. mit einer Knierolle unterlagert

**Ausgangsstellung Therapeut:** stehend oder sitzend neben der Bankkante

**Griffe:** Die kaudale Hand liegt flächig und mittig unter dem Sakrum, der Unterarm ist auf der Bank abgelegt. Finger und Daumen der kranialen Hand sind ca. 2 cm oberhalb der Symphyse rechts und links des lateralen Randes des M. rectus abdominis aufgestellt.

**Ausführung:** Finger und Daumen der kranialen Hand gleiten langsam tiefer in das suprapubische Gewebe, soweit es dieses zulässt. Wiederum mit der Vorstellung, dass das Gewebe sich wie ein Handschuh über die Finger legt. Gleichzeitig sucht die kaudale Hand unter dem Sakrum durch minimales Bewegen um transversale, longitudinale und schräge Achsen den *Point of balance*. Ist dieser erreicht, bleiben die Hände in dieser Position, bis die Gewebeentspannung, der *Still point* und die Gewebeentfaltung erfolgen.

## Dekoptationstechnik des Os pubis

▶ Abb. 7.14, ▶ Abb. 7.15

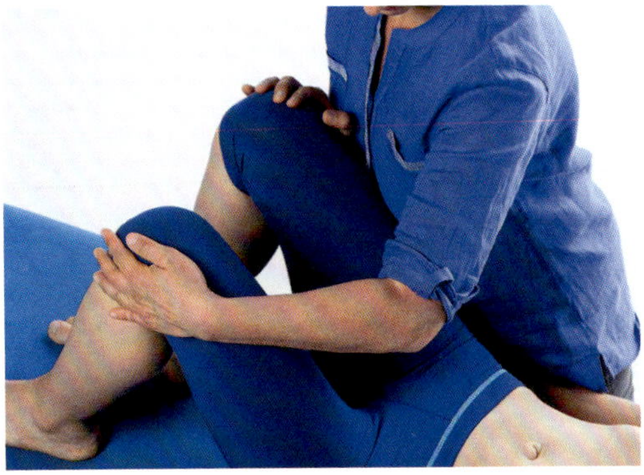

▶ **Abb. 7.14** Dekoptationstechnik Os pubis (1).

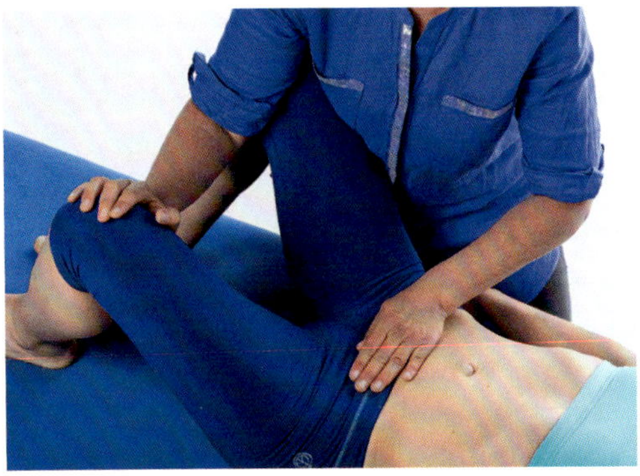

▶ **Abb. 7.15** Dekoptationstechnik Os pubis (2).

**Ausgangsstellung Patient:** Rückenlage; die Beine sind angestellt, die Innenseiten der Beine berühren sich

**Ausgangsstellung Therapeut:** seitlich an der Bankkante stehend

**Griffe:** Die Hände des Therapeuten liegen jeweils am lateralen Kniegelenkspalt.

**Ausführung:** Der Patient wird aufgefordert, beide Knie gegen den Widerstand der Therapeutenhände maximal nach lateral anzuspannen. Der Widerstand des Therapeuten passt sich der langsam steigenden Anspannung des Patienten an. Dies wird 2- bis 3-mal wiederholt. In der darauffolgenden Phase abduziert der Patient seine angestellten Beine ein wenig, die Fersen stehen etwa beckenbreit auseinander. Der Therapeut platziert seinen kaudalen Unterarm zwischen die Knie des Patienten, sodass die Hand und der Ellenbogen jeweils den medialen Kniegelenkspalt berühren. Die kraniale Hand liegt auf Höhe der Symphyse. Nun spannt der Patient maximal gegen den Unterarm des Therapeuten nach medial. Die Anspannung der Adduktorengruppe führt zu einer Dekoaptation der Ossa pubica. Dies kann mit einem reißenden, leicht knallenden Geräusch verbunden sein.

## Dekontraktion des M. piriformis zur Tonusregulation

▶ Abb. 7.16

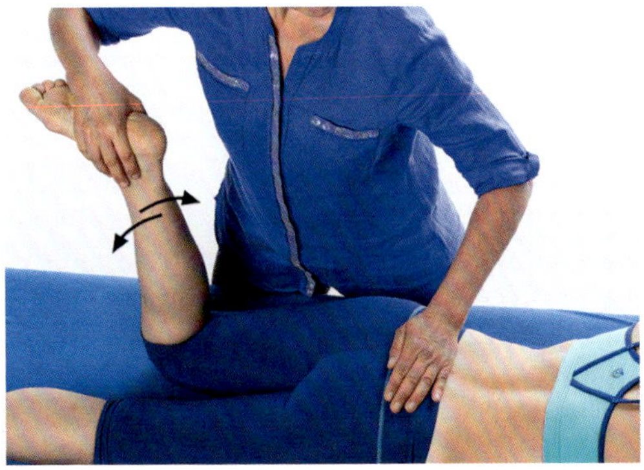

▶ **Abb. 7.16** Dekontraktion des M. piriformis zur Tonusregulation.

**Ausgangsstellung Patient:** Bauchlage; das Bein der zu behandelnden Seite befindet sich im HG in 0-Stellung und im KG in 90°-Flexion

**Ausgangsstellung Therapeut:** stehend an der zu behandelnden Seite des Patienten

**Griffe:** Die kraniale Hand/Unterarm liegen flächig und quer auf dem Becken, um eine weiterlaufende Bewegung zu verhindern. Die kaudale Hand umfasst von plantar den Fuß bis über die Malleolengabel hinweg, um diese zu stabilisieren.

**Ausführung:** Der Patient wird aufgefordert, die Fußspitze anzuziehen (Dorsal Extension). Die ventrale Kette des Beines wird aktiviert. Dies ermöglicht eine Stabilisierung des Kniegelenks. Ausgehend von einer HG Innenrotation fordert der Therapeut den Patienten auf, seine Ferse/Unterschenkel nach lateral hin anzuspannen. Der Widerstand des Therapeuten passt sich der langsam steigenden Anspannung des Patienten an. Ist die maximale Spannung erreicht, schiebt der Therapeut die Ferse/Unterschenkel in Richtung medial über das gegenüberliegende Bein hinaus (HG Außenrotation). Dabei fordert er den Patienten auf, langsam nachzugeben und die Bewegung zuzulassen, ohne die Spannung komplett aufzugeben. Die Innenrotatoren des Hüftgelenks arbeiten exzentrisch, sodass über eine antagonistische Hemmung eine Tonusregulierung des M. piriformis in dessen Annäherung erreicht wird. Dies stresst die Gewebe des Muskels am wenigsten.

**Variante:** Eine Steigerung im Sinne einer Dehnung der Muskelfasern wird erzielt, wenn die Technik ausgehend von einer HG Außenrotation gestartet wird. Bei gleichem Spannungsaufbau schiebt der Patient die Ferse/Unterschenkel gegen den angepassten Widerstand des Therapeuten von medial nach lateral in Richtung HG Innenrotation. Die Innenrotatoren des Hüftgelenkes arbeiten konzentrisch, sodass über eine antagonistische Hemmung eine Tonusregulierung des M. piriformis in dessen Dehnung erreicht wird.

Die Kombination beider oben beschriebener Ausführungen ist ebenso möglich wie ein anschließendes isometrisches Anspannen des M. piriformis in maximaler Innenrotationsstellung in Richtung der Außenrotation. Der folgende Prozess des „Loslassens" geschieht Schritt für Schritt. Dabei begleitet und sichert der Therapeut mit seinem Griff das Loslassen bis zum Ende. Die myofasziale Entspannung des Muskels geschieht dann im Sinne einer postisometrischen Relaxation.

## Tonusregulation der Glutealmuskulatur

▶ Abb. 7.17

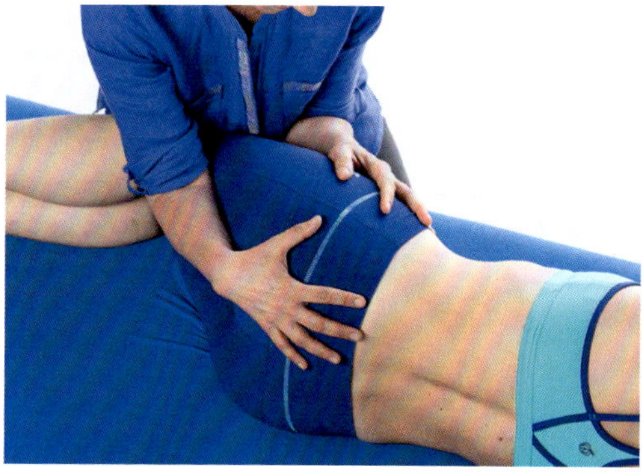

▶ **Abb. 7.17** Tonusregulation der Glutealmuskulatur.

**Ausgangsstellung Patient:** Seitenlage; beide Beine sind in HG und KG leicht flektiert

**Ausgangsstellung Therapeut:** stehend (eventuell sitzend) vor dem Patienten

**Griffe:** Beide Hände/Unterarme umfassen die oben liegende Beckenseite flächig mit so viel Kontakt wie möglich.

**Ausführung:** Der Patient wird aufgefordert das Gewicht des Beckens an die Hände des Therapeuten und in Richtung Unterlage abzugeben.

**Variante:** Der Therapeut steht hinter dem Patienten. Seine kraniale Hand liegt flächig auf dem oben liegenden M. glutaeus maximus, die kaudale Hand an der Innenseite des proximalen Oberschenkels. Der Patient wird aufgefordert, das Gewicht des Beckens und des Oberschenkels an die Hände des Therapeuten abzugeben.

## Mobilisation der Iliosakralgelenke

▸ Abb. 7.18

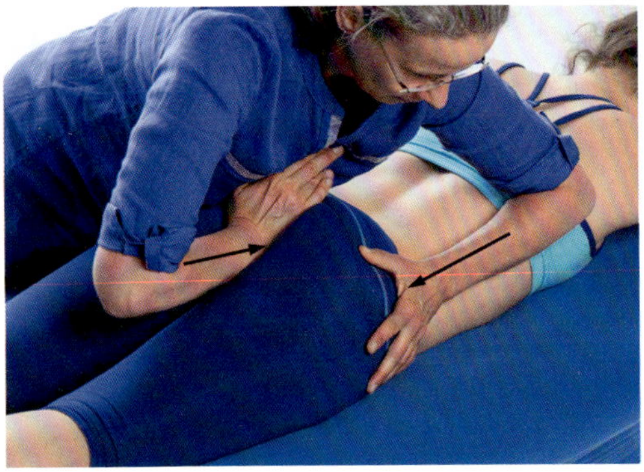

▸ **Abb. 7.18** Mobilisation der Iliosakralgelenke.

**Ausgangsstellung Patient:** Bauchlage

**Ausgangsstellung Therapeut:** an der kontralateralen Seite an der Bankkante stehend

**Griffe:** Die kaudale Hand umgreift mit dem Kleinfingerballen den AIL des Sakrums der zu behandelnden Seite, die Fingerspitzen schauen nach kranial. Die kraniale Hand umgreift mit dem Kleinfingerballen die Crista iliaca, die Fingerspitzen schauen nach kaudal. Die beiden Hände liegen einander wie Schienen gegenüber.

**Ausführung:** Wie auf Schienen werden das Sakrum nach kranial und das Ilium nach kaudal bis zur motorischen Barriere gegeneinander verschoben. Am Ende der Bewegung erfolgt ein Thrust.

**Variante:** Es ist ebenso möglich, Sakrum und Ilium wie oben beschrieben mehrmals mobilisierend gegeneinander zu bewegen oder am Ende der Bewegung als direkte ligamentäre Technik den Release abzuwarten.

## Eigenkorrektur des Sakrums auf membranöser und ligamentärer Ebene

▸ Abb. 7.19

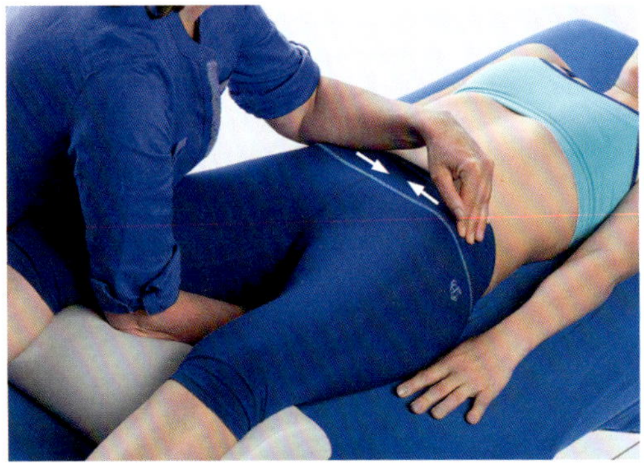

▸ **Abb. 7.19** Eigenkorrektur des Sakrums auf membranöser und ligamentärer Ebene.

**Ausgangsstellung Patient:** Rückenlage; die Beine sind mit einer Knierolle unterlagert

**Ausgangsstellung Therapeut:** stehend neben der Bankkante

**Griffe:** Die kaudale Hand liegt flächig und mittig unter dem Sakrum, der Unterarm ist auf der Bank abgelegt. Der kraniale Unterarm liegt quer über dem Unterbauch, die Fingerspitzen liegen lateral auf der gegenüberliegenden Crista iliaca, der Ellenbogen lateral auf der gleichseitigen Crista iliaca.

**Ausführung:** Zur Korrektur auf ligamentärer Ebene nähern sich die Fingerspitzen und Ellenbogen des kranialen Unterarms einander an, sodass die Ilia sich anterior aufeinander zu bewegen und posterior voneinander entfernen. Dies öffnet den Sulkus und ermöglicht dem Sakrum ein freieres Bewegen. Gleichzeitig sucht die kaudale Hand unter dem Sakrum durch minimales Bewegen um transversale, longitudinale und schräge Achsen den *Point of balance*. Ist dieser erreicht, bleiben die Hände in dieser Position, bis die Gewebeentspannung, der *Still point* und die Gewebeentfaltung erfolgen. Das Sakrum fühlt sich weicher, breiter und wärmer an. Zur Korrektur auf membranöser Ebene wird das Sakrum in longitudinaler Richtung dem 5. Lendenwirbel auf der Suche nach dem *Point of balance* angenähert. Gegebenenfalls sind auch hier minimale Bewegungen um transversale und schräge Achsen notwendig. Die Öffnung im Sulkus durch den kranialen Unterarm bleibt aufrechterhalten. Die Gewebeentfaltung nach dem *Still point* hat sowohl eine Tendenz des Breiter- und Flacherwerdens für das Sakrum als auch eine Tendenz in Richtung Längung.

## Myofasziale Release-Technik für die Fascia thoracolumbalis

▸ Abb. 7.20

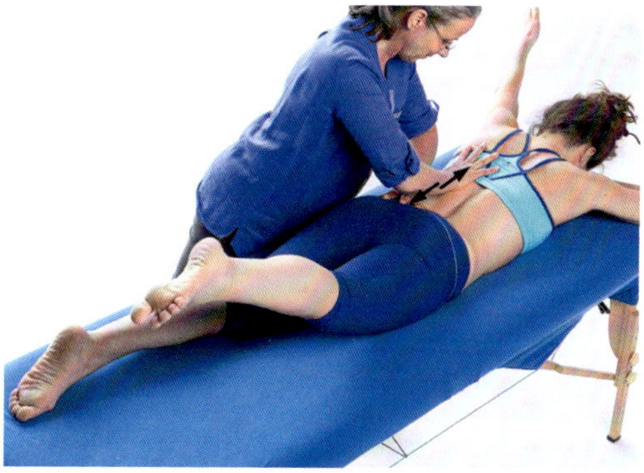

▸ **Abb. 7.20** Myofasziale Release-Technik für die Fascia thoracolumbalis.

**Ausgangsstellung Patient:** Bauchlage

**Ausgangsstellung Therapeut:** seitlich an der Bankkante stehend

**Griffe:** Die kaudale Hand gleitet am Übergang der Fascia glutea in die Fascia thoracolumbalis sanft und flächig auf die fasziale Ebene und fixiert diese Region nach kaudal.

**Ausführung:** Die kraniale Hand wandert entlang der Fascia thoracolumbalis Schritt für Schritt nach kranial, die Dehnbarkeit testend auf der Suche nach Restriktionen. Wird eine solche gefunden, wird das zwischen beiden Händen liegende, fasziale Gewebe durch Entfernen beider Hände voneinander auf maximale Dehnung gebracht. Der Patient wird aufgefordert, das eine oder andere Bein bzw. den einen oder anderen Arm bzw. den Kopf zu heben. Gesucht werden diejenigen Hebel, die die größte Spannungserhöhung für den gedehnten Bereich bewirken. Durch eine zusätzliche EA- bzw. AA- Apnoe lässt sich die Spannung weiter steigern. Apnoe und Hebel werden so lange wie möglich gehalten und schließlich langsam gelöst, sodass der Therapeut zum Abschluss der Technik auf das komplett entspannte Gewebe einen passiven, faszialen Zug im Sinne einer Dehnung ausüben kann. Dies kann mehrfach an unterschiedlicher Stelle wiederholt werden.

## BLT-Technik für den lumbosakralen Übergang (periphere Technik nach W.G. Sutherland)

▸ Abb. 7.21

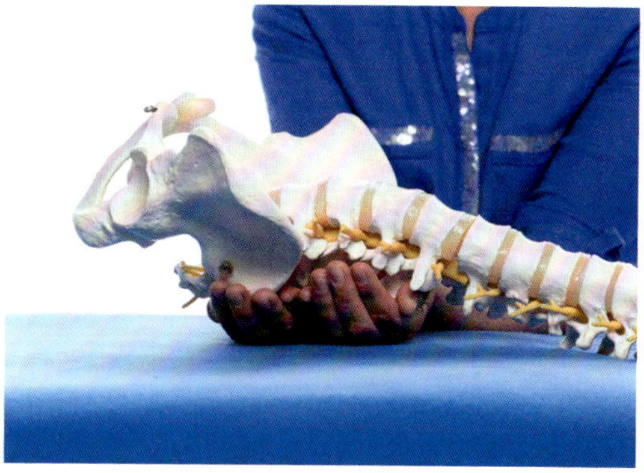

▸ **Abb. 7.21** BLT-Technik für den lumbosakralen Übergang (periphere Technik nach W.G. Sutherland).

**Ausgangsstellung Patient:** Rückenlage

**Ausgangsstellung Therapeut:** seitlich des Patienten sitzend

**Griffe:** Die kraniale Hand liegt flächig und quer unter der mittleren/unteren LWS, die kaudale Hand unter dem lumbosakralen Übergang und dem Sakrum.

**Ausführung:** Diaphragma pelvis und Diaphragma urogenitale, die Unterbauchorgane, alle verbindenden und zirkulatorischen Strukturen werden visualisiert, aufgestapelt und aufgeladen. Dabei wird die kaudale Hand etwas nach anterior gehoben, um den *Point of balance* zu suchen. Der Ellenbogen dient als Fulcrum. Der Prozess der PBLT beginnt. In dieser Position die Gewebeentspannung, den *Still point* und die Gewebeentfaltung abwarten. Der Prozess ist abgeschlossen, wenn eine Längung der Gewebe eintritt. Erst im Anschluss wird der Kontakt gelöst.

## BLT, Sakrum-Lift (periphere Technik nach W.G. Sutherland)

▸ Abb. 7.22

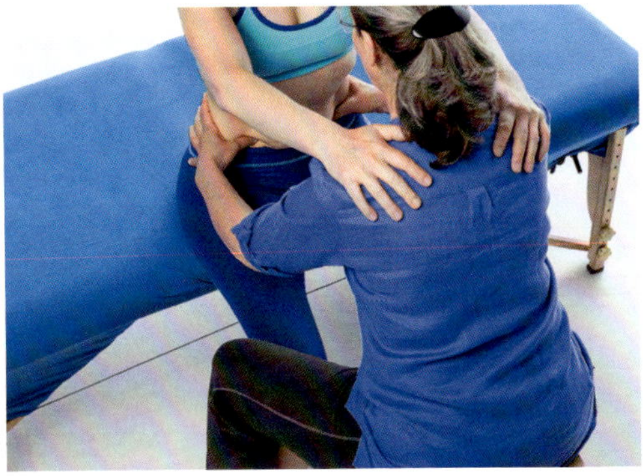

▸ **Abb. 7.22** BLT, Sakrum-Lift (periphere Technik nach W.G. Sutherland).

**Ausgangsstellung Patient:** sitzend auf der Behandlungsbank

**Ausgangsstellung Therapeut:** vor dem Patienten sitzend

**Griffe:** Die Patientenunterarme werden auf den Therapeutenschultern abgelegt. Die Knie des Therapeuten berühren beidseits von außen das rechte und linke Knie des Patienten. Mit den Daumen beider Hände palpiert der Therapeut medial beide SIAS des Patienten.

**Ausführung:** Der Patient neigt sich mit leicht aufgerichtetem Becken (LWS-Extension) nach vorne. Dabei bewegt sich die Sakrumbasis in Richtung der Daumen des Therapeuten. In dieser Stellung sackt der Patient etwas in sich zusammen. Dies wird mehrmals wiederholt. Dabei gleiten die Therapeutendaumen immer weiter in die Tiefe der Gewebe medial der SIAS. Der Prozess des Sakrumliftes nach kranial beginnt. Der Patient atmet tief ein und richtet sich langsam auf. Dabei hält der Therapeut mit seinen Fingern am Beckenkamm die Ilia sanft kaudal und folgt mit seinen Daumen der kranialen Bewegung des Sakrums. Gleichzeitig initiieren beide Knie des Therapeuten durch einen Druck nach medial ein Öffnen der Ilia in Richtung Outflare. Mit der nächsten Ausatmung setzt sich der Patient bequem zurück in seine Ausgangsposition. Das Sakrum reponiert sich.

## BLT, Lift des Beckenbodens (periphere Technik nach W.G. Sutherland)

▸ Abb. 7.23

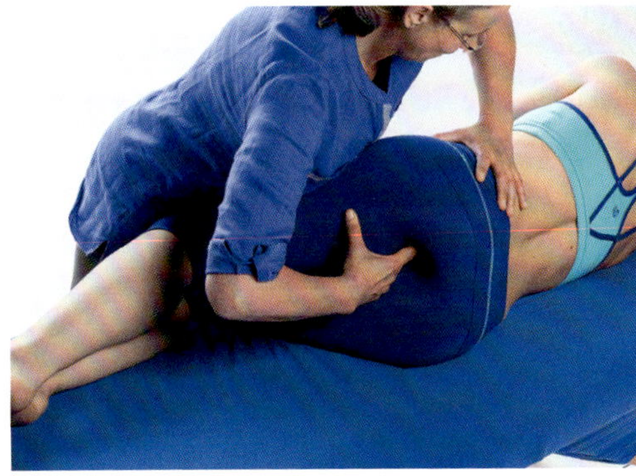

▸ **Abb. 7.23** BLT, Lift des Beckenbodens (periphere Technik nach W.G. Sutherland).

**Ausgangsstellung Patient:** Seitenlage mit angewinkelten Beinen in Hüft- und Kniegelenken

**Ausgangsstellung Therapeut:** stehend vor dem Patienten

**Griffe:** Zwei Finger der kaudalen Hand palpieren sanft die Fossa ischioanale. Finger, Handgelenk und Unterarm bilden eine Linie. Die kraniale Hand ruht auf dem oben liegenden Beckenkamm.

**Ausführung:** Zuerst wird die rechte, dann die linke Seite behandelt. Die Finger der kaudalen Hand üben einen sanften, stetigen Druck nach kranial aus. Während der Ausatmung folgt sie dem Gewebe, während der Einatmung wird die erreichte Position gehalten. Der Beckenboden liftet sich nach kranial und entspannt sich, sodass die Gewebe wie ein Handschuh über die Finger gleiten. Zum Abschluss der Technik die Finger weich mit der Einatmung aus der Fossa ischioanale zurück gleiten lassen.

### 7.3.2 Eigenübungen nach R. Tanzberger zur Aktivierung der Zirkulation

#### Autotransfusion

▸ Abb. 7.24

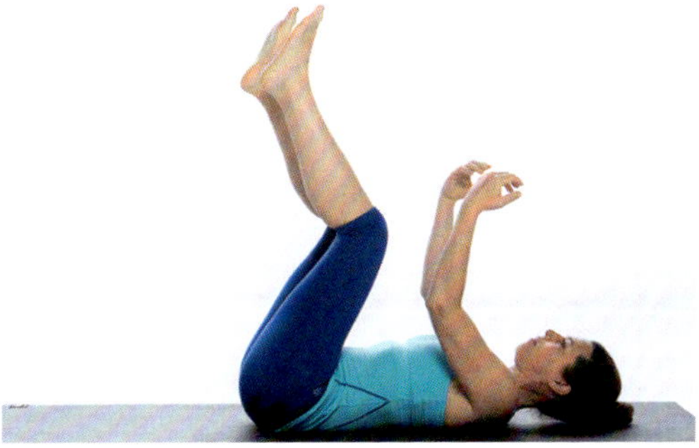

▸ **Abb. 7.24** Autotransfusion.

Aus der Rückenlage mit angestellten Beinen hebt der Patient die Beine an und streckt sie locker in die Luft. Dabei bleiben die Kniegelenke leicht gebeugt und die Fersen stehen über den Hüftgelenken. Ebenso werden die Arme gehoben. Die Ellenbogen sind leicht gebeugt und die Handgelenke stehen über den Schultergelenken. Die Stellung wird über ca. 6–10 Sekunden gehalten. Dies darf nicht anstrengend sein, der Atem fließt mühelos. Der Schwerkraft folgend fließt das Blut in Becken, Brustkorb und Kopf.

Die Übung kann bis zu 3-mal wiederholt werden. Zwischen den Wiederholungen empfiehlt es sich, in die Knie-Ellenbogen-Position zu gehen und das Becken weich flexorisch und extensorisch zu bewegen.

#### Warmer Bauch

▸ Abb. 7.25

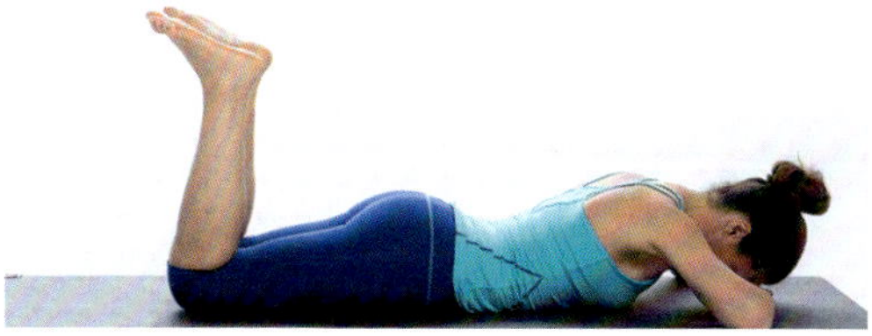

▸ **Abb. 7.25** Warmer Bauch.

In der Bauchlage werden die Kniegelenke so weit flektiert, bis die Fersen über den distalen Oberschenkeln stehen. Die Stirn ist auf den gefalteten Händen abgelegt. Der Atem fließt ruhig und mühelos. Im Wechsel werden langsame, bilaterale Außen- und Innenrotationsbewegungen beider Hüftgelenke ausgeführt. Auf dem Hinweg überkreuzen sich die Unterschenkel, auf dem Rückweg gehen sie weit auseinander. Dies geschieht rhythmisch und ohne Kraft.

Nach 2–3 Minuten werden die Beine wieder gestreckt abgelegt, es wird noch einige Minuten dem Wärmegefühl in Becken- und Bauchraum nachgespürt.

# 8 Yoga: Integration von westlichen und östlichen Ansätzen der Körperarbeit

## 8.1 Atem und Bewegung

*Leben ist Atem.*
*Leben ist Bewegung.*
*Leben ist die Verbindung von Atem und Bewegung.*
*Yoga ist die bewusste Verbindung von Atem und Bewegung.*

Die **Bewusstheit** macht Yoga zu Yoga. Wird mit der Bewusstheit eine Absicht oder eine Intention verknüpft, entsteht eine Yoga-Praxis mit spezifischen Techniken und Bewegungsqualitäten. Die Individualität und Unterscheidbarkeit von Absicht und Intention sind der Grund für die Entwicklung von unterschiedlichen Yoga-Arten, Yoga-Stilen und Yoga-Schulen.

Im vorliegenden Beitrag geht es um ein Verständnis von Yoga als **Verkörperung der interdependenten Körpersysteme.** Auf der Basis einer systemischen Körpersicht und eines aus dieser Sicht resultierenden interdisziplinären Yoga-Programms lassen sich integrale Bewegungsqualitäten und -prinzipien ableiten, die die im vorherigen Teil dargestellten Techniken und Übungen zur Zirkulation von Körperflüssigkeiten unterstützen und die Stagnation von Körperstrukturen verringern. Yoga-Praxis basiert auf Ideen wie Selbstverantwortung, Selbstregulation und Selbstheilung. Sich der Körperintelligenz bewusst zu werden, ihr zu vertrauen und sie zu unterstützten ist ein Denkansatz, der mit jeder therapeutischen Technik vereinbar ist.

Dabei steht das allgemeine Verständnis von Yoga als Verbindung von Atem, Bewegung und Bewusstsein im Mittelpunkt der Betrachtung. Spezifiziert und individualisiert wird es durch die Betrachtung dieser einfachen Grundstruktur mit drei unterschiedlichen, integrierbaren und sich ergänzenden Ansätzen der östlichen und westlichen Gesundheitslehren und Gesundheitsphilosophien:

1. „Westlicher Ansatz": betrachtet den Körper als integrale Einheit von Körpersystemen wie dem Knochen-, Muskel-, Organ-, Drüsen-, Flüssigkeits-, Nerven-, Zell- und seit einiger Zeit dem Fasziensystem
2. Indischer Yoga-Ansatz: arbeitet mit Begriffen wie Prana, Chakra, Nadis und Techniken wie Asanas, Pranayama und Meditation
3. Chinesisch-taoistischer Ansatz: beinhaltet Aspekte wie Yin/Yang, Chi, Leitbahnen und Techniken wie Akupunktur, Chi Gong und Tai Chi

Dem vorliegenden Text liegt die These zugrunde, dass nachhaltiges, präventives und bei Bedarf auch therapeutisches Yoga immer ein interdisziplinäres, integrales Yoga sein muss. Die Berücksichtigung und Integration von Aspekten aller drei zuvor genannten Ansätze bietet eine Anzahl von wirksamen Techniken und Prinzipien verschiedener Yoga-Stile, die Körper, Geist und Seele in all ihren grob- und feinstofflichen Elementen in Balance und Gesundheit bringen und halten können.

Ausgangspunkt unserer Betrachtung ist zunächst die westliche Sicht der Körpersysteme, wie sie im von Bonnie Bainbridge Cohen entwickelten Konzept des Body-Mind-Centering (BMC) eingeführt und dann von Linda Hartley und Andrea Olsen in der therapeutischen Körperarbeit vertieft wurde. Dona Farhi und Tara Judelle sind bekannte westliche Yoga-Lehrerinnen, die die Idee des Body-Mind-Centering in ihrer Yoga-Praxis in inspirierender Weise integrieren. Zunächst erfolgt eine kurze Einführung in das zugrunde liegende Gedankengut.

8.2
## Body-Mind-Centering

*Body-Mind-Centering handelt von Verkörperung, wie wir als menschliches Wesen im eigenen Körper zuhause sind.*

*„Alles Weh ist Heimweh."*
D.M. Connelly

Body-Mind-Centering wurde begründet durch die Forschung in experimenteller Anatomie und Entwicklungsmustern von Bewegung durch Bonnie Bainbridge Cohen, Leiterin der Schule für Body-Mind-Centering (BMC), in Amherst, Massachusetts. Allgemein geht es im BMC um die Erforschung und Integration von Denk-, Bewegungs- und Lebensmustern. Der Körper und seine Bewegung gelten als Ausdruck von Lebendigkeit und Lebenskraft. Wo Bewegung frei und integriert ist, fühlen wir den Fluss des Lebens frei und uneingeschränkt. Durch die Erkundung des komplexen Körpers und aller körperlichen Systeme kann die in uns wohnende Lebenskraft und Weisheit zugänglich werden.

Die Prinzipien des Body-Mind-Centering befassen sich mit den natürlichen Zyklen des Lebens: der Entwicklung von Geburt, Leben, Tod und Wiedergeburt; mit dem Potenzial für Entwicklung, Lernen und Veränderung. Der zyklische Rhythmus von Ruhe und Erneuerung existiert überall, in uns und um uns herum. Er existiert in den Zellen, im Atem, im inneren Rhythmus, aber auch in universalen Rhythmen und Mustern der Natur, die uns umgeben. Durch integrale Körperarbeit ist bewusst zu erfahren, sich im eigenen Körper zuhause zu fühlen und eine Verbindung dieses Zuhauses mit dem größeren Zuhause, der Erde, entstehen zu lassen. Die Erde, die Halt und Nahrung bietet, durch die und mit der wir wachsen, ist nicht nur Teil von uns. Durch den Körper sind wir selbst diese Erde, diese Natur. Die Bewegung des Körpers repräsentiert den Yang-Anteil in uns, dem laut der taoistischen Philosophie Aspekte wie Ausdruck, Licht, Wärme, Bewegung, Aktivität zugeordnet werden. Das Bewusstsein repräsentiert den Yin-Anteil in uns, das Himmelselement, diesem werden Aspekte wie Innenschau, Ruhe, Unendlichkeit, Stille zugeordnet. Wenn wir mit vollem Bewusstsein unsere Systeme und Bewegungen verkörpern, dann verbinden sich Himmel und Erde.

Es geht also um Verbindung, um Einheit, um Integration von Body und Mind, von Körper und Geist, von Yin und Yang – von Himmel und Erde. In dieser Sicht von Einheit treffen sich Yoga, Taoismus und BMC. Philosophisch ist der Treffpunkt die Verkörperung des Bewusstseins, praktisch treffen sie sich in der Arbeit mit der Beziehung zwischen Bewegung, Geist und Gefühlszuständen.

Vor allem die spezifische Sicht der Körpersysteme, die im Body-Mind-Centering einen wesentlichen Stellenwert einnimmt, bietet dem westlichen Geist eine zugängliche Herangehensweise und nachvollziehbare Sprache für ein System von interdependenten Strukturen. Es entspricht in der Essenz dem in der Tradition des Yoga seit langer Zeit weitergegebenen Wissen von Koshas, Chakras, Nadis, Energiearbeit, Feinstofflichkeit und Bewusstsein. Diese Sprache und Begriffe werden jedoch im Westen oftmals in den esoterisch anmutenden und daher für manche Menschen schwer zugänglichen Bereich von Spiritualität eingeordnet. Dieser wird in der medizinischen Welt wenig ernst genommen, ihm wird wenig Aufmerksamkeit geschenkt oder er wird sogar als unwissenschaftlich abgelehnt. Bonnie Bainbridge Cohens Arbeit gilt als Pionierarbeit des Westens zur Integration von westlichen und östlichen Ansätzen von Körperarbeit.

8.3
## Körpersysteme

Aus BMC-Sicht ist der Körper eine demokratische Körpergemeinschaft, ein integrales System einzelner, untereinander verbundener und interdependenter Subsysteme. „In embodied spiritual practice we nurture democracy within the body community as a way of creating balance, harmony and freedom." ([8], S. 52)

Im Westen galt unsere Aufmerksamkeit lange Zeit dem Verständnis der Strukturen und Systeme, die wir sehen können. Der Fokus lag und liegt vor allem auf der **Analyse der Funktion** des Skelett- und Muskelsystems, der Organsysteme, des Drüsen- und Nervensystems, der Flüssigkeitssysteme und seit einiger Zeit mehr und mehr der Fasziensysteme. Die meisten Menschen kennen die Grundideen der Funktion dieser Systeme aus dem Biologieunterricht. Der westliche Ansatz, über diese Systeme zu lernen, ist weitgehend theoretisch und basiert auf intellektuellem und kognitivem Verständnis. Biologie, Anatomie und Physiologie sind Forschung an einem externen Objekt.

In der Yoga-Praxis streben wir danach, diese Systeme zu visualisieren, sie wahrzunehmen und zu fühlen. Wir wollen nicht nur die Landkarte eines Landes studieren, sondern das Land selbst erfahren und in ihm leben. Wie können wir überhaupt diese einzelnen Systeme in uns erleben? Nehmen wir dominante Subsysteme wahr, fühlen wir die Präsenz aller Teile?

Jedes der einzelnen Körpersysteme hat eine spezifische Struktur, die mit dieser Struktur resultierenden Funktionen, eine Ausdrucksform, spezifische Qualitäten und zuordenbare Haltungs-, Bewegungs- und mentale Muster. All diese Aspekte machen in ihrer Gesamtheit den „Geist" eines Körpersystems aus. Dieser spezifische „Geist" ist Analysegegenstand des Body „Mind" Centering. Der „Mind" kann beobachtet, erlebt und aktiviert werden. Wenn wir ein Körpersystem oder Bewegungsmuster in Bewegung verkörpern, erfahren wir diesen „Geist" des Systems oder Musters, diese Qualität von Bewusstheit, Gefühl und Wahrnehmung.

Fast jeder Mensch hat individuelle Präferenzen und Prädispositionen, findet demnach zu einem oder mehreren Systemen einen leichteren Zugang als zu anderen. Diese offensichtlichen Konstitutionstendenzen sind natürlich und grundsätzlich vollkommen problemlos, können aber, wenn sie einseitig werden, unsere Wahlmöglichkeiten einschränken, wenn es gilt, auf neue Situationen effektiv und frei antworten und reagieren zu müssen. Problematisch kann außerdem sein, wenn ein Zugang oder das Bewusstsein zu einem Subsystem vollkommen verloren gegangen ist oder ein System komplett dominant wird. So wie in einer Demokratie der Ausgleich der Kräfte für Funktion und Freiheit nötig ist, ist es auch im Körper. Yoga und Body-Mind-Centering nutzen die Erforschung der Körpersysteme also für Balance und ganzheitliche Erfahrung, aber auch, um in tiefere Schichten der Systeme einzutauchen. Durch ständiges und in der Bewegung immer wieder wahrnehmendes Durchwandern der Körpersysteme mit all den dazugehörigen Gefühlen, Empfindungen und Erfahrungen entwickeln wir eine „Körpererkenntnis". Wir müssen unseren Körper ganzheitlich erfahren, um in ihm ganzheitlich zu leben.

Wie können wir auf diese Reise gehen? Wie können wir diese Körpersysteme erleben? Wie wird Bewegung zu einer Verkörperung der Körper-Geist-Integration? Reicht das Praktizieren von Körperübungen alleine aus? Vielleicht, aber in Verbindung der Bewegung durch die Gedanken, Gefühle und deren bewusste Wahrnehmung informieren wir die Gewebe von innen nach außen und von außen nach innen. Yoga-Praxis kann dadurch zu einer aktiven, rezeptiven und expressiven Integration von Körper und Geist führen.

Das im Folgenden dargestellte Yoga-Programm basiert auf der Erforschung der Vielfalt der Körpergemeinschaft. Um ganzheitlich zu sein und der Interdependenz der Systeme Rechnung tragen zu können, muss eine den ganzen Körper umfassend aktivierende und ausgleichende Yoga-Praxis Kenntnisse über und Techniken für alle diese Körpersysteme (▸ **Abb. 8.1**) mit einbeziehen und die Erfahrung und Expertise verschiedener Yoga-Stile und Traditionen integrieren.

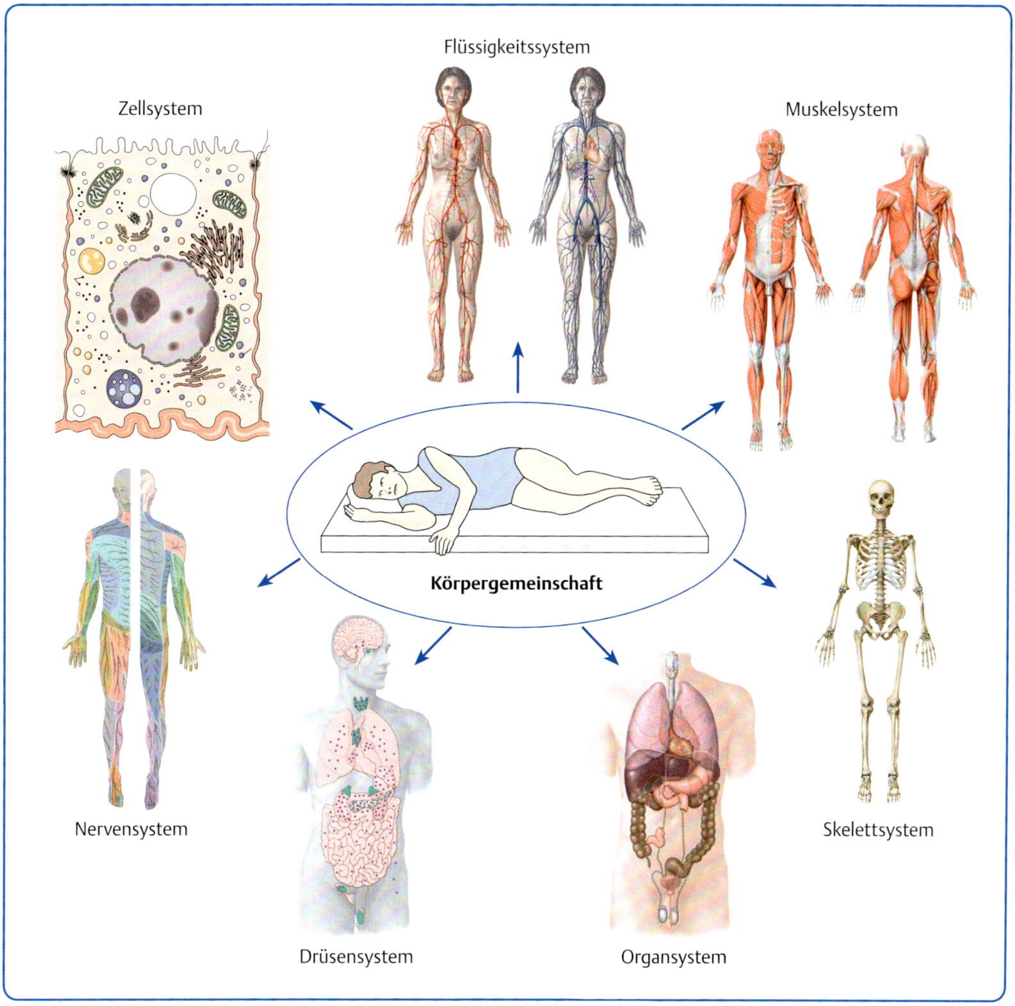


▶ **Abb. 8.1** Körpersysteme.

## 8.4 Körpersymmetrien und Diaphragmen im Yoga

### 8.4.1 Körpersymmetrien: Bewegungs- und Atembewusstsein in Raum und Zeit

*Yoga ist Präsenz,*
*im Hier, im Jetzt sein,*
*den Augenblick in Raum und Zeit*
*wahrnehmen, fühlen, erfahren.*

Jeder Körper hat eine Größe, eine Höhe, eine Breite, eine Tiefe. Jeder Körper und seine einzelnen Teile haben ein Volumen, nehmen einen Raum ein. Im Yoga bewegen wir unseren Körper bewusst in Raum und Zeit. Wie bewegen sich Einzelteile des Körpers im Verhältnis zueinander, wie bewegt der Körper sich im Raum, der den Körper umgibt? Je nach Perspektive unterschiedlicher Körpersymmetrien entstehen unterscheidbare Bewegungsmuster, eine Aktivierung verschiedener Gehirnareale und eine unterschiedliche Wahrnehmung des Körpers als Ganzes.

Schaut man sich den menschlichen Körper oder das menschliche Skelett mit Blick auf zugrunde liegende Symmetrien an, fällt der erste Blick wahrscheinlich auf die **bilaterale Symmetrie**: Die Mittellinie des Körpers besteht aus einer Wirbelsäulenachse und dem Schädel beziehungsweise Rumpf und Kopf (das axiale Skelett) und jeweils rechts und links sind Schultern, Arme und Hände sowie die Hüften, Beine und Füße lokalisiert. Die rechte Seite ist symmetrisch entlang der Mittelachse zur linken Seite. Das Denken in Rechts und Links und Oben und Unten bzw. Vorne und Hinten dominiert unser Alltagsdenken. Nach vorne ausgerichtet, benutzen wir Beine und Arme, um uns selbst oder auch Dinge um uns herum im Raum zielgerichtet zu bewegen. Das Rechts-links-Denken ist großer Teil unseres alltäglichen Körperverständnisses und unserer Körperwahrnehmung. Alltagstätigkeiten verbinden uns für gewöhnlich mit dem Bereich des Gehirns, der für rationales Denken verantwortlich ist, dem Frontalbereich des Neokortex. Ein weiterer Blick auf die Skelettstruktur lässt jedoch auch eine weitere Symmetrie entdecken: die radiale Symmetrie.

**Radiale Symmetrie** beschreibt den Körper in seiner Form als Art Seestern, mit der Idee des Rumpfes als Zentrum und den Armen und Beinen und dem Kopf als „Arme" bzw. Peripherie des Seesterns. „The six limbs of body (head, tail, arms and legs) connect to one another through the core of the body. The initiation of movement from the core to the limbs and from the limbs back to the core is called 'navel radiation'." ([8], S. 38) Das Skelett als Ganzes, aber auch einzelne Räume, die ein Zentrum oder eine Mitte haben, können sich aus radialer Sicht von innen nach außen und von außen nach innen bewegen, wodurch eine Pulsbewegung von Kontraktion und Expansion bezüglich eines Zentrums entsteht. Das Bewegungsmuster zwischen Peripherie und Mitte beginnt im Mutterleib und ist auch noch in frühester Kindheit sichtbar. Dieses Muster drückt sich energetisch bis ins Erwachsenenalter in der Beziehung zwischen Einzelteilen und dem Ganzen aus.

Das Bewusstsein einer pulsierenden Bewegung zwischen Zentrum und Peripherie bietet darüber hinaus die Möglichkeit, den Atem als Bewegung und die Bewegung als Atem zu erleben, da jede Einatmung und Ausatmung eine entsprechende Pulsbewegung beinhaltet. Im Einatmen dehne ich mich in den Raum um mich herum aus, alle Körperräume werden weit für das Einatmen. In der Ausatmung fließt alles zum Zentrum zurück, verbinde ich mich ganz mit mir selbst in Ausrichtung zu meiner Mitte. Mit diesem Bewusstsein atmet der ganze Körper in jeder Bewegung, Atem für Atem, Welle für Welle. Vor allem in der Yoga-Praxis ist es wesentlich darauf zu achten, dass Bewegung in und von Räumen immer beide Qualitäten und Pole integriert: Weichheit und Stabilität. Gerade der Bauchraum, das Zentrum, aber auch der Beckenboden sollte ein pulsierendes Spiel zwischen Mobilität und Stabilität und Weichheit und Kraft sein. Der Fokus auf radiale Symmetrie in der Bewegung des Körpers kreiert somit eine tiefe und dynamische Verbindung zu sich selbst und zur Welt im Außen. Ein lebendiges Wechselspiel von Individualität und Eigenständigkeit im Inneren und der gleichzeitigen Fähigkeit, sich von außen tragen, bewegen und atmen zu lassen. Sich in radialer Symmetrie zu bewegen, erzeugt eine Balance zwischen Nehmen und Geben, zwischen Tiefe und Weite, zwischen Innen und Außen.

Die gleiche Sichtweise, die dem arthrometrischen Modell des Skeletts zugrunde liegt (▶ **Abb. 8.2**), lässt sich auch auf die Bewegungsmuster von den horizontal im Körper verlaufenden Diaphragmen ausdehnen.

Der Blickwinkel der radialen Symmetrie kann über die Pulsdynamik des Körpers und der Gelenke und der damit verbundenen Atembewusstheit auch verwendet werden, um die Wahrnehmung auf die zeitliche Entstehung einer Bewegung zu lenken und einen Zusammenhang mit dem Nervensystem entstehen zu lassen. Eine Bewegung aus der Ansage: „Bring die Hände über dem Kopf zueinander" wird in der Regel aus den Händen heraus initiiert. Das scheinbar gleiche Ziel der Bewegung entsteht, erfolgt und wirkt ganz anders, mit der Ansage: „Fühle, wie durch die Einatmung deine Lungen weit werden, dein Brustkorb sich ausdehnt und wie der dadurch entstehende Raum eine Schulterrotation initiiert, die dich unterstützt, die Arme über den Kopf zu heben." Die erste Variante entspricht der Idee, sich aus der Peripherie zu bewegen, was bei unseren häufig schnell und unbewussten, vom Sympathikus gesteuerten Alltagsbewegungen vorkommt. Die zweite Variante entspricht der Idee einer ruhigen, bewussten Bewegung aus den Organen, aus dem Zentrum, von innen nach außen. In der Regel sind alle Bewegungen, die nahe dem Zentrum oder aus den Organen entstehen, langsamer, ruhiger, voller und zentrierter, entspannter, aber gleichzeitig kraftvoller.

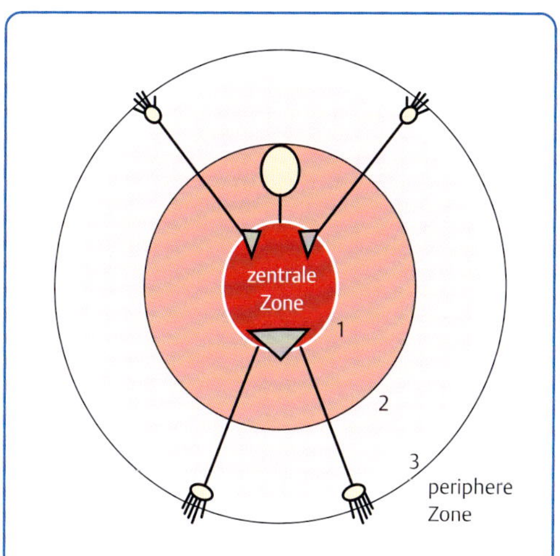


▶ **Abb. 8.2** Das arthrometische Modell von John M. Wilson. (mod. n. Olsen A, McHose C. Körpergeschichten. Kirchzarten: VAK; 1998: 114)

Mit dem Fokus auf radiale Symmetrie entstehen Bewegungen von innen nach außen, fließende, dreidimensionale Pulsbewegungen von Expansion und Kontraktion. Bewegungen von und zu einer Mitte sind organisch und ruhig. Sie aktivieren, begleitet vom Atem, das parasympathische Nervensystem. Darüber hinaus werden tiefliegende Stabilisatoren benutzt, die den Körper im Zentrum (Core) kraftvoll sein lassen. Die Peripherie entsteht damit aus einer haltgebenden, stabilen Mitte.

Die dritte Symmetrie ist die Asymmetrie. Mit Hilfe von asymmetrischen Bewegungsmustern lassen sich noch ältere Gehirnbereiche ansteuern. Dieses sind Bewegungen ohne Struktur, organisch, ohne Ziel, Zweck und Sinn, die aber sehr bewusst und fließend geübt werden. Diese Bewegungen können sehr klein sein und lassen sich in sog. Mikrobewegungen in klassische Asanas integrieren, die nicht endgradig geübt werden. Außerdem lassen sich Bewegungen frei fließend, ohne Ausrichtung, tänzerisch üben, indem alle Bewegungsspielräume der Gelenke in alle möglichen Richtung entspannt und fließend entdeckt werden. Eine spiralförmige 360°-Bewegung kann somit erfolgen und der Körper bewegt sich in einem dreidimensionalen Raum. Im Alltag bewegen wir uns fast immer mit Blick auf Rechts und Links und Vorne und Hinten bzw. Oben und Unten. Alle Symmetrien zu nutzen, aktiviert alle Teile des Gehirns und erhöht deutlich die Zirkulation der Körperflüssigkeiten.

### 8.4.2 Diaphragmen: horizontale Strukturen als Brücken und Böden

Drei Räume, die durch quer im Körper verlaufende Strukturen verbunden werden, nehmen in der Yoga-Praxis einen wesentlichen Stellenwert ein. Diese sind das **Zwerchfell**, der **Beckenboden** und der **Kehlraum**.

In der klassischen Yoga-Sicht stehen diese drei bekannten Diaphragmen in Zusammenhang mit den sog. Bandhas *(Energy Locks)*. Häufig findet sich in der deutschsprachigen Literatur die Übersetzung von *Energy Lock* als „Energieverschluss". Betrachtet man die Funktion und Zielsetzung von

Mula Bandha, „Beckenboden-Verschluss", scheint das sinnvoll im Hinblick auf die Möglichkeit und Notwendigkeit, die Energie im Becken zu bündeln und sie dort zu halten, sie nicht nach unten hin zu verlieren, sondern muskulär und energetisch nach oben zu den höheren Zentren zu lenken. In diese Richtung argumentieren auch manche Beschreibungen von Jalandhara Bandha, die durch den „Kehlverschluss" die Energie im Rumpf halten, um sie im Energiekanal entlang der Wirbelsäule (sushumna) zu isolieren. Eine alternative Beschreibung argumentiert umgekehrt: durch das Verlängern der Halswirbelsäule wird der Energiefluss entlang der Rückseite der Halswirbelsäule erst möglich. Jalandhara Bandha macht diesbezüglich den Weg frei, damit Energie nicht stagniert.

Welches ist die richtige Sichtweise? Schauen wir uns das dritte Bandha, Uddyana Bandha, und dessen Beschreibung und Funktion an, finden wir einen Schritt in Richtung der Lösung dieses Widerspruchs und auch eine neue Perspektive für Bandhas und die Arbeit mit Diaphragmen im Körper. Uddyana Bandha wird mit *Upward Flying Lock* übersetzt. Wie kann ein Verschluss nach oben fliegen? Wenn wir den Begriff *Lock* nicht mit „Verschluss", sondern mit „Schloss" übersetzen, entsteht eine neue Perspektive allein durch die Wortwahl und eine mit dieser Wortwahl verbundene Bedeutung. Um eine verschlossene Tür oder eine Schatztruhe öffnen zu können, brauchen wir den Schlüssel für das Schloss, mit dem diese Räume verschlossen sind. Die Bandhas können als **Schlüssel** verstanden werden für die Räume, die im Alltagsbewusstsein verschlossen und voneinander getrennt sind.

Gerade in der Struktur und Funktion des Zwerchfells als unserem zentralen Atemmuskel wird das deutlich. Die Struktur des Zwerchfells lässt sich in seiner Form als Dom, als Fallschirm oder als Kuppel beschreiben. Wesentlich ist in der Funktion, dass diese Kuppel sich bewegt: In der Kontraktion wird die Kuppel flacher, das Zentrum bewegt sich nach unten und die Peripherie dehnt sich nach außen aus: der Einatem wird initiiert. Wenn das Zwerchfell sich entspannt, hebt sich das Dach des Doms wieder nach oben, die Peripherie verringert ihren Umfang und der Ausatem entsteht.

Um diese Funktion in die Struktur zu bringen, kann das Bild einer Qualle hilfreich sein. Eine Qualle, die sich im Wasser durch die Pulsbewegung zwischen Kontraktion und Expansion in radialer Symmetrie bewegt. Durch das Bild der Qualle im Wasser entstehen einige für den freien, unbeschränkten Atem wesentliche Aspekte. Die fließende, freie Bewegung einer Qualle symbolisiert Anstrengungslosigkeit, Harmonie, fließende, weiche, wellenförmige, pulsierende Bewegungen. Während des Atmens diese weiche Quallenbewegung im Körperinneren zu visualisieren kann eine sehr freie und tiefe Atmung initiieren.

Darüber hinaus wird durch die Struktur und Funktion des Zwerchfells der Blick auf die horizontale Achse des Körpers gelenkt. Das Zwerchfell wird oft als Dach des Bauchraums und gleichzeitig als Boden oder Basis des Brustraums beschrieben. Die horizontale Sicht findet sich auch in dem indianischen Bild des Zwerchfells als *Horizon between Earth and Heaven*. Ist der Horizont eine Grenze zwischen Himmel und Erde oder signalisiert er eine Verbindungslinie zwischen dem, was uns bewusst und dem was unbewusst ist?

In dieser Frage wird die Spiritualität der Anatomie deutlich. Sie bringt auch eine tiefere Perspektive in den klassischen Iyengar-Satz: „Der Atem ist die Brücke zwischen Körper und Geist." So wie eine Brücke zwei Strukturen verbindet, lassen sich das Zwerchfell, aber auch alle anderen Diaphragmen als Verbindungsflächen, als Hängebrücken verstehen und erleben.

So weitet Tara Judelle die klassische Sicht der Diaphragmen auf alle horizontalen Strukturen des Körpers aus, die eine **Brückenfunktion** haben. In erster Linie sind das die Gelenke. Dass, so wie im Atemmuskel deutlich wird, eine pulsierende Bewegung die Funktion der diaphragmalen Struktur unterstützt, lässt sich auf die Funktion von Gelenken übertragen. Gelenke als bewegliche, schwingende, anpassungsfähige Brücken zu verstehen, kreiert Bewegungen, die weich, aber dennoch stabil sind. Das Pulsieren von Kontraktion und Expansion erhöht in der Bewegung das Zusammenspiel von Stabilität und Beweglichkeit.

Architektur und Symmetrien des Körpers in der Wahrnehmung der Diaphragmen sind neben den Brücken auch in den horizontalen Körperstrukturen zu finden, die als „Böden" fungieren. Die Bewegungsqualität hier entspricht der Idee von Saugnäpfen, die sich durch die dreidimensionale Struktur in die Peripherie ausdehnt, um wieder zum Zentrum hin Zugkraft zu erzeugen oder zum Zentrum hin zu magnetisieren. Die Sichtweise dieser horizontalen Strukturen in die Basis der Körperstrukturen zu integrieren (z. B. in den Gewölben der Handflächen oder Fußsohlen), erlaubt ein großes Maß an Stabilität und Dynamik.

Wie sich die Welt und Körpersicht des Body-Mind-Centering in die Yoga-Praxis miteinbeziehen lässt, wird im Folgenden gezeigt. Diesbezüglich hilft es vielen Menschen, den Übergang vom Alltag in die Yoga-Praxis zu finden, indem sie die Praxis mit einer ruhigen und entspannten Position beginnen.

## 8.5 Erleben unserer Strukturen und Körpersysteme in Bewegung

### 8.5.1 Bewegungssequenz zum Ankommen und Aufwärmen

#### Ankommen im Hier und Jetzt

► Abb. 8.3

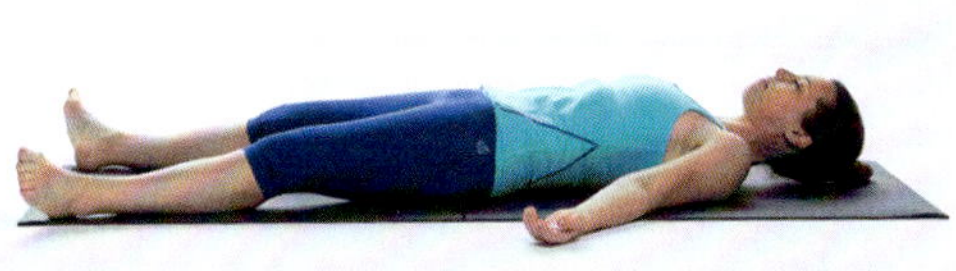

► **Abb. 8.3** Rückenlage: Finde die Intention der Praxis.

**Ausrichtung und Wahrnehmung:**

- Zum Ankommen den Körper in der Rückenlage mit geschlossenen Augen wahrnehmen.
- Arme und Beine entspannt ausstrecken, die Achselhöhlen können atmen, die Oberschenkel berühren sich nicht, die Fußzehen sinken etwas nach außen.
- Die Verbindung des Körpers zum Boden ist gut zu spüren, wenn die Kontaktflächen zur Unterlage bewusst wahrgenommen werden.
- Nach der Körperwahrnehmung gilt es, sich des Atems bewusst zu werden.
- Die Bewegung des Atems im Körper fühlen: Hebt sich einatmend die Bauchdecke sanft und sinkt sie in der Ausatmung leicht zurück? Oder ist der Atem eher im Brustraum fühlbar?
- Kann ich den Atem fließen lassen, ohne ihn zu kontrollieren?
- Vom Atembewusstsein die Wahrnehmung auf die Gedanken lenken: Was geht im Kopf vor? Welche Qualität haben die beobachtbaren Gedanken?
- Mit der Entspannung des Raums hinter der Stirn gilt es nun, eine innere Absicht für die Yoga-Praxis zu formulieren. Die Absicht sollte eine Antwort auf die Frage sein: Warum übe ich heute Yoga? Welche Intention nehme ich mit in die Praxis? Welchen Samen möchte ich säen?
- Manche Menschen wählen Begriffe wie Entspannung, Frieden, Ruhe, Lebensfreude. Es sollte ein Begriff sein, der sich innerlich gut anfühlt und der den Geist wie einen Anker in die Präsenz führt.
- Nach dem natürlichen Atembewusstsein gilt es, dem Atem einen Rhythmus zu verleihen. Viele Menschen erfahren einen Rhythmus von vier Zählern als ruhigen, tiefen, aber anstrengungslosen Atem. Innerlich während der Einatmung bis 4 zählen, den Atem vom Bauchraum in den Brustraum ausdehnen, die Atemfülle spüren, in der gleichen Länge und Intensität ausatmen, die Atemleere wahrnehmen. Die Wellenbewegung der Atmung bewusst beobachten.

**Varianten und Optionen:**

- Bestehen in der Rückenlage Spannungen im unteren Rücken, können die Knie mit Hilfe einer Knierolle oder eines Polsters unterpolstert werden.
- Ist der Nacken in der Rückenlage komprimiert, kann ein flaches Kissen oder eine Decke unter dem Kopf die Halswirbelsäule verlängern.

**Wirkung:** In der Rückenlage ist es möglich, die Sinne nach innen zu bringen und sich der Verbindung von Intention, Atem und Bewegung bzw. der Haltung bewusst zu werden! Es geht im Yoga darum, mehr zu spüren, weniger zu analysieren denn wahrzunehmen und zu entdecken, dass der Körper und die Gedanken Bausteine sind, mit denen die Welt im Inneren und im Äußeren kreiert werden kann. Das präsente Wahrnehmen des Körpers, der Atmung und der Gedanken ist der Übergang vom unbewussten Alltag in die bewusste Körper- und Geist-Arbeit.

## Verbindung von Atem und Bewegung

▶ Abb. 8.4

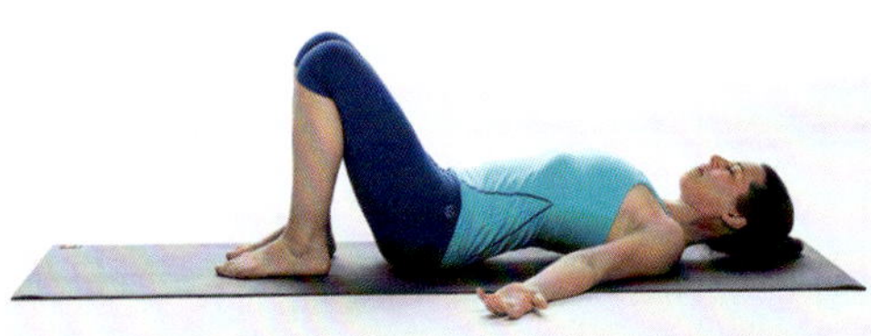

▶ **Abb. 8.4** Verbindung von Atem und Bewegung.

**Ausrichtung und Wahrnehmung:**

- Aus der Rückenlage die Füße hinter dem Gesäß hüftgelenkweit aufstellen, die Knie zeigen zur Decke, die Arme liegen weiterhin neben dem Becken, mit den Handflächen zum Himmel.
- Mit der Ausatmung langsam Bauch und Beckenboden aktivieren.
- Dabei zieht die Bauchdecke in der Ausatmung in Richtung Wirbelsäule, die Lordose der Lendenwirbelsäule verringert sich, das Becken kippt etwas, das Schambein bewegt sich etwas in Richtung Bauchnabel. Der untere Rücken fühlt sich lang an.
- In der Einatmung entspannt der Bauch sich und die Bauchdecke dehnt sich etwas nach oben, eine kleine Höhle im unteren Rücken entsteht, die Beckenbodenmuskulatur entspannt.
- Jetzt diese ruhige atemgeführte Pulsbewegung auch in die Hände bringen.
- Während der Ausatmung die Hände zu entspannten Fäusten machen, in der Einatmung die Finger nach außen strecken.
- Im Ausdehnen des Körpers entsteht Raum für die Aufnahme von Atem und Prana; die muskuläre Aktivität nach innen vertieft den Ausatem.
- Beim Ausatmen verbinden sich zwei ergänzende Qualitäten. Das Aktivieren der magnetischen Mitte von Bauch und Beckenboden kreiert eine tiefliegende Kraft. Während des Ausatmens ganz bewusst die Kau- und Gesichtsmuskulatur entspannen.

**Wirkung:** Einer der wichtigsten Anker der Yoga-Praxis ist das Bewusstsein, wie der Atem entsteht, was er aktiviert und was er entspannt. Sich der Atembewegung in der Mitte des Körpers bewusst zu werden und mit der Aktivierung der tiefliegenden Muskulatur eine Bewegung zu beginnen, erzeugt Ruhe und Halt. Dieses dabei entstehende Gefühl von Sicherheit erlaubt, Gesicht, Hals, Nacken- und Kaumuskulatur zu entspannen, die häufig unbewusst im Stress angespannt wird. Wenn diese Dynamik von Kraft und Entspannung fühlbar ist, kann sie nach außen durch die Bewegung der Hände kommuniziert werden. Diese wird in der Pulsbewegung in den Händen fühlbar und sichtbar. Sie drückt die Balance der Dynamik von Geben und Nehmen, von Aktivsein und Zulassen aus.

## Gelenksymmetrie und Gelenkaktivierung

► Abb. 8.5

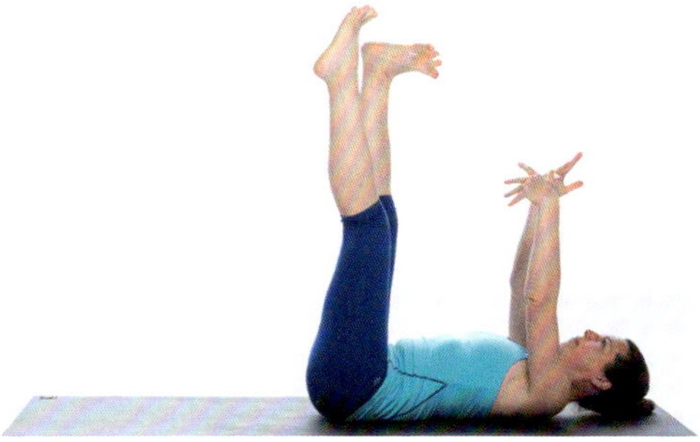

► **Abb. 8.5** Gelenksymmetrie und Gelenkaktivierung.

**Ausrichtung und Wahrnehmung:**

- Arme und Beine vom Boden abheben und in der Rückenlage zur Decke strecken.
- Zunächst Hand- und Fußgelenke aktivieren: kreisen, strecken, beugen in alle möglichen Richtungen.
- Danach Ellbogen und Kniegelenke im Ausatem beugen und im Einatem strecken.
- In der dritten Gelenkebene die Schulter- und Hüftgelenke in alle möglichen Richtungen kreisend und rotierend bewegen.
- Alle Gelenke der Beine und Arme in allen möglichen Bewegungsspielräumen aktivieren: asymmetrisch in alle möglichen Richtungen beugen, strecken, rotieren, ohne Konzept, freie größere oder kleinere Bewegungen, wie eine umgedrehte Qualle mit Tentakeln, die sich in alle Richtungen frei bewegen.

**Wirkung:** Die Bewegung der verschiedenen Gelenkebenen, wie sie im arthrometrischen Modell beschrieben sind, macht die Systematik, die Qualität und die Vielfalt von Gelenkbewegung erfahrbar. Die kleinen und großen Gelenke und deren Bewegungsspielräume zu erforschen, lenkt das Bewusstsein auf deren Qualitäten: Wo ist Bewegung richtungsändernd, weitreichend, hart oder weich, subtil, deutlich oder manipulativ? Wie kann ich Inneres nach außen ausdrücken? Die Gelenkaktivierung erhöht schonend die Synovialflüssigkeit, wenn kein Gewicht auf den Gelenken ist, durch das Strecken der Beine fließt das Blut durch Schwerkraft unterstützt zum Herz, die Venen werden entlastet. Die Schwerkraft unterstützt den Fluss der Flüssigkeit zur Mitte.

## Seestern: Sich von innen nach außen bewegen

► Abb. 8.6, ► Abb. 8.7

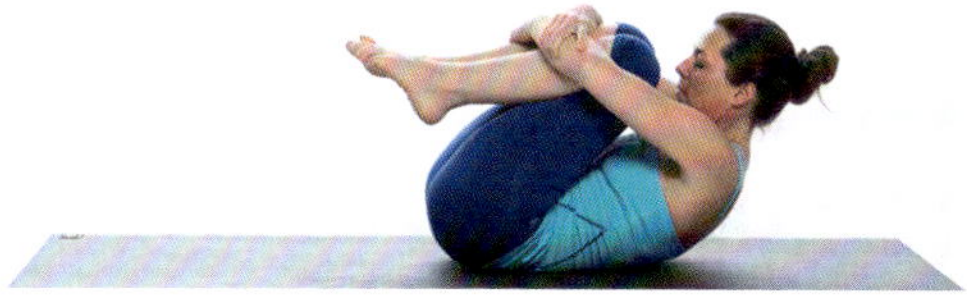

► **Abb. 8.6** Seestern (1).

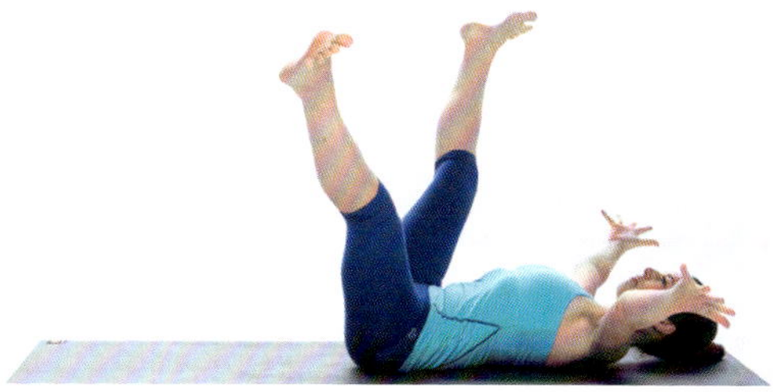

► **Abb. 8.7** Seestern (2).

**Ausrichtung und Wahrnehmung:**

- Langsam in eine radiale Symmetrie der Bewegungen übergehen.
- Arme und Beine in der Ausatmung zum Zentrum zusammenziehen, die Arme umfassen die Knie, der Kopf hebt sich zu den Knien, der Körper wird zu einem Päckchen.
- In der Einatmung strecken sich die Gelenke der Peripherie aus, Beine und Arme, Finger strecken sich aus, Kopf und Schultern sinken zurück in Richtung Boden.

- Fokus ist die Verbindung der Pulsbewegung von innen nach außen und zurück von der Peripherie zum Zentrum. Der Atem leitet die Bewegung an.

**Wirkung:** In dieser Übung wird die Idee der radialen Symmetrie im ganzen Körper erzeugt. Der ganze Körper atmet, dehnt sich aus, zieht sich zur Mitte zurück, pulsiert. Das Körperzentrum wird als Kraftraum erfahrbar. Die Verbindung von Weite und Tiefe, Innen und Außen wird sichtbar und fühlbar.

**Wirkung der Ankommensphase:** In der Ankommensphase geht es einerseits um die Grundidee der Verbindung von Absicht, Atem und Bewegung und andererseits darum, das Bewusstsein der Körpersymmetrien zu stärken, die in der Anordnung der Gelenke und im Verhältnis von Rumpf zu Kopf und der Peripherie von Armen und Beinen besteht.

Körperlich entstehen eine Aktivierung des parasympathischen Nervensystems sowie eine Aktivierung der Gelenkflüssigkeiten, ohne die Gelenke zu belasten. Durch das Strecken der Arme und Beine zur Decke wird der Rückfluss des venösen Bluts zum Herz verstärkt, der Kreislauf wird entlastet.

**Übergang:** Mit Hilfe der Hände zwischen den Waden und Oberschenkeln ins Sitzen hochrollen und knieschonend in die Stellung des Kindes kommen.

## 8.5.2 Aufwärmen: von Anfang an in Verbindung sein

### Stellung des Kindes: Geborgen in sich selbst

▸ Abb. 8.8

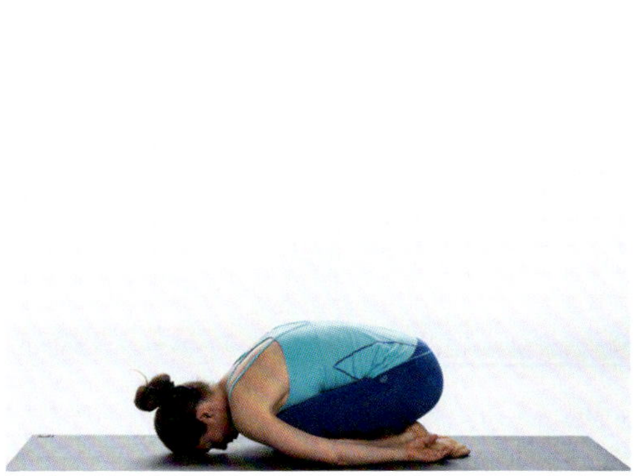

▸ **Abb. 8.8** Stellung des Kindes: Geborgen in sich selbst.

**Ausrichtung und Wahrnehmung:**

- Aus dem Fersensitz Hüften beugen und Brustkorb auf die Oberschenkel legen.
- Arme neben dem Körper mit dem Handrücken zum Boden entspannen.
- Stirn ruht am Boden.
- In der Stellung des Kindes wieder den Fokus auf den Atem bringen.
- Den Druck des Bauchraums auf den Oberschenkel spüren, die Bauchorgane durch den Atem massieren, die Atmung in die Nieren lenken.
- Kaumuskulatur entspannen.
- Den Kontakt zu sich selbst wahrnehmen.
- Mögliche Affirmation zur Unterstützung: Ich fühle mich sicher und geborgen. In mir ist alles, was ich zum Glücklichsein brauche.

**Wirkung:** In der Stellung des Kindes werden die Lymphen in den Leisten aktiviert, die Rückenmuskulatur wird gedehnt und durch die sanfte Umkehrhaltung wird das Herz entlastet. Emotional kann ein Gefühl des In-sich-selbst-geborgen-Seins entstehen.

## „Breath of Joy“: von innen nach außen strahlen

▶ Abb. 8.9

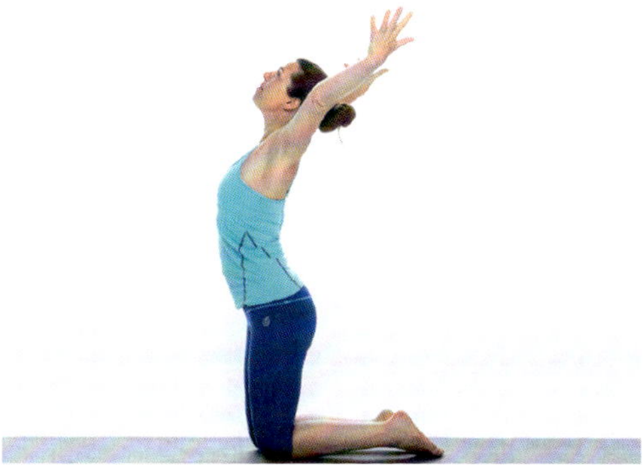

▶ **Abb. 8.9** „Breath of Joy“: Von innen nach außen strahlen.

**Ausrichtung, Bewegung und Wahrnehmung:**

- Aus der Stellung des Kindes Wirbel für Wirbel in den Fersensitz hochrollen.
- Durch Druck auf Fußrücken und Schienbeine Becken von den Fersen wegbewegen und in den Kniestand kommen, dabei die Arme über die Seite in einer V-Position zum Himmel ausstrecken.
- Die Hände sind weit und wenn keine Nackenprobleme bestehen, geht der Blick in Richtung Himmel.
- Diese aufrichtende Bewegung wird initiiert und begleitet durch eine ruhige, fließende und tiefe Einatmung.
- In der Atemfülle mit den Händen die Unterarme umfassen und diese sanft nach hinten führen, um eine Ausdehnung im Brustraum und eine Öffnung der Schultern zu kreieren.
- Mit Beginn der Ausatmung die Hüfte beugen, das Becken nach hinten zu den Fersen fließen lassen, dabei die Unterarme in den Oberbauch bringen und den Brustkorb wieder auf den Oberschenkeln ablegen.
- In dieser Variante der Stellung des Kindes schwebt die Stirn über dem Boden.
- In der Atemleere den Puls im Bauchraum fühlen, die Gesichtsmuskulatur entspannen.
- Mit dem nächsten Einatemimpuls die Bewegung erneut beginnen.
- Wirbel für Wirbel in den Kniestand zurück, die Arme lösen und über die Seite nach oben ausstrecken.
- Wenn dabei kein Schwindel entsteht, die Augen schließen.
- 5–7-mal Breath of Joy im eigenen Atemrhythmus wiederholen.

**Wirkung:** Beine, Hüften und Schultern werden aktiviert, die Atmung wird vertieft und die Vorder- und Rückseite des Rumpfes wird gedehnt. Durch den Druck der Unterarme in den oberen Bauchraum werden die Lymphen aktiviert. Die zuvor schon kreierte Pulsbewegung von innen nach außen mit den Qualitäten von Weite und Offenheit, Integration und Zentriertheit erhält hier eine weitere Dimension, nämlich die des Wachstums. Nach der ruhig gehaltenen **Stellung des Kindes** entsteht im **Breath of Joy** eine Dynamik von Wachstum und Aufrichtung, die aus dem Zentrum nach außen sowie von der Erde aus zum Himmel strahlt. Der Prozess des Entstehens, Lebens und Vergehens wird im Zeitraffer erfahren. Die Vinyasa ist stimmungsaufhellend und beruhigend zugleich und wirkt Lethargie und Müdigkeit, aber auch Unruhe und Hektik entgegen.

## Kuh, Katze: Wirbel für Wirbel, Welle für Welle

▶ Abb. 8.10, ▶ Abb. 8.11

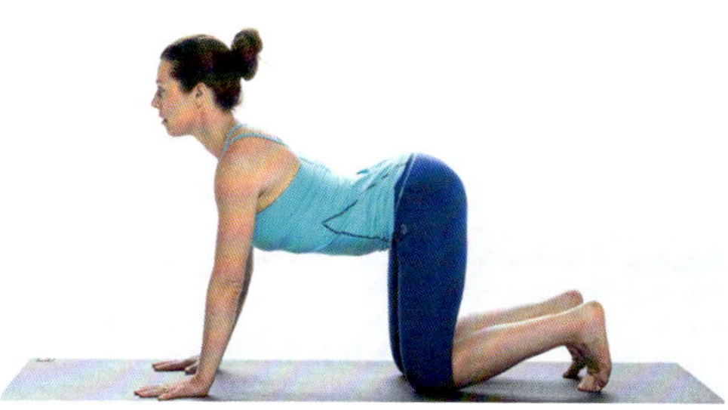

▶ **Abb. 8.10** Kuh, Katze: Wirbel für Wirbel, Welle für Welle (1).

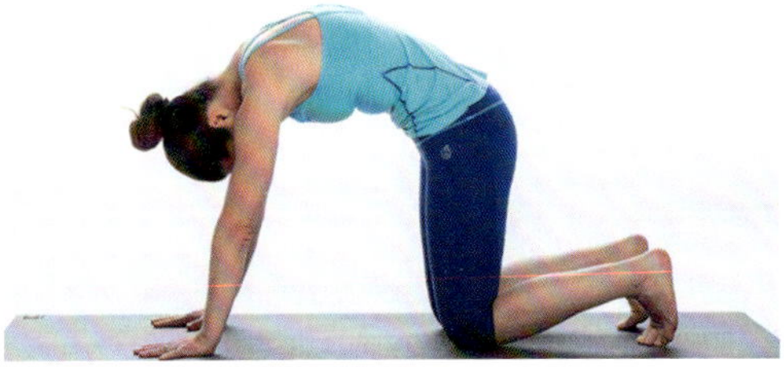

▶ **Abb. 8.11** Kuh, Katze: Wirbel für Wirbel, Welle für Welle (2).

**Ausrichtung, Bewegung und Wahrnehmung:**

- Aus der Stellung des Kindes streben die Arme und das Becken nach vorne, sodass die Hände unter den Schultern und die Knie unter den Hüften zentriert sind.
- Dabei liegen die Handflächen in Kontakt mit allen Grundgelenken auf der Matte, die Finger haben einen symmetrischen Abstand zueinander.
- Das Gewicht ist gleichmäßig zwischen Händen und Knien verteilt, der Rücken bewegt sich im Atemrhythmus in einer Wellenbewegung zwischen Hüften und Schultern.
- Dabei streben in der Ausatmung das Steißbein und die Sitzknochen zum Boden, der Rücken wird rund und nach oben gedehnt, der Bauch aktiviert in Richtung Zentrum, das Kinn strebt zum Brustraum (Katze).
- In der Einatmung kippt das Becken, die Sitzknochen streben nach hinten und oben, der Bauch sinkt in Richtung Boden und der Brustraum öffnet sich nach oben und vorne, das Kinn strebt nach vorne, ohne den Nacken zu komprimieren (Kuh).
- Die Wellenbewegung des Rückens wird 5-mal im Atemrhythmus zwischen Kuh und Katze wiederholt.

**Wirkung:** Im Vierfüßler die Hände und Füße bewusst auszurichten und die Welle durch die Wirbelsäule fließen zu lassen, wirkt als Anker für die Praxis, kreiert eine Struktur, einen Rahmen, gibt der Verbindung von Atem und Bewegung eine Ordnung und Klarheit. Die tiefliegenden Muskeln der Wirbelsäule und die Bandscheiben werden mobilisiert, die äußere Muskulatur der Rumpfvorder- und -rückseite wird gedehnt und gekräftigt, die Organe des Bauchraums werden durch die tiefe Atmung und die Aktivierung der Bauchmuskulatur massiert.

## Dynamische Katze

▶ Abb. 8.12

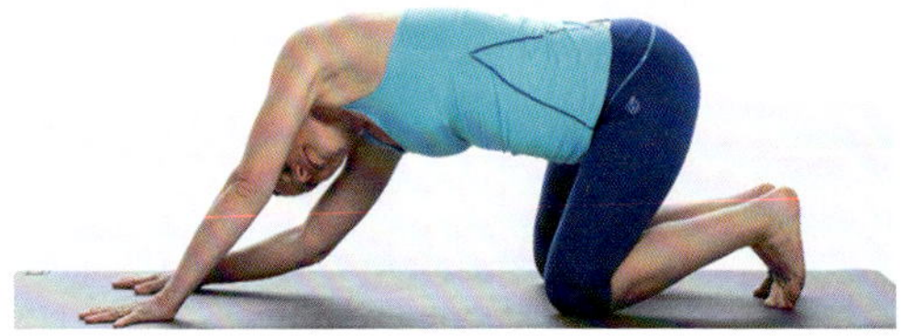

▶ **Abb. 8.12** Dynamische Katze.

**Ausrichtung, Bewegung und Wahrnehmung:**

- Nach der fließenden, strukturierten Bewegung wird aus der Vierfüßler-Haltung der Körper in allen seinen Gelenken fließend, ohne Struktur, frei und organisch bewegt.
- Dabei ist es sinnvoll, die Augen zu schließen und auf die inneren Impulse zu warten, die die Bewegung entstehen lassen.
- Der Fokus liegt auf der Mobilisierung der Gelenke in alle Richtungen und auf der Dehnung und Streckung der Muskeln, die sich eventuell fest und unfrei anfühlen.
- Diese Variante der Vierfüßler-Haltung liegt auf der Aktivierung des Flüssigkeitssystems und der Faszien durch dreidimensionale Mikrobewegung der Gelenke in alle Richtungen.

**Wirkung:** Im Vierfüßler auf Basis der Struktur der Kuh- und Katzen-Vinyasa die Gelenke frei und organisch zu bewegen, hilft, das Gefühl von Spontaneität, Genuss und Wohlbefinden zu initiieren. Die Bewegung eine Art von Selbstmassage sein zu lassen, erzeugt eine Qualität von tiefer, aber dennoch dynamischer Entspannung. Diese Wirkung wird verstärkt, wenn der Fokus mit geschlossenen

Augen auf die Wahrnehmung der Bewegung gerichtet wird. Darüber hinaus wird durch das genüssliche Dehnen die Muskulatur durchblutet und zugleich entspannt und das Nervensystem beruhigt.

### Sufi-Kreise: dreidimensionale Spiralbewegung

▶ Abb. 8.13

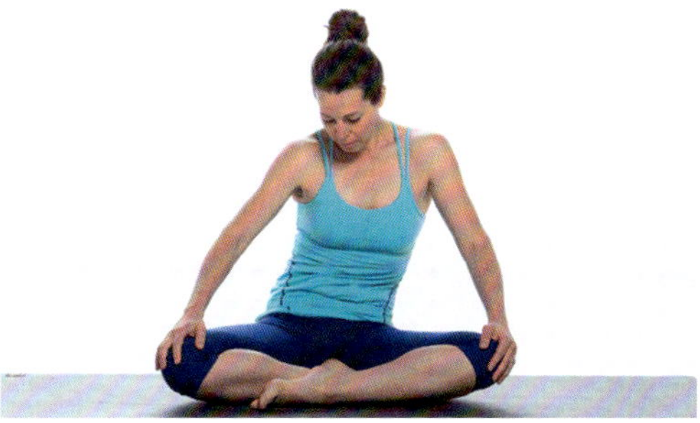

▶ **Abb. 8.13** Sufi-Kreise: Dreidimensionale Spiralbewegung.

**Ausrichtung, Bewegung und Wahrnehmung:**

- Im kreuzbeinigen Sitz liegen die Hände ruhig auf den Knien, die Wirbelsäule ist aufgerichtet, die Schultern entspannen nach hinten und unten, der Kopf strebt in Richtung Himmel.
- Aus der Hüfte beginnt der Rumpf sich in kleinen Kreisen des Bauchnabels parallel zum Boden zu bewegen.
- Die Kreisbewegung ist zunächst auf den unteren Beckenraum fokussiert.
- Ein bis zwei Minuten in eine Richtung kreisen und dann die Bewegungsrichtung für die gleiche Zeitlänge ändern.
- Danach die Bewegung in den Brustraum lenken und die Kreise in ihrem Umfang vergrößern.
- Das Strecken der Arme kann helfen, Raum zwischen den Schulterblättern auszudehnen, wenn der Rücken nach hinten kreisend rund wird.
- Wenn der Brustraum sich nach vorne ausdehnt, kann die Weite im vorderen Brustkorb erhöht werden, indem die Ellbogen gebeugt werden.
- Auch die großen Kreise jeweils 1–2 Minuten in beiden Richtungen beibehalten.
- Der Atemrhythmus wird hier der Bewegung angeglichen: In der Halbkreisbewegung nach vorn entspannt der Bauch und ein Einatmen entsteht, die Ausatmung begleitet den Halbkreis nach hinten und die Bauchdecke zieht nach innen.

**Wirkung:** Das Sufi-Kreisen bringt Bewegung in die Hüftgelenke, massiert die Lymphen in den Leisten und stimuliert die Organe in Becken- und Bauchraum. Die Bewegung aktiviert die Verdauungsorgane und erzeugt Hitze im Körper. Die Gelenke, Bandscheiben und tiefliegenden Muskeln der Wirbelsäule werden mobilisiert und massiert. Durch die vom Atem unterstützte Gleichmäßigkeit können die Gedanken zur Ruhe kommen, und eine entspannende Wirkung auf das Nervensystem entsteht.

## 8.6 Bewegungssequenz für Klarheit, Struktur, Stabilität und Kraft

### 8.6.1 Knochensystem

Das Knochensystem ist ein System von 206 systematisch angeordneten Knochen (▶ **Abb. 8.14**). Es ist das einzige System des Körpers, anhand dessen sich alle drei Arten von Symmetrien erkennen lassen: die radiale Symmetrie, die bilaterale Symmetrie und die Asymmetrie.

Je weiter wir uns von der Mitte (dem Rumpf) in Richtung Peripherie (zu den Armen und Beinen) bewegen, desto ausdifferenzierter, komplexer und feingliedriger wird die Knochenstruktur: eine Wirbelsäule, zwei Oberarmknochen, zwei Oberschenkelknochen, vier Unterarmknochen, vier Unterschenkelknochen, 54 Handknochen, 54 Fußknochen. Vom Zentrum gesehen differenziert sich die Knochenstruktur damit vom Einen (uni) zum Vielen (versum).

Mit den Händen und Fingern lassen sich die feinsten Bewegungen, die komplexesten Vorgänge erzeugen. Die Feinarbeit ist eng verbunden mit unserem vorderen Bereich des Gehirns, das für viele Fähigkeiten und Fertigkeiten des komplexen Lebens erforderlich ist. Yoga setzt den Fokus auf die Bewegung der Wirbelsäule als zentrale Mittelachse des Körpers. Je mehr wir uns aus der Mitte heraus bewegen, desto eher kommen wir auch mental in unsere Mitte.

### Knochen

Knochen bestehen aus der dauerhaftesten Substanz des Körpers, die noch lange existiert, wenn alles andere schon verschwunden ist. Knochen sind widerstandsfähig, stabil und fest, bieten Halt und Struktur, gleichzeitig sind sie leicht und trotz ihrer Stärke alles andere als leblos. Knochen sind lebendig, sie wachsen in Antwort auf Druckimpulse, durch Bewegung und ihre Funktion, Gewicht zu tragen. Wie auch die Haut erneuert sich Knochengewebe ständig. Bewegungslosigkeit, aber auch Stress können Knochen schädigen – nach drei Wochen in einem Gips verliert ein Bein bis zu 30 Prozent seines Kalkanteils. Die Knochen des Skelettsystems artikulieren sich über die Gelenke. Es gibt tiefe und stabile Gelenke, wie die Hüften, aber auch unstabile und flache, wie die Schulter. Die Gelenke werden von Bändern, Sehnen und Faszien umgeben, was ihre Bewegungsintensität und -möglichkeit definiert. Über die Stütz- und Bewegungsfunktion hinaus, haben Knochen auch eine Schutzfunktion: Der Brustkorb schützt die Organe des Brustraums, die Wirbelkörper schützen das Rückenmark und viele Nervenbahnen.

Eine Yoga-Praxis, die ihren Fokus auf Bewegung und Wahrnehmung des Knochensystems legt, ist in erster Linie ausrichtungsorientiert. Die Bewegung erfolgt entsprechend klarer Konzepte. Ein wesentliches Prinzip ist das des „Bone stacking“, mit gestapelten, gestreckten Gelenken, bei dem die Knochen das Gewicht des Körpers tragen und nicht die Muskeln. Zu achten ist dabei auf eine biomechanisch sinnvolle Gelenkanordnung mit den der jeweiligen Körperstruktur zugrundeliegenden

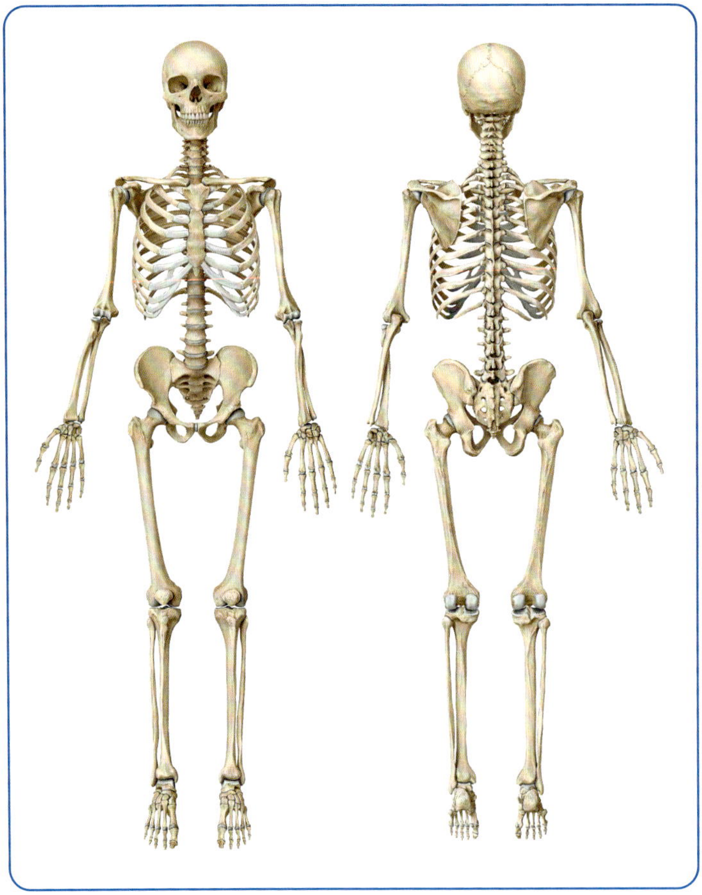

▸ **Abb. 8.14** Knochensystem. (Schünke M, Schulte E, Schumacher U. Prometheus LernAtlas der Anatomie. Allgemeine Anatomie und Bewegungssystem. Illustrationen von M. Voll und K. Wesker. 3. Aufl. Stuttgart: Thieme; 2011: 38 A und B)

Winkeln und Linien, um die Positionen des Körpers seiner bestehenden Architektur entsprechend der Funktion zu nutzen und zu schützen.

Bewusstheit im Knochensystem verleiht Qualitäten wie Unterstützung, Sicherheit, Erdung, Struktur, Ordnung, Präzision und Klarheit, räumliche Form, manifestierte Intention, Durchhaltevermögen, Ausdauer, Halt, Trockenheit.

## 8.6.2 Muskelsystem und Faszien

### Muskulatur

Wie erleben wir unsere Muskulatur? Nehmen wir unsere Muskeln ausschließlich über Kontraktion, Dehnung oder Schmerz wahr? Können wir einen ruhenden, entspannten Muskel spüren und welche Qualität geht damit einher?

Muskeln (▸ **Abb. 8.15**) sind sehr gut durchblutet. Ein entspannter Muskel kann eine Qualität von Gewicht, Fülle und Wärme vermitteln. Erfolgt eine isometrische Kontraktion eines Muskels (Anspannung, ohne Bewegung zu kreieren), entstehen Qualitäten wie Stabilität, Unterstützung, Kraft, Zielgerichtetheit und Willensstärke, die näher dem Knochensystem zuzuordnen sind. Die Muskeln systematisch zu rekrutieren, stabilisiert die Gelenke, unterstützt die Knochen und die Funktion der Organe, sie macht die Asana-Praxis effizienter, leichter und verletzungsunempfindlicher. Die Hauptfunktion von Muskeln bleibt jedoch Bewegung. Ohne Bewegung verringert sich die Zellerneuerung, Bewegung ist der Impuls für Wachstum. Die Bewegung der Skelettmuskulatur kann fließend, leicht und rhythmisch sein. In diesem Fall steht sie in engem Zusammenhang mit dem später zu betrachtenden Flüssigkeitssystem des

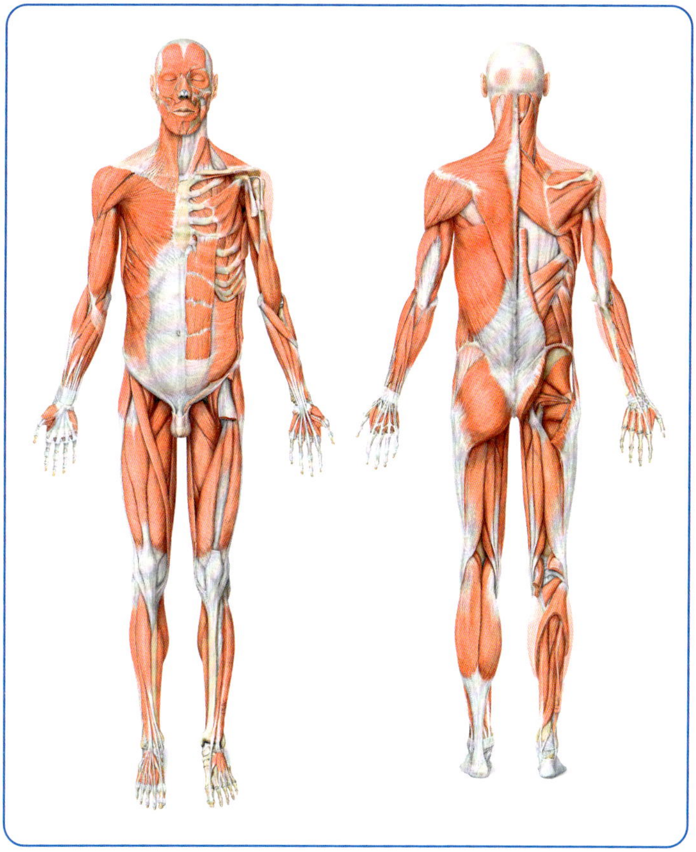

▸ **Abb. 8.15** Muskelsystem. (Schünke M, Schulte E, Schumacher U. Prometheus LernAtlas der Anatomie. Allgemeine Anatomie und Bewegungssystem. Illustrationen von M. Voll und K. Wesker. 3. Aufl. Stuttgart: Thieme; 2011: 54/55 Aa und b)

Körpers. Bewegung kann aber auch kraftvoll, intensiv bis zu angespannt und verspannt sein.

Muskeln erzeugen Wärme im Körper, ge- und verbrauchen Energie. In der klassischen Anatomie werden Muskeln eher als Einzelspieler betrachtet und nach ihrer Form und Funktion unterschieden. Jeder Muskel hat Synergisten (Helfer) und Antagonisten (Gegenspieler). In engem Zusammenhang mit dem Muskelsystem steht aus Sicht einer „neuen“ Anatomie das Zusammenspiel vieler Muskeln durch das System der Faszien. Fasziengewebe wird oft beschrieben als das „Weiße“ einer Orange: Es umhüllt das Fruchtfleisch, gibt diesem Form und Struktur.

Muskeln lassen sich ohne Faszien nicht denken, denn jeder Muskel, aber auch jeder Muskelstrang und jede Muskelfaser ist von einer Faszienhülle umschlossen. Die eine mit dem Muskelsystem eng verbundene Funktion der Faszien ist es demnach, zu **formen.** Dies beinhaltet Aspekte von Umhüllen, Polstern, Schützen, Stützen, Struktur geben. Eine weitere ist die Funktion, zu **bewegen:** die Fähigkeit, Kraft zu übertragen und zu speichern, Spannung zu halten und zu dehnen. In seiner gesunden Form hat Fasziengewebe die Qualität eines Bambus, ist stabil und widerstandsfähig, aber biegsam und flexibel. Alleine diese Beschreibungen erzeugen eine gedankliche Verbindung zu Yoga. Sie erinnern an die wünschenswerte Bewegungsqualität einer jeden Yoga-Haltung.

## Faszienzugbahnen

Ein früher Ansatz der Forschung zielt auf die Integration der Faszien zu sog. Faszienzugbahnen *(Anatomy Trains).* Diese Muskel-Faszien-Einheiten (▸ **Abb. 8.16**) laufen in systematischer Weise durch den Körper, durchziehen Gelenke und Extremitäten, überspringen und verbinden, unterstützen Haltung, Statik und effiziente Bewegung. Die Struktur und Anordnung der Linien sind untrennbar verbunden mit der Strukturierung der Wirkungen von Asana-Gruppen entsprechend der Ausrichtung der Wirbelsäule. Im Yoga unterscheiden wir Vorbeugen, Rückbeugen, Drehungen, Seitdehnungen und Umkehrhaltungen. Die Wirkungsweise dieser Gruppen steht in direktem Zusammenhang mit den Zuglinien.

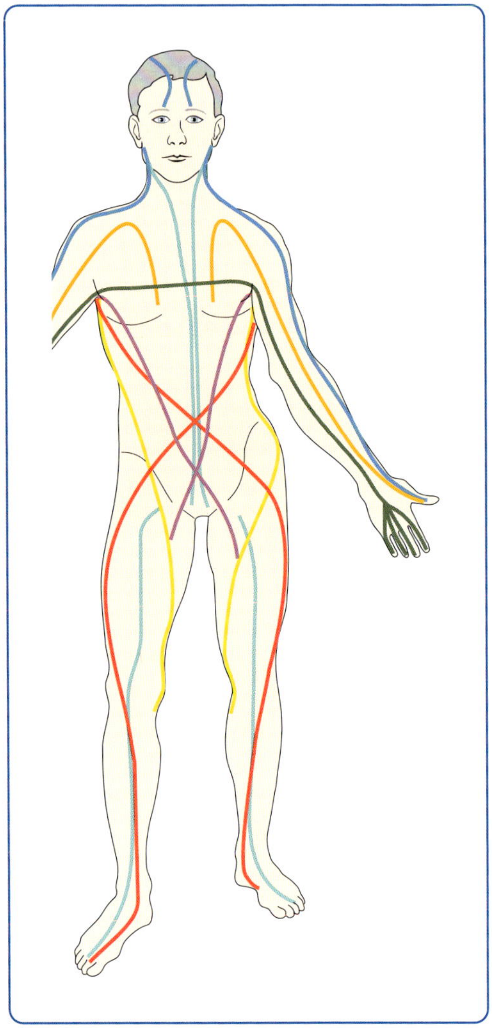

▸ **Abb. 8.16** Faszienzugbahnen (Anatomy Trains). (mod. n. Myers T. Anatomy Trains: Myofasziale Leitbahnen (für Manual- und Bewegungstherapeuten). München: Elsevier; 2010)

Die oberflächliche Rückenlinie wird durch Vorbeugen gedehnt und durch Rückbeugen gestärkt. Die oberflächliche Frontallinie wird durch Rückbeugen gedehnt und durch Vorbeugen aktiviert. Die tiefe Frontallinie wird durch Bandhas und Pranayama sowie durch Haltungen für die Bauchkraft und Zeitlupenbewegungen aktiviert. Die Spirallinie wird durch Drehungen aktiviert und gedehnt. Zwei Laterallinien werden durch Seitdehnungen aktiviert und gedehnt.

## Muskelketten

Die gedankliche Integration von Muskel- und Fasziensystem erweitert das Verständnis muskulärer Zusammenhänge, das seit Langem für die Yoga-Praxis von großer Bedeutung ist. Das Denken von linearen, einzeln verlaufenden Muskeln wird weiterentwickelt hin zu einer Matrixsicht, die Muskelketten im Zusammenhang und in Interdependenz stellt. Die moderne Anatomie unterstützt nun das Denken in Zusammenhängen und Verbindungen.

Schlüsselqualitäten, die durch das Muskelsystem und die haltgebende Funktion des Fasziensystems erzeugt werden, sind: Flexibilität, Anpassungsfähigkeit, Wärme, Kraft, Energieerzeugung, zielgerichtetes Handeln, Widerstandsfähigkeit, Zähigkeit, Dominanz. Die weite Bandbreite dieser Qualitäten resultiert aus der Bewegungsintention: Sie kann mal leicht und entspannt, mal stabilisierend und kraftvoll sein.

Linda Hartley formuliert diese Dynamik treffend: „Ebenso wie wir Erholung *von* muskulärer Aktivität benötigen, müssen wir uns von Zeit zu Zeit auch *in* muskulärer Aktivität ausruhen." ([11], S. 232). In unserer sitzenden Gesellschaft, in der wir oftmals stark in unserem Nervensystem aktiv sind, ist ganzkörperliche kraftvolle Aktivität nötig, um ein Übermaß von Anspannung, Frustration und Stress auszugleichen und das im Alltagsstress entstehende Adrenalin leichter abzubauen.

## Folgen für die Yoga-Praxis

Wie in allem gilt es, diesbezüglich eine gesunde Balance zu entwickeln. Wir brauchen muskuläre Aktivität, aber in der Yoga-Praxis wie im Leben ist darauf zu achten, dass nicht zu viel Anspannung die Freiheit von Bewegung und Atmung, aber auch der Organe einschränkt. Es gilt immer ein Wechselspiel von Anspannung und Entspannung zu finden und auch auf die unbewusste Anspannung von Muskulatur zu achten, die für das Halten einer Position gar nicht gebraucht wird.

Yoga-Stile, die viel Wert auf die Ausrichtung und die Generierung von klaren Linien legen, praktizieren Asanas oft mit dem Fokus auf das Knochensystem und das Muskelsystem: Das Üben von Iyengar-Yoga, aber auch von klaren ausrichtungsorientierten Systemen wie Ashtanga-Yoga, entwickelt Klarheit, Struktur, Durchsetzungsfähigkeit, Ausdauer und Ruhe. Sie stärken vor allem das erste und das dritte Chakra, Energien, die im Zusammenhang mit dem Ur- und Selbstvertrauen stehen, die uns mit den Füßen auf der Erde halten und helfen, die Herausforderungen, des Alltags zu meistern.

Die Balance der sich ausgleichenden Systeme im Hinterkopf wird die erste Sonnengruß-Variante zugunsten der positiven Qualitäten geübt, die durch die Arbeit mit Knochen und Muskelsystem entstehen: Sie kreiert Ruhe, Stabilität, eine innere Ordnung sowie Wärme und Kraft. Diese Variante ist eine sinnvolle Praxis bei erhöhtem Vata, bei innerer und äußerer Kälte, bei Nervosität und allgemein zum Ausgleich von Unruhe, Stress und Unsicherheit. Es ist eine klassische Yang-Praxis und damit besonders geraten bei Menschen, die sehr flexible Gelenke und ein sehr elastisches Bindegewebe haben.

In der ersten Runde werden die einzelnen Asanas fünf tiefe Atemzüge gehalten, wobei der Fokus auf der Ausrichtung der Knochen und Gelenke und der Unterstützung durch die Muskulatur liegt. In drei weiteren Runden wird Wärme in der Muskulatur erzeugt, indem jede Bewegung durch einen Atemzug mit der nächsten Bewegung verbunden wird. Dadurch entsteht eine fließende Vinyasa, die von Leichtigkeit und Struktur gekennzeichnet ist.

### 8.6.3 Praxis

## Berghaltung

▶ Abb. 8.17

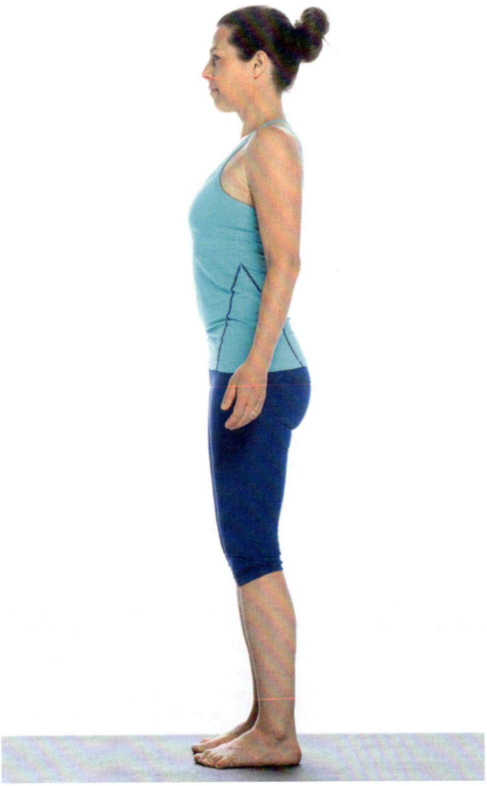

▶ **Abb. 8.17** Berghaltung.

**Ausrichtung und Wahrnehmung:**

- Im Stand sind die Füße hüftgelenkbreit auseinander positioniert.
- Die Knie sind mikrogebeugt.
- Beckenboden- und Bauchmuskulatur sind sanft aktiv.
- Der Schultergürtel ist über dem Becken zentriert.
- Die Schultern entspannen nach unten,
- Brustbein und Schlüsselbeine sind weit und frei.
- Die Arme entspannen neben dem Rumpf.
- Der Kopf schwebt mit Länge im Nacken über den Schultern.
- Der Körper wird von den Knochen getragen, die Gelenke sind so ausgerichtet, dass möglichst wenig Muskulatur nötig ist, um diese Position zu halten.
- In 5 ruhigen Atemzügen vertieft sich das Gefühl, stabil in der Erde verankert zu sein und sich aus dieser Basis in Richtung Himmel aufzurichten.

**Wirkung:** Die Berghaltung gilt als die Grundhaltung im Yoga, die die Klarheit, Ausrichtung und Struktur des Knochensystems fühlbar und sichtbar macht. Sie verbessert die Körperwahrnehmung, erzeugt innere und äußere Balance, Stabilität und Zentriertheit.

## Gestreckter Berg

▶ Abb. 8.18

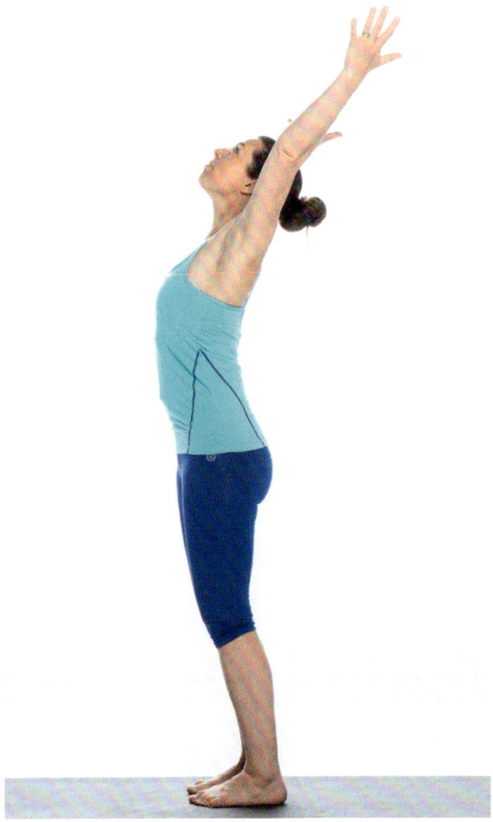

▶ **Abb. 8.18** Gestreckter Berg.

**Ausrichtung, Bewegung und Wahrnehmung:**

- Aus der Berghaltung werden mit der Einatmung die Arme mit gestreckten Fingern weit über die Seite in Richtung Himmel geführt.
- Die Füße und die aktive Bauch- und Beckenbodenmuskulatur stabilisieren die Basis.
- Die Knie sanft beugen und das Steißbein in Richtung Boden ziehen.
- Die Taille ist lang gestreckt.
- Der Brustraum ist weit nach vorne und oben geöffnet.
- Der Nacken bleibt lang und die Schulterblätterspitzen ziehen nach hinten und unten.

**Wirkung:** Der gestreckte Berg ist eine aktivierende, sanfte Rückbeuge, die Arme sind die Botschafter des Herzens und eine Ausdehnung des Brustraums aktiviert die Lungen und das Herz. Die Position wirkt gegen Müdigkeit und Lethargie.

Im Übergang zur Vorbeuge werden, initiiert durch die Ausatmung, die Knie und Hüften tief gebeugt, wodurch das Becken nach hinten strebt und die Arme über die Seite nach unten fließen, während der Oberkörper gestützt von einer kraftvollen Bauchmuskulatur in Richtung Boden fließt.

## Vorbeuge

▶ Abb. 8.19

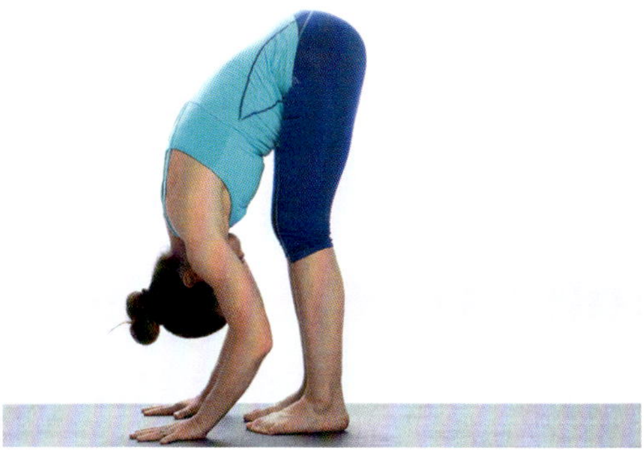

▶ **Abb. 8.19** Vorbeuge.

**Ausrichtung, Bewegung und Wahrnehmung:**

- In der Vorbeuge entspannt der Rumpf durch die intensive Beugung der Hüften über den Oberschenkeln.
- Die Knie sind je nach Flexibilität wenig bis stärker gebeugt.
- Die Beine sind aktiv und stabil.
- Die Bauchmuskulatur bleibt während der Ein- und Ausatmung zum Schutz des unteren Rückens aktiv.
- Die Arme entspannen in Richtung Erde.
- Der Nacken ist frei und entspannt, die Schultern streben sanft in Richtung Becken und der Scheitelpunkt sinkt in Richtung Erde.
- Kau- und Gesichtsmuskulatur sind gelöst und entspannt.
- Der Atem fließt frei mit besonderer Wahrnehmung der Ausatmung und der Qualität von Loslassen und Abgeben.

**Wirkung:** Die stehende Vorbeuge beruhigt das Nervensystem, dehnt die Rückenmuskulatur und die rückseitige Beinmuskulatur, kräftigt und aktiviert Bauch- und Beinmuskulatur. Die Verdauungsorgane werden stimuliert. Als anstrengungslose Umkehrhaltung wirkt sie beruhigend und entlastend, wenn es gelingt, den Druck, der durch den Blutfluss im Kopf fühlbar wird, als entspannend wahrzunehmen.

**Modifikation:** Bei Schwindelgefühl, die Augen geöffnet lassen und nicht länger als 3 Atemzüge in der Haltung verweilen. Je fester die rückseitige Bein- und Rückenmuskulatur, desto hilfreicher ist es, die Beine zu beugen, damit keine Überdehnung der ischiokruralen Muskulatur erfolgt.

## Halbe Vorbeuge

▶ Abb. 8.20

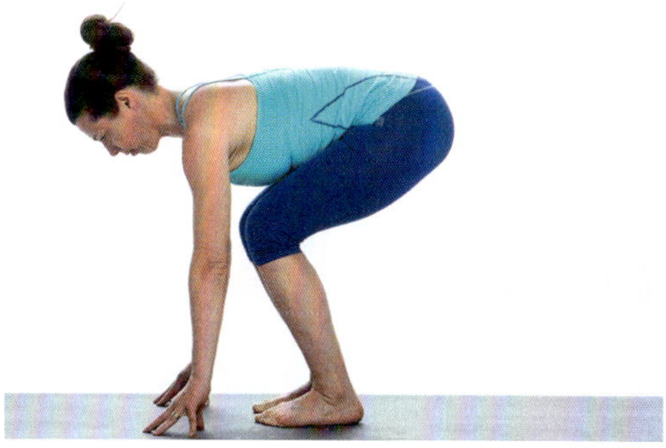

▶ **Abb. 8.20** Halbe Vorbeuge.

**Ausrichtung, Bewegung und Wahrnehmung:**

- Durch die tiefe Beugung der Knie strebt das Becken nach hinten.
- Der Rumpf richtet sich parallel zum Boden auf. Der Rücken ist gestreckt.
- Die Hände stabilisieren den Rumpf auf Schulterbreite mit den Fingerspitzen am Boden.
- Der Nacken ist lang und frei.
- Mit aktivem Bauch fließt der Einatem in den Brustraum.
- Der Ausatem stärkt Bauch und Beckenboden.
- Die Kraft ist fühlbar in den aktiven Oberschenkeln.

**Wirkung:** Die Halbe Vorbeuge wird oft in Kombination mit der Vollen Vorbeuge geübt. Dies erzeugt eine Übungsfolge (Vinyasa) für sanfte Kraft und Gelassenheit. Die Halbe Vorbeuge ist außerdem ein guter Übergang in den Sprinter.

## Sprinter

▶ Abb. 8.21

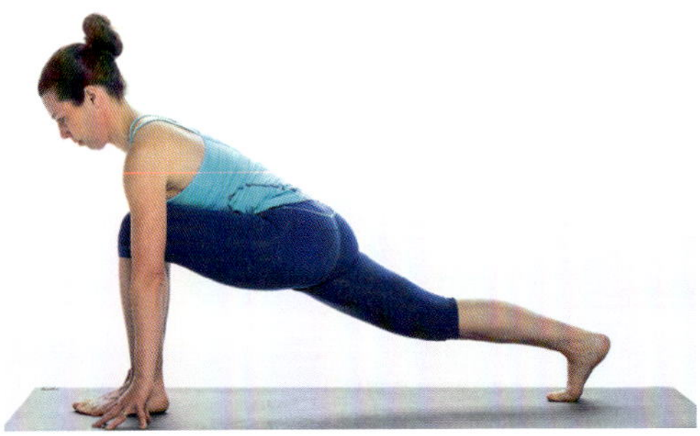

▶ **Abb. 8.21** Sprinter.

**Ausrichtung, Bewegung und Wahrnehmung:**

- Ein Bein streckt sich nach hinten hüftgelenkweit aus, der Fußballen ist aktiv, die Ferse strebt nach hinten.
- Das vordere Knie ist über dem Sprunggelenk zentriert.
- Der Abstand der Füße richtet sich nach der Flexibilität von Oberschenkel und Hüftgelenk.
- Die Beine ziehen in asymmetrischer Kontraktion in Richtung Mittellinie.
- Die Hände stabilisieren mit aufgestellten Fingerspitzen rechts und links neben dem vorderen Fuß.
- Das Brustbein strebt nach vorne.
- Der Nacken ist lang und frei.

**Wirkung:** Der Sprinter ist die Ausgangsposition vieler Standhaltungen im Vinyasa-Yoga. Die gesamte Fuß-, Bein- und Hüftmuskulatur wird gekräftigt. Die Wirbelsäule wird gestreckt, die Bauch- und Rückenmuskulatur sanft aktiviert. So wie nahezu alle Standhaltungen sorgt der Sprinter für eine innerliche und körperliche Aufrichtung. Das Selbstbewusstsein wird gestärkt: So wie ein Sprinter seinen Weg kennt und auf sein Ziel schaut, bewirkt der Sprinter ein Gefühl von Motivation und Zielgerichtetheit.

## Planke

▶ Abb. 8.22

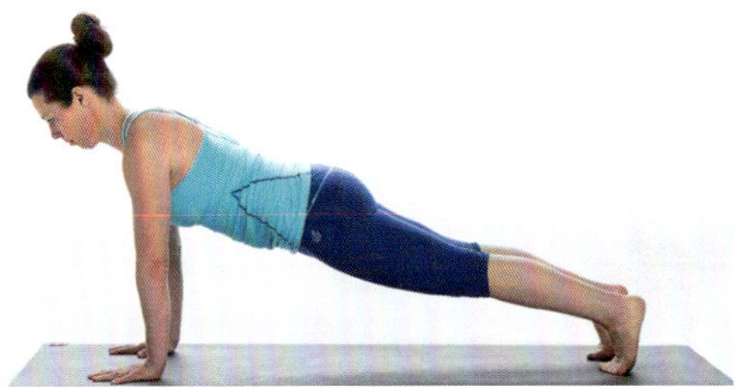

▶ **Abb. 8.22** Planke.

**Ausrichtung und Wahrnehmung:**

- Die Hände sind unter den Schultern stabil ausgerichtet.
- Die Arme sind gestreckt, ziehen in isometrischer Kontraktion zueinander.
- Die Schulterblattspitzen sind Richtung Wirbelsäule integriert.
- Das Brustbein strebt nach vorne.
- Der Nacken ist lang und frei, der Scheitel strebt weg von den Fersen.
- Der Rumpf ist gestreckt, der Bauch aktiv Richtung Wirbelsäule.

- Der Rücken ist die Brücke zwischen Schultergürtel und neutralem Becken, kein Hohlkreuz, kein Rundrücken.
- Die Sitzknochen streben zu den Fersen.
- Die Beine sind mit hüftgelenkweit auseinander stehenden Füßen aktiv und ziehen asymmetrisch zueinander.
- Die Fersen sind über den Fußballen, die Füße aktiv.
- Der Atem fließt frei.

**Wirkung:** Die Planke integriert die Kraft von Rumpf, Armen und Beinen. Sie wird auch als kräftigende Ganzkörperhaltung bezeichnet. Die Haltung kann herausfordernd sein, deshalb ist auf eine freie und fließende Atmung besonders zu achten. Wenn alle Muskeln harmonisch zusammenwirken, erzeugt diese Haltung das Gefühl von Mut, Kraft und Durchhaltevermögen.

## Übergang in die Bauchlage

▶ Abb. 8.23

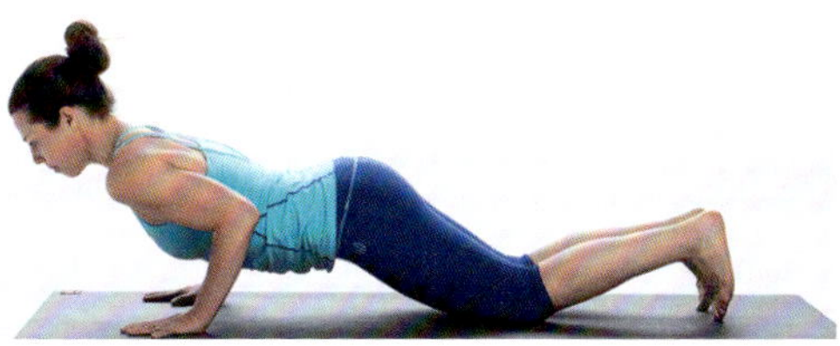

▶ **Abb. 8.23** Übergang in die Bauchlage.

**Ausrichtung und Wahrnehmung:**

- Aus der Stützhaltung werden die Knie zum Boden gesenkt, ohne dass das Becken nach hinten schiebt.
- Ein geringer Winkel zwischen Oberschenkel und Boden erleichtert den Übergang zur Erde.
- Dazu werden die Ellenbeugen nach vorne rotiert und mit den Oberarmen eng am Brustraum gebeugt.
- Mit aktiver Bauchdecke, die zur Wirbelsäule strebt, werden die Arme langsam weiter gebeugt.
- Die Fußrücken werden nach hinten zum Boden ausgestreckt.
- Bauch und Beckenraum werden zum Boden gesenkt.
- Die Bewegung wird durch die Ausatmung begleitet.

**Wirkung:** In vielen Yoga-Stilen wird der Übergang in die Bauchlage als Knie-Brust-Kinn-Haltung unterrichtet. Meiner Erfahrung nach erzeugt das eine Komprimierung oder Überanstrengung der Nacken- sowie der Schultermuskulatur. Die oben beschriebene abgewandelte halbe Stützhaltung (Chaturanga) ist für die meisten Menschen leicht und problemlos durchführbar.

## Kobra

▶ Abb. 8.24

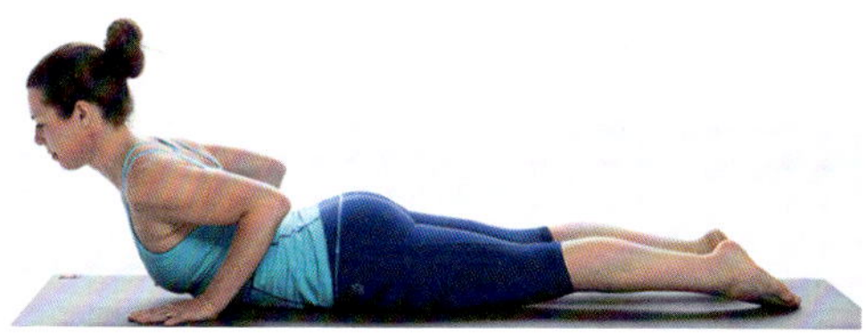

▶ **Abb. 8.24** Kobra.

**Ausrichtung, Bewegung und Wahrnehmung:**

- Die Hände liegen so unter den Schultern, dass die Fingerspitzen mit den Schultern abschließen bzw. bei mehr Kraft im Rücken neben der Brust.
- Die Oberarme liegen nah am Körper parallel zum Boden.
- Der Nacken ist lang, die Schultern streben weg von den Ohren und weg vom Boden.
- Der Blick geht auf die Matte nach unten.

- Die Beine sind mit ausgestreckten Zehen hüftgelenkweit, Füße und Beine drücken aktiv in den Boden.
- Die Sitzknochen streben zu den Fersen, der Bauch ist sanft aktiv.
- Mit der Einatmung wird durch die Kraft der Rückenmuskulatur der Brustkorb angehoben.
- Das Brustbein strebt nach vorne und oben, die Schlüsselbeine sind weit.
- Der Nacken ist frei.

**Wirkung:** Die Kobra ist eine klassische Rückbeuge aus der Bauchlage. Sie kräftigt den Rücken und je nach Variante die Arme. Die Bauchorgane werden aktiviert und massiert. Die Wirkung der Haltung ändert sich, wenn die Arme mehr gestreckt werden. Bei gestreckten Armen (Hohe Kobra oder Heraufschauender Hund) wird die Körpervorderseite gedehnt, die Arme werden gekräftigt. Schweben die Hände über dem Boden, ist die Haltung eine reine Rückenstärkung. Außerdem werden die tiefliegenden Muskeln von Bauch und Beckenboden gestärkt. Die Kobra wirkt energetisierend und kräftigend. Man spürt, dass man in der Lage ist, sich selbst den Rücken zu stärken. Für ein offenes Herz braucht man ein starkes Rückrad.

## Herabschauender Hund

▸ Abb. 8.25

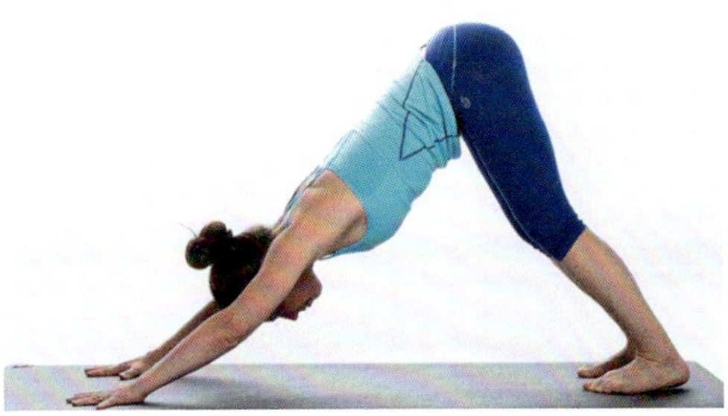

▸ **Abb. 8.25** Herabschauender Hund.

**Ausrichtung, Bewegung und Wahrnehmung:**

- Die Hände sind unter den Schultern ausgerichtet und durch Druck zum Boden streben die Schultern und der Brustkorb weg vom Boden.
- Durch Druck auf die Knie schiebt sich das Becken nach hinten in Richtung Vierfüßler.
- Die Zehen haken unter und mit der Ausatmung fließt und streckt das Becken nach oben und hinten.
- Die Beine, soweit es die Rückseite der Oberschenke zulässt, strecken.
- Die mikrogebeugten Beine, die Arme und die Kraft in Becken und Bauch kreieren gemeinsam eine entspannte und gleichzeitig aktive Umkehrhaltung.
- Im Herabschauenden Hund schweben die Ohren zwischen den Oberarmen.
- Der Nacken ist lang, das Gesicht ist entspannt.

**Wirkung:** Der Herabschauende Hund ist vielleicht die beliebteste Yoga-Haltung überhaupt. Sie integriert die Wirkungen einer Umkehrhaltung, einer Vorbeuge, einer Standhaltung mit einer Extension der Wirbelsäule und der Dehnung der Körperrückseite. Die Haltung aktiviert und beruhigt zugleich. Sie hilft, zu sich zu finden, ohne ein Gefühl von Schwere zu erzeugen. Eine komplette Ganzkörperhaltung. Wie alle Umkehrhaltungen sollte der Hund bei Bluthochdruck oder Augeninnendruck nicht länger als 3 Atemzüge gehalten werden.

## Sprinter

▸ Abb. 8.26

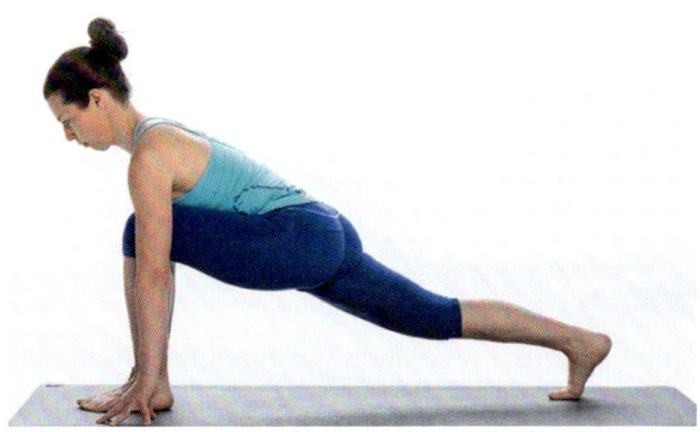

▸ **Abb. 8.26** Sprinter.

**Ausrichtung, Bewegung und Wahrnehmung:**

- Vom Herabschauenden Hund den einen Fuß so zwischen den Händen positionieren, dass das Knie über dem Sprunggelenk zentriert ist.

- Das andere Bein bleibt nach hinten hüftgelenkweit ausgestreckt, das Knie mikrogebeugt, der Fußballen ist aktiv, die Ferse strebt nach hinten.
- Der Abstand der Füße richtet sich auch hier nach der Flexibilität von Oberschenkel und Hüftgelenk.
- Die Beine ziehen in asymmetrischer Kontraktion in Richtung Mittellinie.
- Die Hände stabilisieren rechts und links neben dem vorderen Fuß, das Brustbein strebt nach vorne. Der Nacken ist lang und frei.

**Wirkung:** s. o. (S. 150)

## Vorbeuge

▶ Abb. 8.27

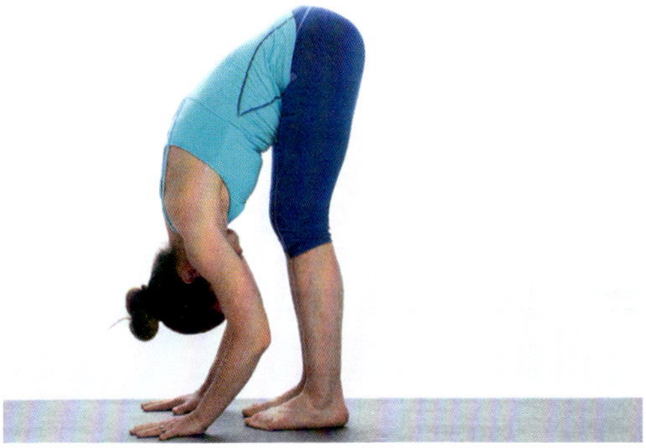

▶ **Abb. 8.27** Vorbeuge.

**Ausrichtung, Bewegung und Wahrnehmung:**

- Aus dem Sprinter den hinteren Fuß zum vorderen bringen.
- Der Oberkörper entspannt mit der Ausatmung Richtung Boden.
- In der Vorbeuge sind die Knie je nach Flexibilität wenig bis stärker gebeugt.
- Die Beine sind aktiv und stabil.
- Der Bauch bleibt während der Ein- und Ausatmung zum Schutz des unteren Rückens aktiv.
- Die Arme entspannen in Richtung Erde.
- Der Nacken ist frei und entspannt, der Scheitelpunkt sinkt in Richtung Erde.
- Kau- und Gesichtsmuskulatur sind gelöst und entspannt.

**Wirkung** s. o. (S. 149)

## Übergang zum Gestreckten Berg

▶ Abb. 8.28

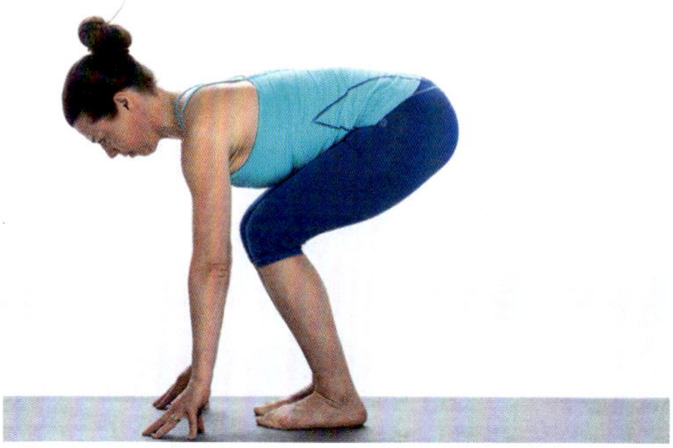

▶ **Abb. 8.28** Übergang zum Gestreckten Berg.

**Ausrichtung, Bewegung und Wahrnehmung:**

- Im Übergang zum Gestreckten Berg werden in der Vorbeuge die Knie tief gebeugt.
- Das Becken strebt nach hinten.
- Durch kraftvolle Bauchmuskulatur strebt der Brustkorb nach vorne und oben.
- Mit langem Nacken und aus der Kraft der Beinmuskulatur wird der Oberkörper aufgerichtet.
- Die Arme werden in einem weiten Kreis nach oben in Richtung Himmel geführt.
- Die Augen sind während des Übergangs geöffnet.

## Übergang in die Berghaltung

**Ausrichtung und Wahrnehmung:**

- Wenn die Handflächen sich über dem Kopf gefunden haben, sinken die verbundenen Hände fließend über die Mittellinie von Stirn und Kehlraum zum Herzen.
- Im Namaste Mudra (das Licht in mir grüßt das Licht in dir) befinden wir uns in der Ausgangsposition der Berghaltung.
- Diese Geste symbolisiert die Intention, in Verbindung mit den (eigenen) Gedanken, Worten, Taten und Gefühlen zu handeln.
- In dieser Geste kann man innehalten und der Sequenz nachspüren oder erneut beginnen.

**Anmerkung:** Während des Übens sollte die Atmung rhythmisch und gleichmäßig fließen. Die Übungssequenz wirkt sehr unterschiedlich, wenn man die einzelnen Haltungen einige Atemzüge hält, bevor man in die nächste Haltung geht. Viele Vinyasa-Stile empfehlen 5 Atemzüge in einer Position zu verweilen. Wenn man mit jedem Atemzug in die nächste Bewegung und Haltung fließt, wird der Körper stärker erwärmt und das Herz-Kreislauf-System aktiviert. Je nach Körper- und Tagesform kann die Intensität erhöht oder aber reduziert werden. Dabei ist es nötig, immer im Kontakt mit der Körperintelligenz zu bleiben.

**Achtung:** Es besteht die Gefahr, dass man in seiner Yoga-Praxis im Knochen- und Muskelsystem „stecken" bleibt. Wenn die Praxis ausschließlich und einseitig auf diesen Systemen basiert, kann sich eine Kraft entwickeln, die auf Wettbewerb, Vergleich und Bewertung ausgerichtet ist. Dies kann zu körperlicher und geistiger Überforderung führen.

In der westlichen Welt dominiert das Knochen- und Muskelsystem zunehmend die Wahrnehmung unseres Körpers. Manche Menschen der modernen Welt sind nahezu besessen von einer perfekten äußeren Form. Diese Kontrollproblematik macht auch vor Yoga-Studios nicht Halt. Das Ziel, den Körper in unglaublich virtuose Haltungen zu bringen, die erhebliche Flexibilität und Kraft erfordern, ist für manchen Menschen aus der westlichen Welt eine unserem Leistungsdenken entsprechende Motivation, Yoga zu üben. Sie kann aber aus gesundheitlicher sowie philosophischer Sicht als problematisch betrachtet werden.

Um diese Problematik zu vermeiden, ist es sinnvoll, in einer weiteren Sonnengruß-Variante den Fokus auf weitere Mitglieder der Körpergemeinschaft zu legen. Die Wahrnehmung des Flüssigkeitssystems und des Organsystems kreiert Bewegungsqualitäten, die man vor allem in frei fließenden energetischen Yoga-Stilen findet, die kreative, asymmetrische Wellenbewegungen (sog. Undulationen), fließende Varianten und Wechsel sowie Pulsbewegungen mit einbeziehen.

## 8.7 Bewegungssequenz für Achtsamkeit, Fluss, Kreativität und Leichtigkeit

### 8.7.1 Organsystem

Wie entsteht ein gutes Bauchgefühl? Was ist dir über die Leber gelaufen? Das geht mir an die Nieren. Die Verbindung zwischen Organen (▸ Abb. 8.29) und unseren Emotionen kommt in vielen umgangssprachlichen Sprichwörtern zum Ausdruck. Die Organe erhalten in unerlässlicher Arbeit die Balance im Körper. Sie nehmen auf, verdauen, absorbieren, verteilen, passen an, scheiden aus. Wir können ihre Funktion und ihre gesunde Arbeit unterstützen, wenn wir sie visualisieren, sie spüren, sie wahrnehmen und erfahren. Wir können früh Krankheiten erspüren und ihre Unterstützung für Bewegung und Ausdruck nutzen. Darüber hinaus können wir durch die Verbindung

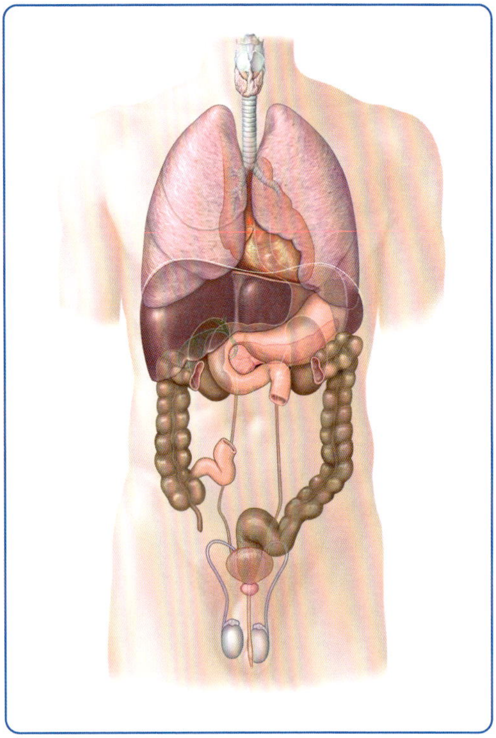

▸ **Abb. 8.29** Organsystem. (Schünke M, Schulte E, Schumacher U. Prometheus LernAtlas der Anatomie. Innere Organe. Illustrationen von M. Voll und K. Wesker. 3. Aufl. Stuttgart: Thieme; 2012: 2 A)

mit unseren Organen ein Gefühl von Ruhe, Balance und Entspannung erzeugen. Die meisten Organe arbeiten autonom und getrennt von unserer bewussten Kontrolle. Ihre Funktion wird vom Parasympathikus über das Nervensystem kontrolliert. Yogis sind jedoch davon überzeugt, dass wir mit ausreichender Praxis alle Bereiche des Körpers in das Bewusstsein bringen können. Wenn wir die Wahrnehmung zu unseren inneren Organen bringen, aktivieren wir den Parasympathikus, den für die Entspannung verantwortlichen Teil des Nervensystems.

Die Erfahrung zeigt, dass bei Menschen, die während der Asana-Praxis ihre Organe wahrnehmen, ihren Atem vertiefen und beruhigen, die Bewegungen des Körpers langsamer und bewusster ausgeführt werden. Wenn wir uns von innen, vom Zentrum aus bewegen, lernen wir uns selbst zu vertrauen, den Körper nicht zu überfordern und unser Üben wird harmonisch. Wir zwingen uns nicht in Bereiche von Vorstellungen, die von außen kommen. Auch Bewegungen entwickeln sich von innen und werden uns nicht von außen aufgesetzt. Innen hat einen physischen und einen psychischen Ort. Die entspannende, beruhigende Wirkung von Yoga-Übungen erhöht sich mit der Wahrnehmung der Organe. Um die Wahrnehmung auf die Organe richten zu können, müssen wir die muskuläre Aktion etwas verringern. Jede Asana ist eine Verbindung zwischen Innen und Außen, zwischen Inhalt und Struktur. Diese zwei zu integrieren, ist immer wieder Aufgabe und Herausforderung. Auch im Alltag wird die erhöhte Wahrnehmung der Organe im Umgang mit sich selbst und mit anderen zu Entscheidungen führen, die das Leben angenehmer machen. Den Fokus während der Praxis auf die inneren Organe zu legen, verringert die Bewegungsgeschwindigkeit. Wenn wir uns von innen heraus, von den tiefen Organen bewegen, finden wir eine Unterstützung, die verhindert, dass wir das Knochen- und Muskelsystem übernutzen und überfordern.

Die Qualitäten, die durch ein Üben mit dem Organsystem erzeugt werden, lassen sich beschreiben durch Begriffe wie Ruhe, Substanz, Volumen, Langsamkeit, Weichheit, Fülle, Ausdruck, Regelmäßigkeit, Austausch, Weite und Tiefe, Nehmen und Geben, Ausgleich.

### 8.7.2 Flüssigkeitssystem

*„Be water, my friend."*

Bruce Lee

Im Inneren unseres Körpers existiert ein Ozean. Alle Flüssigkeiten des Körpers haben eine gemeinsame Quelle: die extrazelluläre Flüssigkeit oder Gewebsflüssigkeit, ein gelartiges Medium, das alle Zellen umhüllt und Gewebe ihre Struktur verleiht. Während Flüssigkeiten durch den Körper strömen, fließen, tropfen, pulsieren, um Nährstoffe und Sauerstoff zu transportieren, durchdringen sie dünne Membrane und ändern dabei ihre Struktur in Blut, Lymphe, Zellflüssigkeit, Gehirn-Rückenmarks-Flüssigkeit oder Gelenkflüssigkeit. Jede Flüssigkeit unseres Körpers hat eine unterscheidbare Funktion und einen besonderen Ausdruck. Im Rahmen dieses Textes ist es jedoch ausreichend, sich auf das allgemeine Bewusstsein von Flüssigkeit im Körper zu beschränken (▶ **Abb. 8.30**).

Wasser speichert und transportiert nicht nur Nährstoffe, sondern auch Gedanken und Gefühle. In jungen Jahren besteht unser Körper zu 70 % aus Flüssigkeit. Wenn es uns gelingt, eine freie Zirkulation der Flüssigkeiten im Körper zu erhalten, werden wir jugendlich und frisch bleiben, auch wenn wir altern. Wir werden zu dem, was wir denken. Ein Kind, das als tollpatschig bezeichnet wird, erfährt sich mit jedem umgefallenen Glas Milch als tollpatschig. Wenn wir uns selbst als fest und unveränderlich ansehen, so wie eine in Ton gebrannte Statue, dann verhärten wir in eine festgefahrene Identität. Anstatt dieser Perspektive sollten wir uns als das veränderbare, anpassungsfähige und geschmeidige Wesen erkennen, das wir wirklich sind: Wir sind Flüssigkeit.

Beobachten wir einen Menschen, der sich mit Anmut und weichen nahtlosen Übergängen bewegt, sehen wir die Unterstützung des Flüssigkeitssystems in Aktion. Eine Person, die vom Flüssigkeitssystem (▶ **Abb. 8.30**) unterstützt handelt, fließt in ihren Handlungen, gleitet von einer Situation in die nächste. Wenn wir nicht in unserem Wasserelement leben, werden unsere Bewegungen und damit unser Leben trocken, spröde, unverbunden, abgehackt. Bei alten Menschen lässt sich die zunehmende Austrocknung des Gewebes

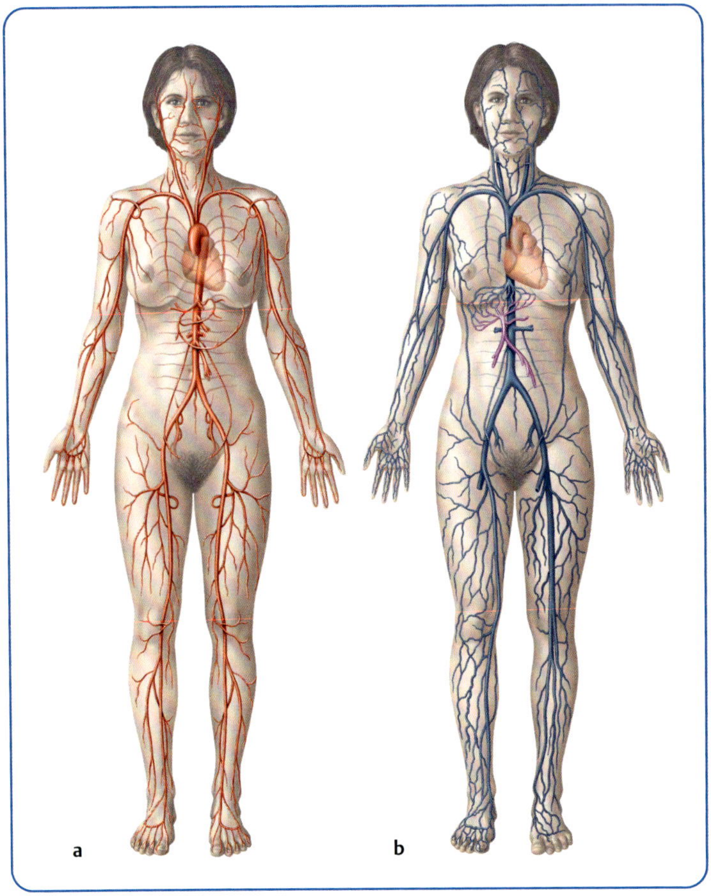


▸ **Abb. 8.30** Flüssigkeitssystem.
a Übersicht über die wichtigsten Arterien des Körperkreislaufes.
b Übersicht über die wichtigsten Venen des Körperkreislaufes.
(Schünke M, Schulte E, Schumacher U. Prometheus LernAtlas der Anatomie. Allgemeine Anatomie und Bewegungssystem. Illustrationen von M. Voll und K. Wesker. 3. Aufl. Stuttgart: Thieme; 2011: 63 C und D)

und die damit einhergehende Steifheit nicht durch das Altern selbst, sondern durch eine zu geringe Verbindung mit dem Flüssigkeitssystem und durch ein mangelndes Bewusstsein des Flüssigkeitssystems erklären. Die Fähigkeit, sich anzupassen und Änderungen zu akzeptieren, ist eine Qualität der Verkörperung des Wasserelementes. So wie sich Wasser in einem Behälter an die äußere Struktur des Gefäßes anpasst, so kann sich eine Person mit einer flüssigen Natur an neue und unerwartete Gegebenheiten und Situationen in Leichtigkeit anpassen. Wir müssen Gelenke schmieren, damit sie beweglich bleiben. Genauso müssen wir unsere flüssige Natur verkörpern, wenn wir ein Leben mit weniger Widerstand und Schwierigkeiten leben wollen. Sich durch die Yoga-Praxis mit dem Wasserelement zu verbinden, entsteht dadurch, dass Bewusstsein auf die fließenden, weichen Übergänge und nicht auf die Haltungen selbst gelenkt wird. Die Übergänge zu fühlen, auf dem Weg von Haltung zu Haltung präsent sein, erzeugt dabei die wesentlichen Impulse.

In der Yoga-Praxis die Bewegungen synchron mit der Wellenbewegung des Atems zu üben, erzeugt einen Fluss von Bewegungen, die die beruhigende Qualität von Meereswellen verkörpern. Keine Pause, keine Eile, Welle für Welle, Atem für Atem. So wie der Kopf frei wird, wenn wir am Meer sitzen und den Wellen am Strand zuschauen, so wird der Kopf frei, wenn wir uns im Atemrhythmus wellenförmig ruhig und fließend bewegen. Musik, die eine fließende, tänzerische Komponente hat, kann die Bewegung der Asanas unterstützen und kreative, tänzerische, aus dem Beckenraum entstehende Varianten inspirieren.

Körperteile und Gelenke zu schütteln, zu wackeln, zu rollen, stimuliert die Produktion von Synovialflüssigkeit und reduziert Spannung durch feste und unbewusste Haltungsmuster. Steifheit in Körper und Kopf löst sich auf, wenn man vor, während und nach der Praxis den Körper immer mal wieder schüttelt. Wenn wir eine gute Kommunikation und Verbindung zwischen dem Knochensystem, dem Muskelsystem und dem Flüssigkeitssystem in unserer Bewegung herstellen, finden wir die Balance von Stabilität einerseits und Offenheit für Neues andererseits.

Die Grundqualitäten, die wir durch die Arbeit mit dem Flüssigkeitssystem entwickeln, sind Fluss, Zirkulation, Transformation, weiche Übergänge, Entspannung, Sinnlichkeit, Kreativität, Freude.

### 8.7.3 Fasziensystem als Flüssigkeitssystem

▶ Abb. 8.31

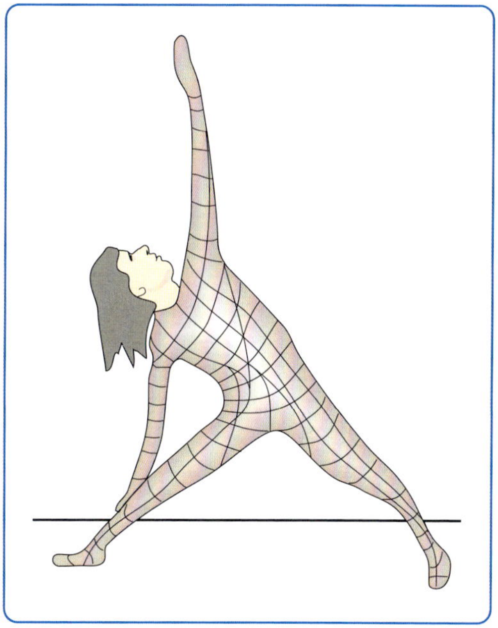

▶ **Abb. 8.31** Das Fasziensystem als Flüssigkeitssystem.

Seit ca. fünf Jahren wird dem Fasziensystem in der Yoga-Welt große Aufmerksamkeit geschenkt. Fasziengewebe besteht aus Elastin, Eiweiß und Kollagen. Es enthält keine Blutgefäße, aber umso mehr Nervenenden, Rezeptoren sowie Lymphflüssigkeit [34]. Die von Tom Myers [23] untersuchten Zuglinien sind zuvor im Rahmen des Muskelsystems aufgrund ihrer strukturgebenden Funktion erwähnt worden. An dieser Stelle soll ein Aspekt von Faszien berücksichtigt werden, die mit dem Flüssigkeitssystem in Zusammenhang stehen. Linda Hartley diskutiert das Bindegewebe in Hinblick auf seine Funktion, zu versorgen, und als den Stoffwechsel unterstützendes, zirkulierendes und integrierendes Flüssigkeitssystem. Sie benutzt den Begriff Bindegewebe als „Überbegriff für die Bänder, die Sehnen, das Periost, das die Knochen überzieht, die membranösen Häute, die jede Zelle, jeden Muskel, jedes Organ und jedes Gefäß des Körpers umgeben und miteinander verbinden" ([11], S. 361f.). Dieses Fasziengewebe kann abhängig von Lage, Funktion, Temperatur, Anspannung, Entspannung und dem allgemeinen Körpertonus mehr oder weniger flüssig oder gallertartig sein.

Die Grundsubstanz, die Zellen und die Fasern des Bindegewebes bilden eine zusammenhängende Schicht, die alle Zellen und Gewebe des Körpers umgeben und verbinden. Sie weben sich um sie herum, verbinden sie zu einem integrierten Ganzen. Eine der wichtigsten Effekte von Körperarbeit ist Hartley zufolge eine verbesserte Beschaffenheit von Bindegewebe. Fasziengesundheit wird auch im Zusammenhang mit der Prävention von Verletzungen sowie der besseren Regeneration nach Belastung betrachtet. Je elastischer und geschmeidiger das Bindegewebe, desto besser ist unsere Körperwahrnehmung und Koordination, was bewirkt, dass wir nicht so leicht in einer ungünstigen Körperhaltung verharren, die den Körper schädigen könnte. Darüber hinaus sind ein beweglicher Muskel und ein elastisches Fasziengewebe ein Schutz vor Verletzungen, wie Zerrungen und Faserrissen.

Die **Matrixfunktion** des Fasziensystems kommt in ihrer Wirkungsinterdependenz zum Ausdruck. Jede Veränderung im Körper betrifft auch die faszialen Hüllen und Schichten und wirkt auf umliegendes Gewebe. Eingeschränkte Bewegungsfreiheit und Gewohnheiten können sich zu starren Mustern verhärten. Durch Kräftigung, Dehnung, gezielten Druck und Wärme durch Bewegung und Berührung kann das Bindegewebe in Konsistenz und Elastizität wieder auf ein angemessenes Maß gebracht werden. Verklebungen und Verhärtungen können aufbrechen oder sich auflösen und der Tonus verbessert sich. Wir können auch direkt über das Bindegewebe arbeiten: Wenn wir uns in der Asana-Praxis mit der Wahrnehmung des Raums zwischen den Organen, den Knochen, den Muskeln, den Blutgefäßen, den Zellen bewegen, dann ist diese Bewegung verbindend, organisch, sinnlich, fließend und elastisch. Es entsteht eine Bewegung, die Massagequalität hat, wie das Räkeln einer Katze, Bewegung fließt, federt zurück, fließt weiter, genüsslich, Grenzen auflösend und verbindend.

Yoga-Lehrerinnen, die sich auf Faszienarbeit spezialisieren, wie Christina May oder Lucia Nirmala Schmidt, integrieren in ihren Yoga-Flows schwingende Armbewegungen, wippende und federnde Basiselemente sowie vielfältige, vom Atem geleitete dreidimensionale, variantenreiche Bewegungsimpulse. Diese Varianten von klassischen Yoga-Asanas lassen über Muskelkraft hinausgehend Energie und Information durch den Körper fließen. Darüber hinaus wird immer wieder betont, dass dynamische Dehnungen und Mikrobewegungen das Fasziengewebe aktivieren. Während dieser dynamischen Dehnungen werden über die langen myofaszialen Bahnen dynamische, multidirektionale, spiralförmige, mal langsamere, mal schnellere, mal größere, mal kleinere Impulse in der Dehnung gesetzt. Da sich in den Faszien sechsmal mehr sensorische Rezeptoren befinden als in den Muskeln und Gelenken selber, fördert das bewusste Wahrnehmen und ein achtsames Spüren der Impulse, der flüssigen Verfeinerungen und Mikrobewegungen die Ganzkörperkoordination, aber auch das Bewegungspotenzial.

Immer häufiger werden auch in Yoga-Stunden mit Hilfe von Bällen, Rollen, Yoga-Blöcken oder auch dem Boden Druckimpulse auf die oberflächlichen Muskelgruppen gegeben und über sog. Triggerpunkte Spannungen gelöst. Durch den Druck von außen wird das Gewebe befreit, entspannt und mit Flüssigkeit versorgt, was die Muskulatur wiederum elastisch hält (vgl. [34], S. 31 ff.).

Ein im deutschsprachigen Raum hochgeschätzter Spezialist für die Verbindung von Yoga, Physiologie, Anatomie und Orthopädie ist **Günter Niessen,** der sich jedoch kritisch zu dem Ansatz äußert, in Dehnungen wippende oder federnde Impulse in das Muskelsystem zu geben. Er warnt darüber hinaus vor Faszienverletzungen durch Yoga, „das an die Grenzen geht", vor endgradigen Bewegungen, in denen man sich richtig „spürt und dehnt" ([25], S. 27). In mit zu viel Ehrgeiz geübten Asanas sind oft folgende Strukturen betroffen: Ansätze der ischiokrualen Muskulatur (Hamstrings) in der Nähe des Knies oder am Ursprung der Sitzbeine, Adduktorenansätze bei den Hüftöffnern, Bizepssehnenansätze durch Chaturanga – heraufschauende Hund-Vinyasas ohne genug Muskelkraft. Auch können Faszien im Bereich Hals- und Lendenwirbelsäule betroffen sein. Niessen nennt im Zusammenhang mit Problemen und Schmerzen beispielsweise die Vorbeuge mit gestreckten Knien, nicht angepasstes Üben des Dreiecks, asymmetrische Vorbeuge im Stand und den Pflug und vollen Schulterstand und kritisiert die im Faszien-Yoga zum Teil empfohlenen Wipp- und Schwingbewegungen in der Nähe des Bewegungsendes. Er sieht dort ein Verletzungsrisiko.

Unserer Auffassung zufolge stehen sich die Ansätze von Schmidt und May einerseits und Niessen andererseits jedoch nicht diametral gegenüber, sondern lassen sich vereinbaren. Dass Niessen zu Recht vor schnellen und unkontrollierten Impulsen in endgradigen Dehnungen warnt, ist dennoch mit einer weichen, spielerischen, kreativen Variante von mehrdimensionalen Pulsbewegungen und Mikrobewegungen in klassischen Asanas vereinbar. Die achtsam wahrgenommene, atemgeführte Bewegungsqualität kann dabei das Verletzungsrisiko minimalisieren.

### 8.7.4 Praxis

Im Organ- und Flüssigkeitssystem zu üben, erfordert das Hineinspüren in die Tiefe, in die Weichheit und Leichtigkeit von Übergängen, in die Feinheiten von Varianten und Möglichkeiten. Sich organisch in den Asanas von innen nach außen zu bewegen, in fließenden, atemgeführten Varianten, die den Fokus auf die Bewegung der Hüften und Schultern sowie auf die Qualitäten des Becken- und Brustraums legen. Die Ausrichtung der Knochen und Gelenke der Grundpositionen entsprechen denen, die in der Sonnengrußvariante in Kap. 8.6.3 angeleitet sind. Im Folgenden werden die für das Organ-, Flüssigkeits- und Fasziensystem relevanten Varianten von Bewegung und Wahrnehmungslenkung beschrieben.

## Pulsierende Berghaltung

► Abb. 8.32

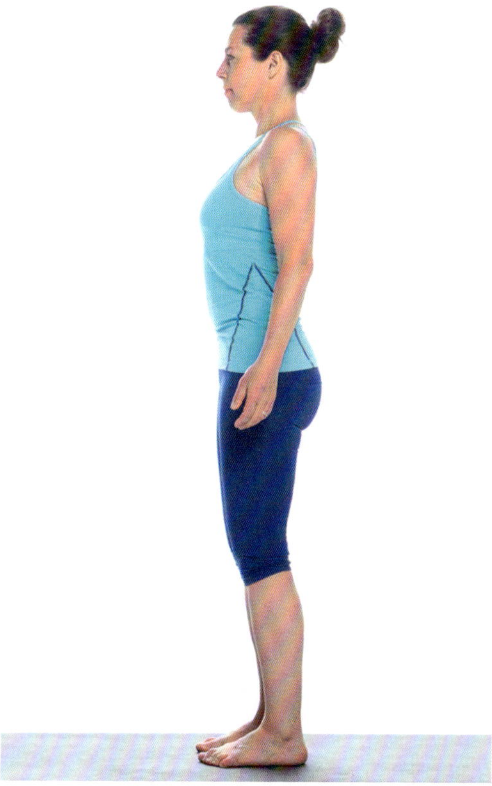

► **Abb. 8.32** Pulsierende Berghaltung.

**Ausrichtung, Bewegung und Wahrnehmung:**

- In der Berghaltung das Gefühl von Ruhe und Fluss durch eine Vertiefung des Ausatems erzeugen.
- Augen schließen und wahrnehmen, wie die Struktur des Skeletts durch das Flüssigkeitssystem unterstützt und umhüllt wird.
- Die Vorstellung, sich im Wasser zu bewegen, kann helfen, die zunächst nötige Langsamkeit der Bewegung zu kreieren.
- Mit dem Atemimpuls der Einatmung fließen die Arme zum Himmel in die gestreckte Berghaltung.
- Mit der Ausatmung fließt der Oberkörper durch das entspannte Beugen aller Gelenke zum Zentrum in die Vorbeuge.

## Fließende pulsierende Vorbeuge

► Abb. 8.33

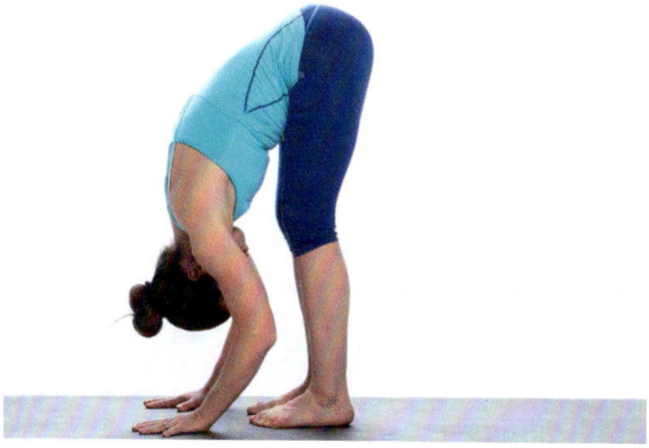

► **Abb. 8.33** Fließende, pulsierende Vorbeuge.

**Ausrichtung, Bewegung und Wahrnehmung:**

- In der Vorbeuge einige ruhige Atemzüge, den Körper passiv in die Dehnung bringen und langsame, kleine Schaukelimpulse in Hals und Nacken erzeugen.
- Der Kopf bewegt sich ruhig nach rechts und links, ja ja, nein nein, die Schultern vielleicht.
- Die Hände umfassen die Oberarme und der Oberkörper schaukelt ganz sanft, von der Schwerkraft unterstützt pendelnd nach rechts und links, in Kreisen, in Achten, fließend und frei.
- Die Augen sind geschlossen.
- Stirn, Zunge und Kaumuskulatur sind komplett entspannt.
- Immer mal wieder tief durch die Nase ein- und durch den Mund hörbar ausatmen.
- Im Übergang zu Anjayanasana über die Halbe Vorbeuge und von dort in den Sprinter kommen.

## Hüft- und Herzflow

▶ Abb. 8.34, ▶ Abb. 8.35 und ▶ Abb. 8.36

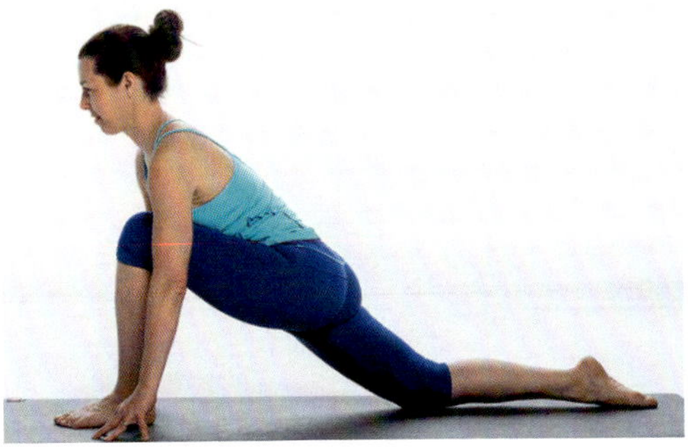

▶ **Abb. 8.34** Hüft- und Herzflow 1.

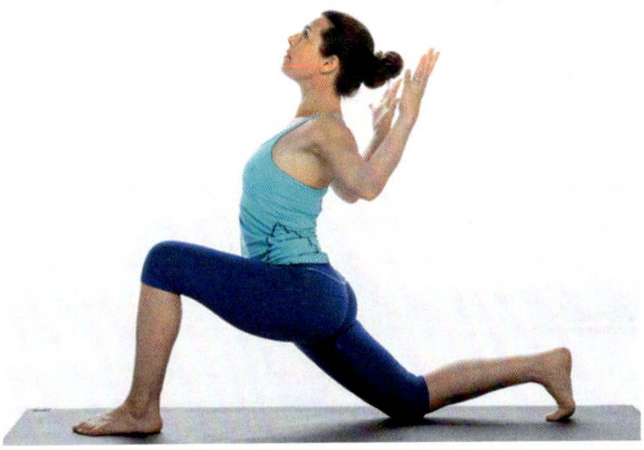

▶ **Abb. 8.35** Hüft- und Herzflow 2.

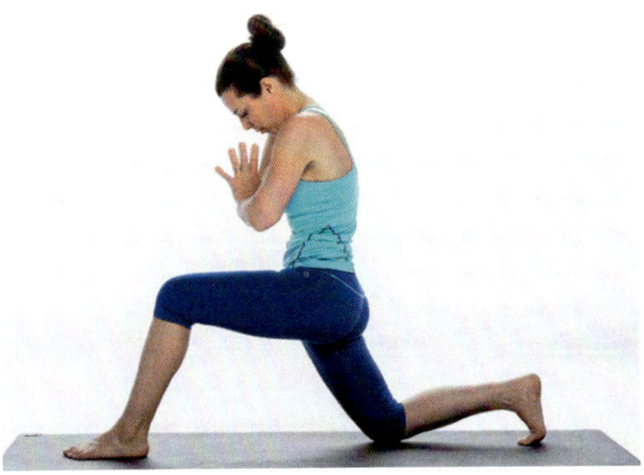

▶ **Abb. 8.36** Hüft- und Herzflow 3.

### Ausrichtung, Bewegung und Wahrnehmung:

- Aus dem Sprinter das hintere Knie zum Boden legen und kleine Pulsbewegungen in den Hüften und im Becken initiieren. 3–5 Atemzüge pulsierend und mit Mikrobewegungen im Hüftgelenk verweilen.
- Durch isometrische Kontraktion des vorderen Fußes und hinteren Knies im Becken Stabilität aufbauen und den Oberkörper aufrichten.
- 3- bis 5-mal atemgeführt mit „Kerzenleuchterarmen", die Handflächen in der Ausatmung vor das Herz führen – die Rückseite des Herzraums wird weit.
- In der Einatmung die Arme nach außen und hinten strecken, um die Vorderseite des Herzraums zu öffnen.

## Tiefe Beindehnung

### Ausrichtung, Bewegung und Wahrnehmung:

- Wenn die Hände neben dem Schienbein am Boden positioniert sind, wird das Becken nach hinten geschoben, bis die Dehnung auf der Rückseite des vorderen Beins fühlbar wird, aber angenehm bleibt.
- Die Mikrobewegungen in der Hüfte und im Becken mobilisieren die Gelenke.
- Nach 5 entspannten, tiefen Atemzügen zurück in die tiefe Sprinterhaltung (Anjayanasana) gleiten und 3-mal fließend von der einen in die andere Haltung wechseln.
- Je nach Kraft und Möglichkeit können die Hände im tiefen Ausfallschritt neben dem Fuß bleiben oder in Anjayanasa über den Kopf gestreckt werden.

## Kobra-Puls

### Ausrichtung, Bewegung und Wahrnehmung:

- Aus der Grundposition der Kobra die Hände vom Boden lösen und die Arme mit Außenrotation nach hinten strecken.
- Schultern, Handgelenke und Finger in kleinen Kreisen rotieren.
- Durch freie, fließende Bewegungen des Kopfes die Nackenmuskulatur massieren.
- Wenn der untere Rücken es erlaubt, die Füße und Beine leicht abheben und auf Bauch und Becken sanft nach rechts und links schaukeln.

- So intensiv oder leicht üben, wie es der Körper als Massage genießen kann.

## Dreibeiniger Hund

**Ausrichtung, Bewegung und Wahrnehmung:**

- Aus dem Herabschauenden Hund den Abstand der Hände zu den Füßen etwas verringern.
- Ein Bein heben und nach hinten und oben strecken.
- Die Länge von den Händen über die Schultern, das Becken bis zum Bein fühlen.
- Nach wenigen ruhigen Atemzügen den Oberschenkel des Flugbeines nach außen rotieren, das Knie beugen, sodass die Ferse in Richtung Gesäß sinkt und das Knie zur Decke strebt.
- Auf die Stabilität des Schultergürtels achten, die Öffnung im Hüftgelenk und Dehnung des Hüftbeugers spüren.

**Variante (sanft):** Anstatt aus dem Dreibeinigen Hund kann die Bewegung auch aus dem Vierfüßler initiiert werden.

## Symbol der Unendlichkeit

**Ausrichtung, Bewegung und Wahrnehmung:**

- Vom Dreibeinigen Hund das noch immer gebeugte Knie langsam zum Bauchraum und weiter zum gegenüberliegenden Ellbogen führen, indem sich die Schultern über die Handgelenke bewegen.
- Das Knie fließend über die Linie parallel zum Schultergürtel zur anderen Schulter führen und über die Diagonale eine kreuzende Bewegung zurück zur Ausgangsposition bringen, indem das Becken wieder nach oben und hinten strebt.
- Mit dem Oberschenkel und Knie wird in dieser dynamischen Bewegung zwischen der Hundvariante und einer Variante der Stützhaltung eine Acht oder ein Symbol von Unendlichkeit beschrieben.
- Je nach Kraft erst das eine Bein, dann das andere üben, zwischen den Seiten bei Bedarf in Kuh-Katzen-Vinyasa oder im Kind ausruhen, um die Schultern zu entlasten.

**Variante (sanft):** Statt die Bewegung aus dem Herabschauenden Hund zu initiieren aus der Vierfüßler-Haltung üben.

## Spiderwoman Flow

► Abb. 8.37

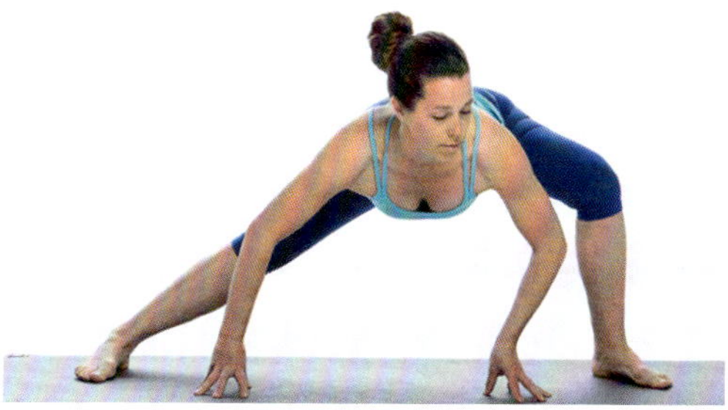

► **Abb. 8.37** Spiderwoman Flow.

**Ausrichtung, Bewegung und Wahrnehmung:**

- Aus dem Herabschauenden Hund in den Sprinter kommen und Oberkörper, Beine und Füße zur langen Mattenseite ausrichten.
- Die Beine sind nach Flexibilität der Adduktoren weit gegrätscht, die Knie und Füße zeigen 45 Grad nach außen, die Knie und Hüften sind so tief gebeugt, dass die Hände unter den Schultern am Boden aufgesetzt werden können.
- Dann langsam fließend Oberkörper und Becken durch Beugen und Strecken der Knie von rechts nach links bewegen.
- Der Oberkörper bleibt weitgehend gestreckt, er pulsiert frei in der Bewegung mit dem Atem.

## Stehende gegrätschte Vorbeuge

**Ausrichtung, Bewegung und Wahrnehmung:**

- Aus der Spiderwoman-Bewegung Füße, Knie und Beine parallel zueinander und parallel zur kurzen Mattenseiten ausrichten.
- Beine strecken und Oberkörper in Richtung Boden sinken lassen.
- Der Kopf entspannt mit dem Scheitelpunkt zur Erde.
- Sanfte Schaukelbewegungen massieren und entlasten die Hals- und Nackenmuskulatur.

- Immer mal wieder tief durch den Mund ausatmen.
- Kau- und Gesichtsmuskulatur sind vollkommen entspannt.
- Der Schwerkraft erlauben, die Dehnung zu kreieren.

Zum Herauskommen aus der Haltung:
- Bauchkraft aktivieren, Knie tief beugen.
- Mit Hilfe der Hände unter den Schultern den Oberkörper nach vorne, das Becken nach hinten strecken.
- Füße und Beine sowie den Oberkörper zurück zur kurzen Mattenseite in den Sprinter drehen.

### Sprinter mit Drehung

**Ausrichtung, Bewegung und Wahrnehmung:**
- Aus dem Sprinter die gegenüberliegende Hand des vorderen Beines unter der Schulter am Boden stabilisieren.
- Die Beine stabilisieren die Haltung, die Wirbelsäule streckt lang nach vorne.
- Vom unteren über den mittleren bis zum oberen Rücken eine Drehung in Richtung des vorderen Oberschenkels ausführen, bis die Schultern über der unteren Hand gestapelt sind.
- Den oberen Arm mit ausgestreckten Fingern zur Decke richten.
- Die Mitte bleibt aktiv, die Peripherie strahlt in alle Richtungen. Wenn gewünscht, kann hier ein Kreisen im oberen Arm die obere Schulter zusätzlich mobilisieren.

Zum Herauskommen aus der Haltung:
- Aus dem Sprinter das hintere Bein zum vorderen Mattenrand bringen,
- aus der Vorwärtsbeuge, die nochmal einige Atemzüge genüsslich die Rückseite des Körpers gedehnt wird,
- langsam die Knie beugen, die Augen öffnen, falls sie in der Vorbeuge geschlossen wurden und langsam,
- aber kraftvoll in die Berghaltung zurückkommen.

Die ganze Sequenz zur anderen Seite üben.

**Allgemeine Wirkung und Wahrnehmung der Sequenz:** Da es in dieser Sequenz um Kreativität, Leichtigkeit, Fluss und Individualität geht, ist es schwer, die genaue Länge oder auch die Ausrichtung anzugeben, in der jede Haltung und Vinyasa erfolgen sollte. Hier geht es ganz bewusst darum, von innen nach außen die Bewegungen fließend und ohne viele Vorgaben zu üben und die Körperintelligenz entscheiden zu lassen, welche Varianten und welche Zeitdauer passt. Die Sequenz sollte sich wie ein Tanz anfühlen; deshalb ist es hilfreich, mit Musik zu üben, der Atem fließt frei und tief, mal führt der Atem die Bewegung an, mal die Bewegung den Atem. In der Sequenz wird das zweite und vierte Chakra aktiviert. Enjoy the movement!

## 8.8 Yoga-Übungen für Entspannung, Tiefe und Feinfühligkeit

### 8.8.1 Fasziensystem als Energie-, Speicher- und Kommunikationssystem

Die Idee von Faszien wurde zuvor ausschließlich im Hinblick auf körperliche Aspekte betrachtet (► **Abb. 8.31**). In diesem Abschnitt geht es um den Zusammenhang von Faszien und Aspekten von Energie und Integration, die in den östlichen Traditionen wie dem klassischen Yoga und dem chinesischen Taoismus einen großen Stellenwert besitzen.

Aus östlicher Sicht gibt es ein System, das für die Vitalität und Gesundheit, für den Fluss aller Flüssigkeiten und die Struktur aller Bausteine des Körpers unersetzlich und allgegenwärtig ist: **Lebensenergie,** Prana oder auch Chi, die durch den Körper in Nadis oder Leitbahnen fließt. Die alten Theorien unterscheiden sich in Einzelheiten. Einvernehmen besteht jedoch hinsichtlich der Existenz und der Bedeutung dieses Energienetzwerkes, das den ganzen Körper durchdringt und integriert: Prana/Chi ist der wesentliche Energiefaktor, der alles Leben inspiriert und kreiert.

Die chinesische Lehre des Taoismus begründete die Wissenschaft der **Akupunktur,** die die Energie- oder Leitbahnen beschreibt und einen Zusammenhang zu den Organen des Körpers stellt. Techniken sind neben Akupunktur Akupressur, Massage, Tai Chi und Chi Gong, mit deren Hilfe der harmonische Fluss der Energien unterstützt werden soll. Dieser Ansatz entspricht der energetischen Wirkung der im indischen Kontext entstandenen Yoga-Haltungen. Die Positionen haben dementsprechend eine energetische und durch diese eine gesundheitsfördernde Wirkung. Viele Menschen auch im Westen haben die Wirkung erfahren, doch bislang gab es keine anerkannte Erklärung für die Funktionsfähigkeit der Techniken und die energetische Wirkung vieler Yoga-Übungen: Sie waren zwar erfahrbar, aber durchweg nicht wissenschaftlich belegbar.

Die traditionellen Texte des Yoga und der Akupunktur behaupten, dass Tausende, wenn nicht Millionen von Nadis/Leitbahnen durch den Körper laufen. Ein Grund, warum diese Theorie seitens der westlichen, modernen Wissenschaft abgelehnt wurde, war die Unfähigkeit, die Frage zu beantworten: Wo sind denn all diese mystischen Leitbahnen?

Jetzt entwickelt sich im Rahmen der Faszienforschung eine Antwort auf diese Frage: Scheinbar haben wir die ganze Zeit dieses System von Energiebahnen vor Augen gehabt, aber nie in seiner Funktion verstanden oder beachtet: Es ist das Bindegewebe, das fasziale Netz, die gesuchte Matrix, die alles im Körper verbindet und integriert. **James Oschman,** ein Faszienforscher der ersten Stunde, formuliert es so: „The fabric (of fascia) is a semiconducting communication network that can convey the bioelectric signals between every part of the body and every other part. This communication network within the fascia is none other than the meridian system of traditional Oriental medicine, with its countless extensions into every part of the body. ... The mechanical, bioelectric and biomagnetic signals traveling through the connective tissue network, and through the space around the body, tell the various cells how to form and reform the tissue architecture in response to the tensions, compressions and movements we make." (zitiert nach [10], S. 6)

Welche Bedeutung hat diese von Paul Grilley „**Meridian Theory**" genannte Forschungshypothese für unsere Yoga-Praxis? Um die Relevanz und aus dieser abgeleitete Praxisprinzipien zu verstehen, macht es Sinn, das taoistische Konzept von Yin und Yang einzuführen. Die Begriffe Yin und Yang werden genutzt, um Phänomene aller Existenz in Relation zu beschreiben. Während **Yang** die Aspekte von Realität beschreibt, die sich ändern, bewegen, nach außen gerichtet, mit Wärme, Dynamik und Aktivität in Zusammenhang stehen, beschreibt **Yin** die Aspekte von Realität, die unveränderlich sind, stabil, nach innen gerichtet, mit Kühle, Ruhe und Stille.

Relevant wird diese Kategorisierung im Hinblick auf das Verhältnis zwischen Muskulatur und Bindegewebe, bezüglich des Aspektes der Elastizität: Muskulatur wird diesbezüglich als Yang und Bindegewebe als Yin beschrieben. Die bislang vorgestellten Yoga-Techniken sind dementsprechend als Yang-Praxis darstellbar. Aktivierende, stabilisierende, rhythmische Bewegungssequenzen, die vor allem die Zirkulation des Blutes, der Lymphe und der Synovialflüssigkeit erhöhen. Die Elastizität der Muskulatur variiert stark mit dem Anteil der Flüssigkeit. Es ist wie bei einem Schwamm: Ist der ausgetrocknet, ist die Wahrscheinlichkeit, dass Risse entstehen, wenn man ihn ausdrückt, erheblich größer, als wenn er mit Wasser vollgesogen ist. Dann ist er weitaus stärker dehnbar und leichter zu drücken. Dies ist ein Grund, warum nahezu alle Yoga-Traditionen den Körper aufwärmen, bevor tiefe Dehnungen auf dem Programm stehen. Gut mit Blut versorgte Muskulatur ist sehr viel weniger anfällig für Verletzungen.

Im Folgenden geht es um die Ergänzung der klassischen Yang-Praxis, wie sie in den meisten aller westlichen Asana-Techniken geübt wird, durch eine Yin-Praxis. **Yin-Yoga** gewinnt mit Zunahme des Interesses an Faszien in der Yoga-Welt an Aufmerksamkeit. Das wesentliche Charakteristikum für Yin-Yoga ist, dass die Asanas für einige Minuten gehalten werden. Während dieser Zeit wird der zu dehnende Teil des Körper in eine entspannte Dehnung gebracht, die zunächst dem Muskel und nach einiger Zeit auch dem faszialen Gewebe erlaubt, zu entspannen. Wesentlich ist dabei, dass die Dehnung nie an eine Grenze geht, die zur Kontraktion des umgebenden Muskels führt. Lange, ruhige Atemzüge intensivieren den Entspannungs- und damit auch den Dehnungseffekt. Warum wollen wir das Fasziengewebe überhaupt dehnen? Die Faszienwissenschaftler haben entdeckt, dass Fasziengewebe durch verschiedene Einflüsse verkleben kann. Verletzungen, Narben, Bewegungsarmut, ungesunde Ernährung, aber auch Stress verkleben das Fasziengewebe, was sich auf Grund der Interdependenz der Matrixfunktion auf den ganzen Körper auswirken kann.

Wenn die Faszien verkleben und ihre Spannung dadurch überdimensional ansteigt, kommen falsche Signale zu den Muskeln. Dadurch verkrampfen die Muskeln, sie können nicht mehr richtig arbeiten. Damit steigt nicht nur das Verletzungsrisiko von Gelenken und Muskeln, sondern – so die Forschung – die **Verklebung** selbst ist ein Grund für Schmerzen. Inzwischen wird grade die große Rückenfaszie für unklare Schmerzen und Rückenbeschwerden verantwortlich gemacht.

Wenn auch **Stress** zur Verklebung der Faszien führt, könnte hier ein möglicherweise bislang wenig beachteter Ansatzpunkt zur Therapie von Rückenschmerzen vermutet werden. Es gilt zu untersuchen, wie sich die Techniken zur Stressreduktion, wie sie in vielfältiger Form im Yoga unterrichtet werden, präventiv oder sogar therapeutisch zur Behandlung der großen Rückenfaszie auswirken.

### 8.8.2 Nervensystem

Strukturell gesehen umfasst das Nervensystem das zentrale und das periphere Nervensystem, wobei Letzteres wiederum in das somatische und das autonome Nervensystem eingeteilt wird und wiederum Letzteres sich aus dem sympathischen und dem parasympathischen Anteil zusammensetzt. Obwohl die Beschäftigung mit jedem dieser Anteile spannend ist, wird für unsere Zwecke das Nervensystem als Ganzes betrachtet (▶ Abb. 8.38).

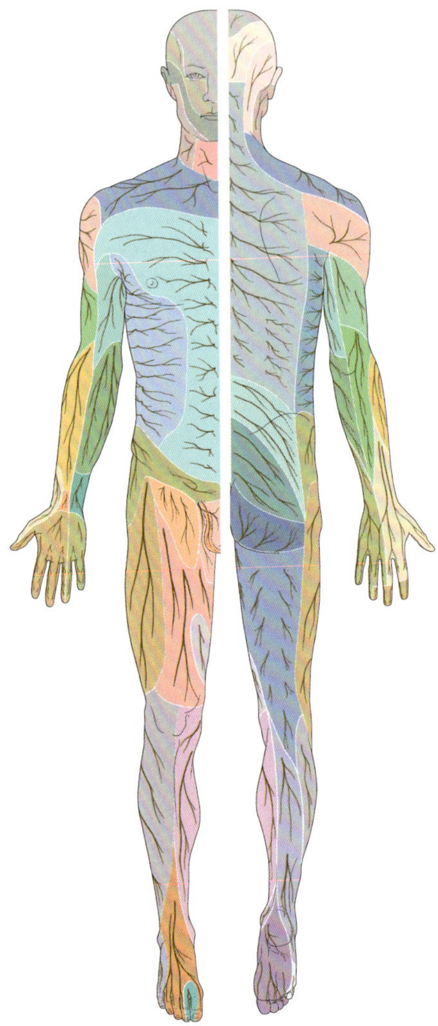

▶ **Abb. 8.38** Nervensystem. (Schünke M, Schulte E, Schumacher U. Prometheus LernAtlas der Anatomie. Allgemeine Anatomie und Bewegungssystem. Illustrationen von M. Voll und K. Wesker. 3. Aufl. Stuttgart: Thieme; 2011: 87 C)

Das Nervensystem als Ganzes betrifft die Aspekte Empfänglichkeit und Ausdruck. Sensorische und motorische Nerven vermitteln diese Funktionen: Sensorische Nerven kreieren den Input (Empfindung), motorische Nerven kreieren den Output (Aktivität). Der Geist des Nervensystems ist allgegenwärtig und kommt darin zum Ausdruck, wie wir mit unserer inneren und äußeren Welt umgehen. Unser Umgang mit uns und der Welt kann rezeptiv oder expressiv sein. Im Idealfall können wir je nach Anforderung und Bedürfnis zwischen den möglichen Kombinationen abwechseln. Wann dient es uns und der Situation, zu agieren, wann macht es Sinn, rezeptiv zu empfangen? Haben wir dafür eine feine Antenne? Und genau darum drehen sich die wesentlichen Eigenschaften eines gesunden Nervensystems. Dies sind Empfindlichkeit, Sensibilität, Schnelligkeit, Kommunikation, Rezeptivität und Expressivität. Das Nervensystem ist von Natur aus nicht emotional, sondern kommuniziert Informationen. Das Nervensystem zu verkörpern, es in Körperlichkeit auszudrücken, uns die verschiedenen Strukturen, Funktionen und Gewebe in uns bewusst zu machen, kann Gehirn und Nerven energetisieren und kräftigen. Es kann dazu führen, dass wir uns unbewusste Muster bewusst machen und neue, kreative Bewegungs- und Reaktionsmöglichkeiten entstehen. Wie jedes andere Gewebe kann Nervengewebe unter zu großer oder unter zu geringer Spannung stehen. Wenn wir zum Beispiel erfahren, dass sich Spannungen in den Nerven durch Bewegungs-, Atem- und Meditationstechniken lösen lassen, erfahren wir oft auch, dass sich muskuläre Spannungen lösen. Was wir also für muskuläre Spannung gehalten haben, war Spannung in den Nerven selbst.

In unserer heutigen, kopforientierten, schnelllebigen Welt, in der ständig wechselnder Input von außen kommt und wir ständig nach außen aktiv sind, ist das Nervensystem oftmals überlastet und überanstrengt. Ein überanstrengtes Nervensystem wird als der klassische Stress empfunden, den heute schon jedes Schulkind kennt. Dass unverarbeiteter und nicht ausgeglichener Druck und Stress zu mentalen, emotionalen und physischen Krankheiten führt, ist inzwischen weitgehend bekannt und bestimmt auch einer der Gründe, warum die fernöstlichen Techniken, die Körper, Geist und Seele zur Ruhe kommen lassen, auch im Westen weitgehend anerkannt sind.

Yoga dreht den Satz von Descartes „Ich denke, also bin ich." um in: „Ich denke **nicht**, also bin ich." Der klassische philosophische Text der Yoga-Sutras von Patanjali stellt den Zusammenhang zwischen der Ruhe der Gedanken im Geist und dem individuellen Empfinden von Frieden und Freiheit in den Mittelpunkt seiner Ausführungen. Die Yang orientierten Asanas haben den Körper auf die Yin-Praxis vorbereitet, die Yin-Praxis und einige das Nervensystem zur Ruhe bringenden Kundalini-Techniken bereiten den Körper für die Meditation und die tiefe Entspannung vor.

### 8.8.3 Praxis

Im dritten Teil der Praxis ist es möglich, mentalen und emotionalen Ballast loszuwerden, wenn der Körper weich und der Geist ruhig wird. Der Blick geht nach innen, ohne zu analysieren, was passiert, es geht darum zu sein, ohne zu tun. Wenn sich während der Praxis des langen Haltens und ruhigen Atmens kleine pulsierende und vibrierende Bewegungsimpulse ergeben, ist das absolut erwünscht, diese sollten aber im Idealfall nicht von außen, also bewusst erzeugt werden. Yin-Praxis ist Leerwerden, Raum entstehen lassen. Das kann intensiv, sollte aber nicht anstrengend sein.

#### Schüttelmeditation

**Ausrichtung, Bewegung und Wahrnehmung:**

- Mit den Füßen hüftgelenkweit fest auf dem Boden verankert beginnt man in kleinen wippenden Bewegungen in den Knien Impulse im Körper zu erzeugen.
- So gut es geht, die gesamte Muskulatur locker lassen und in kleinen vibrierenden Bewegungen beginnen, den Körper in allen seinen Teilen und Gelenken auszuschütteln.
- Die Intensität ist sehr individuell und sollte aus der Körperintelligenz erfolgen.
- Dabei zwischendurch immer wieder bewusst und tief ausatmen, gerne auch durch den Mund hörbar.
- Fühlen, wie alle Spannung, die irgendwo noch im Körper oder im Kopf vorhanden ist, abgeschüttelt wird.
- Im Stehen den Körper für 5–10 Minuten ausschütteln.
- Einige Augenblicke im Stehen nachspüren und dann in eine entspannte aufgerichtete Sitzhaltung gehen.

## Kundalini-Übung

**Ausrichtung, Bewegung und Wahrnehmung:**

- Im kreuzbeinigen Sitz oder im Fersensitz die Hände so auf die Schultern legen, dass die Daumen nach hinten und der Rest der Finger nach vorne zeigen.
- Die Ellbogen sind auf Schulterhöhe positioniert.
- Mit aufgerichteter Wirbelsäule im Atemrhythmus den Rumpf nach rechts und links drehen: mit der Einatmung nach links, mit der Ausatmung nach rechts.
- Bewegung und Atmung erst langsam beginnen.
- Wenn keine Probleme im Rücken bestehen, kann die Bewegungs- und Atemgeschwindigkeit erhöht werden.
- Während der ganzen Übung den Fokus auf die Wirbelsäule als zentrale Achse lenken und bewusst die Kau- und Gesichtsmuskulatur entspannen.
- Einige Augenblicke in Ruhe nachspüren und zur Meditation übergehen.

## Stellung des Kindes

▶ Abb. 8.39

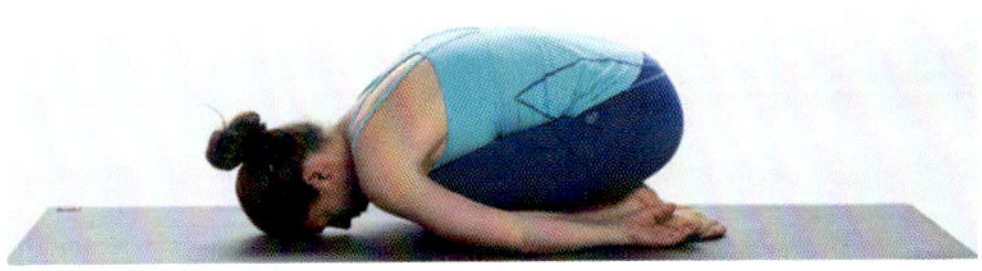

▶ **Abb. 8.39** Stellung des Kindes.

**Ausrichtung, Bewegung und Wahrnehmung:**

- Aus dem Fersensitz beugt sich der Oberkörper über die Oberschenkel.
- Die Stirn ruht am Boden und die Arme entspannen neben dem Körper mit den Handrücken zum Boden.
  - Wenn die Oberschenkelmuskulatur sehr fest ist, ist es sinnvoll, Hilfsmittel zu verwenden. Dies können Polster zwischen den Füßen sein, um das Becken zu unterstützen, ein Kissen oder eine gefaltete Decke unter der Stirn oder eine gerollte Decke zwischen Fußrücken und Boden.
  - Alle Hilfsmittel sollten so verwendet werden, dass die Haltung sich absolut entspannend anfühlt.
- In der Stellung des Kindes 3–5 Minuten verweilen.

**Wirkung:** Die Stellung des Kindes entspannt die Hüften und den unteren Rücken, Schultern, Arme und Nacken können sich ausruhen. Die Bauch- und Beckenorgane werden komprimiert, was eine positive Wirkung auf die Verdauungsorgane hat. Der Körper hat maximalen Kontakt zu sich selbst, ein Gefühl von Geborgenheit und Umsorgtsein kann entstehen.

## Schmetterling

▶ Abb. 8.40

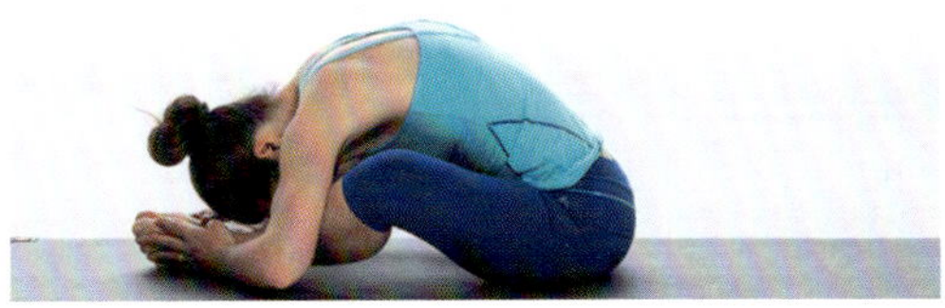

▶ **Abb. 8.40** Schmetterling.

**Ausrichtung, Bewegung und Wahrnehmung:**

- Auf dem Boden sitzend werden die Fußaußenkanten in einem bequemen Abstand zueinander gebracht.
- Die Knie sind gebeugt, die Oberschenkel sind in Abduktion und Außenrotation.
- Die Hände fassen die Fußgelenke, der Oberkörper sinkt passiv Richtung Boden und Beine.

- Der Rücken darf rund sein, wenn er vollkommen entspannt ist.
- Bei sehr festen Hüften und Problemen in den Knien Hilfsmittel benutzen: Becken und Knie unterpolstern mit Polstern oder Decken.
- Mit geschlossenen Augen die Haltung für 3 Minuten genießen.

**Wirkung:** Öffnet die Hüften und aktiviert die Leisten, dehnt den Rücken und erhöht die Zirkulation in den unteren Beckenorganen. Präventiv und erholsam bezüglich Problemen während der oder vor der Menstruation, bei Menopause oder Prostatasymptomen.

## Sitzende Vorbeuge

▶ Abb. 8.41

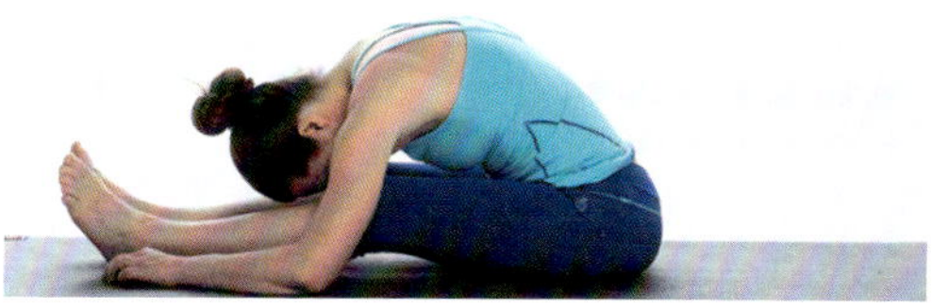

▶ **Abb. 8.41** Sitzende Vorbeuge.

**Ausrichtung, Bewegung und Wahrnehmung:**

- Aus der tiefen Beugung der Leisten und Hüften bewegt sich der Oberkörper im Sitzen über die Oberschenkel.
- Die Beine sind gestreckt oder leicht gebeugt, die Dehnung sollte in der Rückseite der Beinmuskulatur fühlbar, aber angenehm sein.
- Im Yin-Yoga werden die Beine von oben bis unten entspannt gehalten, die Arme liegen auf oder neben den Beinen.
- Die Atmung fließt tief und der ganze Körper atmet sich in die Entspannung.
- Auch hier kann eine Unterlage unter den Sitzknochen oder ein Polster oder Kissen unter dem Oberkörper die Position für Menschen mit fester Muskulatur erleichtern.
- 3 Minuten tief entspannen.

**Wirkung:** Die Muskulatur der gesamten Körperrückseite wird sanft gedehnt, sodass sich Spannungen in Muskulatur und Faszien auflösen können. Die Zirkulation in den Beckenorganen wird verbessert. Das Nervensystem beruhigt sich, Nervosität und Anspannung kann sich reduzieren.

## Krokodilsdrehung im Liegen

**Ausrichtung, Bewegung und Wahrnehmung:**

- Aus der Rückenlage sind die Arme auf Schulterhöhe nach rechts und links ausgestreckt.
- Der Kopf ist neutral, die Füße sind hüftgelenkweit aufgestellt.
- Die Beine gebeugt zum Brustkorb anheben und das Becken etwas zur Seite bringen.
- Die Knie langsam zur anderen Seite sinken lassen.
- Der Abstand zwischen Knien zu den Armen bzw. dem Rumpf hängt von der Flexibilität des Übenden ab.
- Beide Schultern sollten auf dem Boden ruhen.
- Der Kopf dreht entspannt auf die gegenüberliegende Seite der Knie.
- Nach ca. 1 Minute durch den Druck der Arme und mit Hilfe der Bauchmuskulatur die Knie anheben und die Position zur anderen Seite ausführen.

**Wirkung:** Drehungen massieren die Bauchorgane, stimulieren die Organe im Unterleib, aktivieren die Nerven entlang der Wirbelsäule und dehnen die Außenrotatoren. Sie beruhigen das ganze System und integrieren die vorhergehende Praxis. Während in manchen Traditionen die Krokodilsdrehung als gute Vorbereitung für Savasana angesehen wird, präferieren andere Traditionen, die Praxis mit einer symmetrischen Asana zu beenden.

## Schulterbrücke

### Ausrichtung, Bewegung und Wahrnehmung:

- In der Rückenlage stehen die Füße hüftgelenkweit auf, die Knie sind über den Sprunggelenken, die Arme liegen seitlich am Boden.
- Der Kopf liegt neutral in Verlängerung der Wirbelsäule.
- Durch Druck auf die Fußsohlen und mit der Kraft der Oberschenkel und bewusster Aktivität von Bauch und Beckenboden, wird das Becken vom Boden gehoben, bis eine Linie von den Knien zu den Schultern entsteht.
- Es sollte ein Raum zwischen Halswirbelsäule und Boden bestehen bleiben, damit nicht zu viel Druck auf die Halswirbelkörper entsteht.
- Je nach Kraft bis zu 10 tiefe, ruhige Atemzüge in den Brustraum atmen.
- Bauchraum bleibt aktiv, um den unteren Rücken zu entlasten.
- Wirbel für Wirbel mit der Ausatmung aus der Haltung rollen. Nachspüren.

**Wirkung:** Die Schulterbrücke ist eine sanfte Umkehrhaltung, die die Beine kräftigt, die Vorderseite des Körpers und den Iliopsoas dehnt und die Rückenmuskulatur kräftigt. Durch den Druck auf den Kehlkopf wird die Schilddrüse aktiviert und harmonisiert. Kontraindikationen sind, wie bei allen Umkehrhaltungen, die Druck im Nacken und Kopfraum erzeugen, Bluthochdruck, Halswirbelsäulenprobleme sowie starkes Übergewicht.

## Savasana

▸ Abb. 8.42

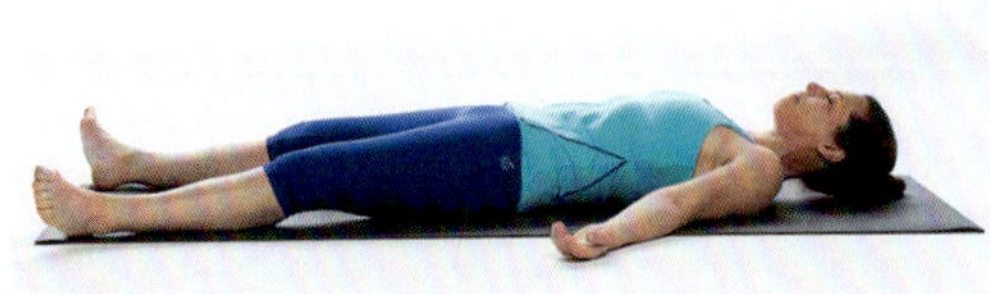

▸ **Abb. 8.42** Savasana.

### Ausrichtung, Bewegung und Wahrnehmung:

- In der entspannten Rückenlage liegt der Körper mit hüftgelenkweiten Füßen, die Oberschenkel berühren sich im Idealfall nicht, die Zehen sinken entspannt nach außen.
- Die Arme liegen etwas entfernt vom Körper, die Achselhöhlen können atmen, die Handflächen zeigen zum Himmel.
- Der Kopf liegt entspannt in Verlängerung der Wirbelsäule, keine Falte im Nacken, kein Doppelkinn.
- Die Augen sind sanft geschlossen.
- Die Atmung fließt zunächst etwas tiefer als im Alltag in den Bauch hinein. Wahrnehmen, wie sich mit jedem Atemzug die Bauchdecke leicht hebt und senkt.
- Mit der Wahrnehmung durch den ganzen Körper wandern. Zunächst die Aufmerksamkeit in den linken Fuß lenken. Bis in die Zehen „hinein atmen". Den großen Zeh, den kleinen, die Zehen dazwischen spüren. Alle Empfindungen und Spannungen registrieren: Sind die Zehen warm oder kalt, oder beginnen sie plötzlich zu kribbeln? Welche Empfindungen auch immer auftauchen – einfach wahrnehmen. Dann die Vorstellung erzeugen, dass sich mit dem Ausatmen alle Gefühle und Spannungen auflösen und gedanklich innerlich wiederholen: „Ich entspanne meine Zehen, ich entspanne meine Zehen, meine Zehen sind vollkommen entspannt."
- Auf diese Weise die Aufmerksamkeit nach und nach durch den ganzen Körper lenken und die Affirmationsformel gedanklich wiederholen. Entweder sehr genau und fein (auf Fußsohle, Fußrücken, Sprunggelenk, Unterschenkel, Knie, Oberschenkel, Leiste usw.) oder in größeren Abschnitten vorgehen (Beine, Becken, Bauch,

Rumpf, Arme, Kopf etc.). So den ganzen Körper abtasten, von unten nach oben.

- Am Ende der Übung – je nach Ausführlichkeit der Wahrnehmungsbereiche dauert sie etwa 10–20 Minuten – noch einmal den Körper spüren, die Verbindung des Körpers zum Boden, den Raum um einen herum und die Atmung.
- Noch einmal die Intention der Praxis wiederholen oder, wenn sie sich während des Übens geändert hat, einen innerlichen Satz, dessen Qualität in jede Zelle des Körpers geschickt werden soll. Den Übergang von der Praxis in den Alltag genießen, langsam und bewusst wieder Bewegung in die Hände und Füße bringen, die Arme um die Knie ziehen und in rückenschonender Weise zurück in den aufgerichteten Sitz kommen.

8.9

## Meditation zur Integration der Systeme

### 8.9.1 Zellsystem

Die Grundstruktur einer Zelle besteht aus drei Teilen: der Zellmembran, dem gelartigen Zytoplasma, in dem die Proteinsynthese, die Erzeugung von Energie und Zellteilung stattfindet, und dem Zellkern, der unser genetisches Material mit unseren individuellen Eigenschaften und Charakteristiken enthält (▶ **Abb. 8.43**). Während sich der Embryo im Mutterleib entwickelt, differenzieren sich Zellen in Art und Form abhängig von der individuellen Aufgabe und Funktion, die sie übernehmen. So entwickeln sich Nervenzellen, Knochenzellen, Bindegewebszellen, Muskelzellen etc. Es gibt Milliarden Zellen in unserem Körper. Sie alle haben aber eine Gemeinsamkeit: sie atmen: sie dehnen sich aus und ziehen sich zusammen, um Sauerstoff und Nährstoffe aufzunehmen und Kohlendioxid und Schadstoffe abzugeben. Der Grund, warum wir atmen müssen, ist, dass jede Zelle atmet.

Jede Zelle braucht Sauerstoff, jede Zelle braucht den Abtransport von Kohlendioxid. Jede Zelle vibriert in Mikropulsbewegungen. Wenn die Zellmembrane durchlässig, aber dennoch stabil ist, sind das die perfekten Bedingungen für die Gesundheit der Zelle. Ist ein Aspekt im Übergewicht,

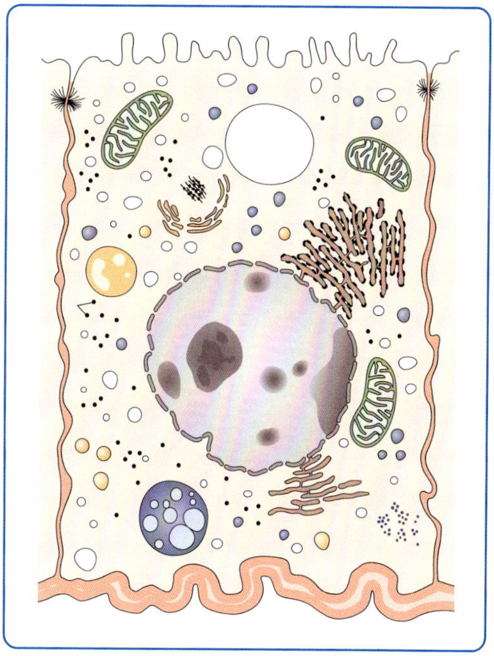

▶ **Abb. 8.43** Zellsystem. (Faller A, Schünke M. Der Körper des Menschen. 15. Aufl. Stuttgart: Thieme; 2008: 7, Abb. 1.1)

dann ist durch das Ungleichgewicht die Zellexistenz gefährdet. Ist die Durchlässigkeit zu groß, dann zerbricht die Zelle.

Wenn wir ein Bewusstsein für unser Zellsystem entwickeln, betreten wir den Bereich von reinem Potenzial. Von der zellulären Ebene geht alles andere Leben aus. Zellen repräsentieren einen unterscheidungslosen Zustand von Neutralität, Einfachheit und Sein. Wenn wir uns der zellulären Ebene bewusst werden, entsteht ein Zustand, der frei ist von Raum und Zeit, frei von individueller Identität, von Unterschieden, Kategorien und Wertungen. Diese Zellebene ist erfahrbar, wenn die typischen Impulse unseres „alltäglichen Kopfkinos“ versiegen, wenn der Raum zwischen zwei Gedanken größer wird, wenn man in die Ruhe zwischen Einatmung und Ausatmung hineinsinkt. Bewusstsein im Zellsystem ist Meditation.

### 8.9.2 Sitzende Meditation: in der Stille die Mitte finden

#### Zellmeditation im Sitzen

▶ Abb. 8.44

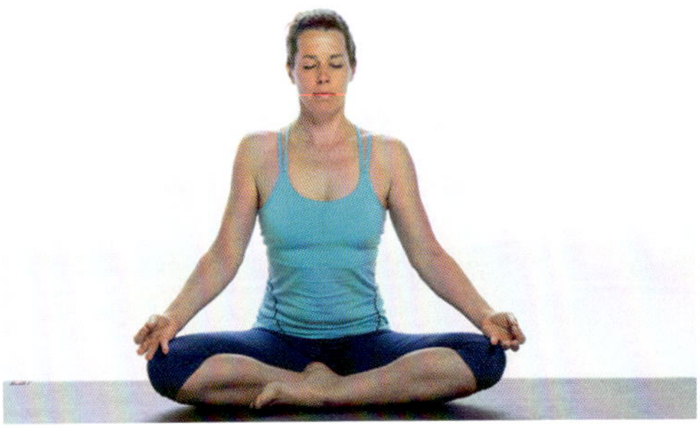

▶ **Abb. 8.44** Zellmeditation im Sitzen.

- Den Zellkörper erforschen, indem man einem Atem- oder Sauerstoffmolekül folgt, durch die Nase, in die Luftröhre, in die Lungen, in die Äste der Lunge, in die kleinsten Alveolen, in dem Übergang vom Gas in die Flüssigkeit der Blutzelle.
- Das Sauerstoffmolekül wandert mit der Blutzelle ins Herz, vom Herz durch die Adern in die weit entferntesten Bereiche des Körpers bis in die Zellstruktur, die kleinste Einheit deiner Existenz.
- In jedem Atemzug die Struktur der Zelle fühlen: das Pulsieren des Lebens im Ausweiten und Sichzusammenziehen, im Rhythmus von Weite und Tiefe, Annehmen und Geben. Die Ruhepause zwischen Ein- und Ausatmung, den Mittelpunkt von Weite und Tiefe, den Ausgleich, das Zentrum in Ruhe, die Neutralität des reinen Potenzials, die Stille im Hier und Jetzt fühlen.
- Sich selbst als Himmel erleben, die Weite der Unendlichkeit, Raum, tiefes Blau, die vorbei ziehenden Wolken, das Kommen und Gehen von Sinneseindrücken fühlen, sich als alles durchdringenden, mit allem verbundenen Raum erleben.

**Wirkung:** „Fake it until you make it“ oder „Repetition is another word for magic.“ Diese Sätze gelten für die Entspannung und für die Meditationsübungen genauso wie zum Erlernen von Handstand, Tennisaufschlägen oder Sprachen, die wir lernen. Auch wenn es zunächst schwer fällt, zu meditieren oder sich zu entspannen, wenn wichtige Dinge des Alltags rufen und zum Schluss der Praxis der Gedanke in den Kopf kommt: Ach, ich hab‘ ja schon während der Übungen entspannt. Savasana ist für die Yoga-Praxis ein Muss! Zum Abschluss noch ein Argument, warum es wirklich gesund ist, zu entspannen.

Es gibt Untersuchungen, die zeigen, dass die chemische Zusammensetzung unserer Körperflüssigkeiten, vor allem das Blut, unseren mentalen Zustand widerspiegelt. In einem Test wurde Probanden Blut abgenommen. Im Anschluss sollten sie sich 5 Minuten auf etwas konzentrieren, das sie glücklich macht, Gedanken, die Freude auslösen. 5 Minuten später wurde wieder eine Blutprobe entnommen, mit dem Ergebnis, dass drei große Immunsystemindikatoren sich verbessert haben. Ganz ähnliche Ergebnisse wurden festgestellt, wenn Menschen sich in Körperhaltungen befinden, die Zuversicht und Freude ausdrücken. Demgegenüber reicht es, 10 Minuten in einer depressiven Körperhaltung zu verbringen, und es lässt sich ein Absinken von Testosteron und ein Anstieg von Adrenalin feststellen.

Alle Ergebnisse unterstützen die alten Lehren der östlichen Traditionen: die Qualität der Gedanken und die äußere Haltung sind wesentliche Einflussfaktoren nicht nur für die psychische, sondern auch für die physische Gesundheit. Wenn ich körperlich frei und friedvoll sein möchte, muss ich lernen, geistig frei und friedvoll zu sein. Das Umgekehrte gilt genauso. Womit fange ich an? Beides ist möglich. Es ist Eins – untrennbar miteinander verbunden. Das ist Yoga (▶ **Tab. 8.1**).

▸ **Tab. 8.1** Überblick und Zusammenfassung der Bestandteile und Einflussfaktoren des Übungsprogramms.

| | **Ankommen, Aufwärmen** | **Sequenz für Struktur** | **Sequenz für Achtsamkeit** | **Abkühlen, Entspannen** | **Integration** |
|---|---|---|---|---|---|
| Yoga-Stil | alle Yoga-Stile | Iyengar<br>Ashtanga | Vinyasa-Yoga<br>Flow-Yoga<br>Tri-Yoga<br>Prana Flow | Yin-Yoga<br>Vini-Yoga<br>Kundalini-Yoga | alle Yoga-Stile |
| Körpersystem | Körpersymmetrien<br>Bewegungs-Atembewusstsein | Knochensystem<br>Muskelsystem | Organsystem<br>Flüssigkeitssystem<br>Fasziensystem | Fasziensystem<br>Nervensystem | Zellsystem |
| Yoga-Übungen | entspannte Rückenlage<br>Gelenkaktivierung<br>Seestern<br>Stellung des Kindes<br>Breath of Joy<br>Kuh, Katze<br>dynamische Katze<br>Sufi-Kreise | Sonnengruß, präzise und kraftvoll<br>Berghaltung<br>gestreckter Berg<br>Vorbeuge<br>halbe Vorbeuge<br>Sprinter<br>Planke<br>Kobra<br>herabschauender Hund | fließender Sonnengruß<br>pulsierende Berghaltung<br>pulsierende Vorbeuge<br>Hüft- und Herzflow<br>Kobra-Puls<br>dreibeiniger Hund<br>Symbol der Unendlichkeit<br>Spiderwoman Flow<br>gegrätschte Vorbeuge<br>Sprinter mit Drehung | Schütteln im Stehen<br>Kundalini-Übung<br>Stellung des Kindes<br>Schmetterling<br>sitzende Vorbeuge<br>Krokodilsdrehung<br>Schulterbrücke<br>Savasana | Meditation im Sitzen |
| Element | Erde, Wasser | Erde, Feuer | Wasser, Luft | Erde, Wasser | Raum |
| Chakra | alle | Muladhara (Wurzel-Chakra), Manipura (Solarplexus-Chakra) | Svadhistana (Sakral-Chakra), Anahata (Herz-Chakra), Vishudda (Kehl-Chakra) | Ajna (Stirn-Chakra) | Sahasrara (Kronen-Chakra) |
| Chi | Yin/Yang | Yang | Yang | Yin | Yin |
| Qualitäten | Interdependenz | Stabilität<br>Klarheit<br>Kraft<br>Wärme | Leichtigkeit<br>Kreativität<br>Weichheit<br>Entspannung | Feinfühligkeit<br>Stille<br>Ruhe | Leere<br>Fülle<br>Einssein<br>oder Einheit |

# 9 Schlusswort

Gesundheit benötigt Raum und Zeit. Jeder Raum besitzt ein Zentrum, eine Mitte. Jeder lebendige Raum pulsiert von innen nach außen, sich ständig ausdehnend und zusammenziehend. Im menschlichen Körper geschieht dies im zeitlichen Ablauf von Anbeginn des Lebendigen, im Mutterleib, in frühester Kindheit, während des Heranwachsens bis über das hohe Alter hinaus hin zum Lebensende.

Die Atembewegung vollzieht sich zur Mitte hin, weg von der Mitte in Richtung Peripherie, wieder zur Mitte hin, ... fortlaufend und immerwährend. Sowohl primäre als auch sekundäre Atmung ist die Grundlage aller regulatorischer Prozesse des Lebendigen.

Das Pulsieren ermöglicht die Zirkulation. Die fasziale Matrix ermöglicht die Integration. Deren harmonisches Zusammenspiel ermöglicht uns Menschen, gesund zu werden, gesund zu sein und gesund zu bleiben.

Unsere Arbeit unterstützt dieses harmonische Zusammenspiel der körperlichen, geistigen und seelischen Kräfte in Raum und Zeit. Hier treffen sich die Grundideen und Herangehensweisen von Osteopathie und Yoga.

# Anhang

# 10 Glossar

*Asana*
Körperhaltung, Körperübung im Hatha Yoga

*Ashtanga-Yoga*
Yogatradition begründet durch Pathabi Jois, ein kraftvoller Stil, in dem vorgegebene dynamische Sequenzen wiederholt geübt werden.

*Bandhas*
feine, muskuläre Techniken zur Aktivierung und Konzentration des Prana (der Lebensenergie)

*Body-Mind-Centering*
Konzept der Körperarbeit, in der die spezifischen Qualitäten einzelner Körpersysteme betrachtet wird.

*Chakra*
Energiezentrum entlang der Wirbelsäule, wörtlich: Rad

*Chaturanga*
tiefer Liegestütz

*Chi*
taoistischer Begriff für Lebensenergie, feinstoffliche Energie, entspricht dem Prana der indischen Tradition

*Drehungen*
Asanagruppe, in deren Haltungen eine Rotation der Wirbelsäule erfolgt.

*Iyengar-Yoga*
Hatha-Yoga-Tradition nach B.K.S. Iyengar, die das Hauptaugenmerk auf die Präzision und exakte Ausrichtungen der Yoga-Asanas legt: Der Körper wird in den Haltungen oftmals mit Hilfsmitteln unterstützt und die Asanas werden länger gehalten.

*Hinduismus*
traditionelle, religiöse und gesellschaftliche Strukturen Indiens

*Jalandhara Bandha*
Anhebung des Brustbeines, bei gleichzeitiger Verlängerung des Nackens und leichtes Absenken des Kinns.

*Koshas*
interdependente Körperhüllen oder Körperschichten, durch die unterschiedliche Ebenen des Bewusstseins erfahrbar werden, Gegenstand eines traditionellen Yoga-Modells des Körpers.

*Kundalini-Yoga*
Yogatradition der Sikhs, in der dynamische, schnelle Wiederholungen oder langes Halten von Asanas, oftmals mit speziellen Atemtechniken verbunden, die Lebensenergie aktiviert.

*Meditation*
Technik zur Beruhigung der Gedanken, Zustand eines ruhigen Geistes.

*Meridiane*
Energiebahnen in der chinesischen/taoistischen Tradition

*Nadis*
Energiebahnen, feinstoffliche Energiekanäle, die den ganzen Körper durchziehen; in ihnen fließt und zirkuliert Prana (Lebensenergie).

*Prana*
Lebensenergie, feinstoffliche Energie, entspricht dem Chi der taoistischen Tradition.

*Pranayama*
Atemtechniken, Atemübungen zur Aktivierung, Lenkung und Beherrschung der Lebensenergie.

*Prana-Yoga*
fließender Yogastil, mit Fokus auf den Energiefluss und den Faszien

*Rückbeugen*
Asanagruppe, in deren Haltungen eine Extension der Wirbelsäule erfolgt.

*Savasana*
Haltung der Tiefenentspannung, Totenhaltung.

*Seitdehnungen*
Asanagruppe, in deren Haltungen eine laterale Dehnung erfolgt.

*Sonnengruß*
klassische Bewegungsabfolge von sieben Asanas, die mit dem Atem verbunden in zwölf Bewegungen aneinander gereiht werden.

*Tri-Yoga*
fließender Yogastil nach Kali Ray.

*Uddyhiana Bandha*
feine Aktivierung der Bauchmuskulatur.

*Umkehrhaltungen*
Asanagruppe, in deren Haltungen der Kopf näher zur Erde als das Herz oder das Becken positioniert ist.

*Vinyasa*
Eine durch den Atem geleitete Verbindung von einer Yogahaltung (Asana) zur nächsten; eine dynamische Bewegungsabfolge von Asanas.

*Vinyasa-Yoga*
Überbegriff aller fließenden, kreativen Yogastile ohne feste Übungssequenzen, die aus der Weiterentwicklung des Ashtanga-Yoga entstehen.

*Vorbeugen*
Asanagruppe, in deren Haltungen eine Flexion der Wirbelsäule erfolgt.

*Yin/Yang*
relative Prinzipien, die sich ergänzen, wie hell/dunkel, Innen/Außen, kalt/warm

*Yin-Yoga*
passiver Yogastil, in dem Asanas in der Regel ohne Muskelanspannung 5 Minuten gehalten werden.

*Yoga-Sutra von Patanjali*
klassischer Text der Yogaphilosophie, auf den sich nahezu alle westlichen Yogatraditionen berufen.

# 11 Abkürzungsverzeichnis

**AA-Apnoe** *Ausatem-Apnoe*
**ACG** *Akromioklavikulargelenk*
**AIL** *Angulus inferior lateralis*
**BLT** *Balanced Ligamentous Tension*
**BMC** *Body-Mind-Centering*
**BWS** *Brustwirbelsäule*
**CTÜ** *zervikothorakaler Übergang*
**CV** *cranial ventrical*
**EA-Apnoe** *Einatem-Apnoe*
**HG** *Hüftgelenk*
**HWS** *Halswirbelsäule*
**ISG** *Iliosakralgelenk*
**KG** *Kniegelenk*
**KLA** *Körper-Längs-Achse*
**LAS** *Ligamentous Articular Strain*
**LSÜ** *lumbalosakraler Übergang*
**LWK** *Lendenwirbelkörper*
**LWS** *Lendenwirbelsäule*
**OAA** *Occiput Atlas Axis*
**OCC** *Okziput*
**PBLT** *Point of Balanced Ligamentous Tension*
**P.I.R.** *postisometrische Relaxation*
**PRM** *primär respiratorischer Mechanismus*
**SCM** *M. sternocleidomastoideus*
**SIAS** *Spina iliaca anterior superior*
**SIPS** *Spina iliaca posterior superior*
**SN** *Seitneigung*
**SSB** *Synchondrosis sphenobasilaris*
**TLÜ** *thorakolumbaler Übergang*
**TMG** *Temporomandibulargelenk*
**WS** *Wirbelsäule*

# 12 Abbildungsnachweis

Abb. 1.1, 1.2, 1.3, 1.4, 1.5, 6.1, 8.14, 8.15, 8.38 Schünke M, Schulte E, Schumacher U. Prometheus LernAtlas der Anatomie. Allgemeine Anatomie und Bewegungssystem. Mit Illustrationen von M. Voll und K. Wesker. 3. Aufl. Stuttgart: Thieme; 2011

Abb. 1.6, 8.43 Faller A, Schünke M. Der Körper des Menschen. 15. Aufl. Stuttgart: Thieme; 2008

Abb. 1.7, 1.8 mod. n. Paoletti S. Faszien. Anatomie, Strukturen, Techniken, Spezielle Osteopathie. München: Urban und Fischer in Elsevier; 2001. Mit freundlicher Genehmigung des Autors. (Neuzeichnung: Christiane von Solodkoff, Neckargemünd)

Abb. 3.1, 4.1, 7.1, 8.29 Schünke M, Schulte E, Schumacher U. Prometheus LernAtlas der Anatomie. Innere Organe. Illustrationen von M. Voll und K. Wesker. 3. Aufl. Stuttgart: Thieme; 2012

Abb. 5.1 Schünke M, Schulte E, Schumacher U. Prometheus LernAtlas der Anatomie. Kopf, Hals und Neuroanatomie. 3. Aufl. Stuttgart: Thieme; 2012

Abb. 8.2 mod. n. Olsen A, McHose C. Körpergeschichten. Kirchzarten: VAK; 1998 (Neuzeichnung: Christiane von Solodkoff, Neckargemünd)

Abb. 8.16 mod. n. Myers T. Anatomy Trains: Myofasziale Leitbahnen (für Manual- und Bewegungstherapeuten). München: Elsevier; 2010 (Neuzeichnung: Christiane von Solodkoff, Neckargemünd)

Sonstige Zeichnungen: Christiane von Solodkoff, Neckargemünd

Alle Fotos: Thomas Möller, Ludwigsburg

# 13 Literatur

[1] Baptiste B. Journey into Power. New York: Touchstone; 2003.

[2] Becker R. Leben in Bewegung und Stille des Lebens. Pähl: Jolandos; 2007

[3] Berg Fvd. Angewandte Physiologie. Das Bindegewebe des Bewegungsapparates verstehen und beeinflussen. 2. Aufl. Stuttgart: Thieme; 2003

[4] Brügger A. Die Erkrankungen des Bewegungsapparates und seines Nervensystems. 2. Aufl. Stuttgart/New York: Gustav Fischer; 1980

[5] Chemin C. SCCO: Osteopathy in the cranial field, module 2 plus. Skript Ausgeglichene Gewebespannung. Proitze; 2015

[6] Connelly DM. Alles Weh ist Heimweh. Heidelberg: Bruno Endrich; 1992 (zitiert nach Linda Hartley: Einführung in Body-Mind Centering. Bern: Hans Huber; 2012, S. 22)

[7] Faller N. Atem und Bewegung. 2. Aufl. Wien/New York: Springer; 2009

[8] Farhi D. Yoga Mind, Body & Spirit. A Return to Wholeness. New York: Holt; 2000

[9] Farhi D. The Breathing Book. New York: Holt; 1996

[10] Grilley P. Yin Yoga – an Outline of a Quiet Practice. Oregon: White Cloud; 2002

[11] Hartley L. Einführung in Body-Mind Centering. Die Weisheit des Körpers in Bewegung. Bern: Huber; 2012

[12] Hebgen E. Viszeralosteopathie – Grundlagen und Techniken. 5. Aufl. Stuttgart: Haug; 2014

[13] Hochschild J. Strukturen und Funktionen begreifen. Funktionelle Anatomie – Therapierelevante Details. Bd. 2: LWS, Becken und Hüftgelenk, Untere Extremität. Stuttgart: Thieme; 2002

[14] Hogan M, Staff RT, Bunting BP, et al. Cerebellar brain volume accounts for variance in cognitive performance in older adults.Cortex 2011 Apr;47(4):441–50. doi: 10.1016/j.cortex.2010.01.001. Epub 2010 Jan 18

[15] Kaminoff L. Yoga-Anatomie. München: riva; 2008

[16] Köneke C. Craniomandibuläre Dysfunktion: Interdisziplinäre Diagnostik und Therapie. Berlin: Quintessenz; 2010

[17] Kolster BC, Voll MM. Anatomie. 7. Aufl. Berlin: Lehmanns; 2014

[18] Kraftsow G. Kraftquelle Yoga. Petersberg: Via Nova; 2006

[19] Liem T. Kraniosakrale Osteopathie: Ein praktisches Lehrbuch. 6. Aufl. Stuttgart: Haug; 2013

[20] Lippert H. Lehrbuch Anatomie. 7. Aufl. München: Elsevier; 2006

[21] Meert GF. Das venöse und lymphatische System aus osteopathischer Sicht: Thorax, Abdomen, Becken, Extremitäten. 2. Aufl. München: Elsevier; 2014

[22] Meert GF. Das Becken aus osteopathischer Sicht: Funktionelle Zusammenhänge nach dem Tensegrity-Modell. 3. Aufl. München: Elsevier; 2009

[23] Myers T. Anatomy Trains: Myofasziale Leitbahnen (für Manual- und Bewegungstherapeuten). München: Elsevier; 2010

[24] Mitha N, Möckel E. SCCO: BLT - die peripheren Techniken von Dr. Sutherland. Proitze; 2013

[25] Niessen G. Faszien halten und verbinden. Deutsches Yoga-Forum 2013; Heft 6: 26–29

[26] Noll A. Traditionelle Chinesische Medizin. München: Graefe & Unzer; 2008

[27] Ornstein R, Thompson RF. Unser Gehirn: das lebendige Labyrinth. Reinbek: Rowohlt; 1993

[28] Paoletti S. Faszien: Anatomie, Strukturen, Techniken, Spezielle Osteopathie. München: Urban & Fischer; 2001

[29] Pschyrembel. Klinisches Wörterbuch. 261. Aufl. Berlin: de Gruyter; 2007

[30] Richter P, Hebgen E. Triggerpunkte und Muskelfunktionsketten. 4. Aufl. Stuttgart: Haug; 2014

[31] Rohen JW, Lütjen-Drecoll E. Funktionelle Embryologie: Die Entwicklung der Funktionssysteme des menschlichen Organismus. 3. Aufl. Stuttgart: Schattauer; 2006

[32] Rutte R, Sturm S. Atemtherapie. 2. Aufl. Berlin/Heidelberg: Springer; 2010

[33] Schleip R. Faszien-Fitness. München: riva; 2014

[34] Schmidt LN. Faszien und ihre Bedeutung. Deutsches Yoga-Forum 2013; Heft 5: 30–33

[35] Schünke M, Schulte E, Schumacher U. Prometheus LernAtlas der Anatomie. Kopf, Hals und Neuroanatomie. Illustrationen von M. Voll und K. Wesker. 3. Aufl. Stuttgart: Thieme; 2012

[36] Schünke M, Schulte E, Schumacher U. Prometheus LernAtlas der Anatomie. Innere Organe. Illustrationen von M. Voll und K. Wesker. 3. Aufl. Stuttgart: Thieme; 2012

[37] Silbernagl S, Despopoulos A. Taschenatlas der Physiologie. 2. Aufl. Stuttgart: Thieme; 1983

[38] Singh S. Das Kundalini-Yoga-Handbuch. Berlin: Allegria; 2004

[39] Speece CA, Crow WT, Simmons SL. Osteopathische Körpertechniken nach W.G. Sutherland: Ligamentous Articular Strain (LAS). Stuttgart: Hippokrates; 2003

[40] Still AT, Hartmann C, Hrsg. Das große Still-Kompendium. 2. Aufl. Pähl: Jolandos; 2005

[41] Storch M, Cantieni B, Hüther G, Tschacher W. Embodiment. Die Wechselwirkung von Körper und Psyche verstehen und nutzen. 2. Aufl. Bern: Huber; 2010

[42] Sutherland WG, Hartmann C, Hrsg. Das große Sutherland-Kompendium. Pähl: Jolandos: 2004

[43] Tanzberger R, Kuhn A, Möbs G, Baumgartner U. Der Beckenboden – Funktion, Anpassung und Therapie: Das Tanzberger Konzept®. 3. Aufl. München: Elsevier; 2013

[44] Trepel M. Neuroanatomie. Struktur und Funktion. 3. Aufl. München: Elsevier; 2004

[45] Williame C. IFAO Postgraduate Kurs: Das urogenitale System aus osteopathischer Sicht und die Behandlung der Inkontinenz. Neuss; 2012

# Sachverzeichnis

## V



## W



## Y



## Z